改訂新版

診療放射線技師のための

医療安全
管理学

監修

齋藤 陽子

弘前大学大学院保健学研究科放射線技術科学領域　研究科長

編集

高橋 康幸

弘前大学大学院保健学研究科放射線技術科学領域　教授

医療科学社

著者と執筆分担一覧

富田　博信（帝京大学　医療技術学部　診療放射線学科）
第1章

大徳　和之（弘前大学大学院　医学研究科　医療安全学講座）
第2章1.

萱場　広之（弘前大学大学院医学研究科　臨床検査医学講座）
第2章2.

成田　将崇（弘前大学医学部附属病院　医療技術部放射線部門）
第2章3.

齋藤　陽子（弘前大学大学院　保健学研究科　放射線技術科学領域）
第3章1., 2.

横塚　記代（帝京大学　医療技術学部　診療放射線学科）
第3章3.

高橋　徹（弘前大学大学院　保健学研究科　看護学領域）
第3章4.

諸澄　邦彦（元　埼玉県立がんセンター　放射線技術部）
第4章1.

坂本　肇（順天堂大学　保健医療学部　診療放射線学科）
第4章2.

小林　正尚（藤田医科大学　医療科学部　放射線学科）
第4章3.

細川　洋一郎（弘前大学大学院　保健学研究科　放射線技術科学領域）
第4章4.

佐々木　浩二（群馬県立県民健康科学大学　診療放射線学部　診療放射線学科）
第4章5., 6.

高橋　康幸（弘前大学大学院　保健学研究科　放射線技術科学領域）
第4章7.

細川　翔太（弘前大学大学院　保健学研究科　放射線技術科学領域）
第4章8.

小野　敦（川崎医療福祉大学　医療技術学部　診療放射線技術学科）
第4章9.

末永　光八（城西放射線技術専門学校　診療放射線学科）
第4章10.

改訂新版　序

　初版刊行から 2 年を待たず改訂新版を上梓することとなった。少し長い前置きから自序を始めたい。

　新型コロナウイルス感染症により Teams や Zoom によるオンライン授業が普及したが，ICT（Information and Communication Technology）を利用した教育を推進するなど社会の変化に応じた著作物の利用の円滑化のため 2018 年 5 月に著作権法が改正された。特に第 35 条第 1 項では，「学校その他の教育機関において教育を担任する者及び授業を受ける者は，その授業の過程における利用に供することを目的とする場合には，その必要と認められる限度において，公表された著作物を複製し，若しくは公衆送信を行い，または公表された著作物であって公衆送信されるものは受信装置を用いて公に伝達することができる」ことになった。また，同条第 2 項で公衆送信を行う場合には，同項の教育機関を設置する者は，相当な額の補償金を著作権者に支払わなければならないとされ，設置者は「一般社団法人授業目的公衆送信補償金等管理協会（SARTRAS）」に補償金（授業目的公衆送信補償金）を支払うことで著作権者の許諾を得ることなく著作物を円滑に利用できる。

　作成した文章や画像等は，著作権法で著作者等の権利の保護が図られているが，今回，第 1 章の一部に著作権に関わる不備が判明した。このため，初版を回収（廃棄）したが，第 2 章以下については，初版序文にて紹介のとおり「診療放射線技師教育において医療安全管理学関連科目の教科書」として利用されることを想定して編集されており，カリキュラムの内容は網羅できていた。執筆者の方々が，豊富な臨床経験に基づいた大変有益な情報をふんだんに盛り込んだものであることは，間違いのないところであり，それら諸事情を踏まえ，医療科学社出版部の齋藤聖之氏ならびに山崎航氏と協議のうえ，該当の第 1 章を別途，帝京大学の富田博信教授にお願いし，新たにご執筆いただき，改訂新版として刊行し直すことになった。

　この場をお借りし，著者の皆様にご心配をおかけしたことをお詫び申し上げるとともに，改訂新版の刊行を快諾していただいた医療科学社の古屋敷桂子社長には改めて謝意を伝えたい。

　最後に，初版序文の再掲となるが，本書は「診療放射線技師を目指す学生のみならず，臨床施設で業務に携わる診療放射線技師にも役立つ内容」であり，第 1 章を書き直したことで，その価値はさらに高まったと考えている。

高橋　康幸（弘前大学大学院　保健学研究科　放射線技術科学領域）
2024 年 1 月吉日

初版　序

　この度，『診療放射線技師のための医療安全管理学』を上梓する運びとなった。

　周知の通り，近年における医療の進歩は目覚ましく，高度化・複雑化も進んでおり，このような状況下でリスクマネージメントの重要性も日々増している。医療のどの領域にあってもリスクマネージメントの重要性は高まっているが，なかでもチーム医療・多職種連携の中で遂行されることがほとんどである診療放射線技師の業務においては，その重要性が非常に高いと言えるのではないだろうか。各医療職のスタッフが責任を持って自分の職責を果たすだけではなく，スタッフ間におけるコミュニケーションや情報共有も非常に重要であると言えよう。実際，血管造影等の開始前に実施するタイムアウトやブリーフィングなども広がっており，チーム医療としての情報共有は進んできている。また，リクスマネージメントにおいては，人間であればミスは起こりうるという前提で診療体制を構築する必要がある。惰性で業務に当たることは決してあってはならず，ダブルチェックやトリプルチェックも形骸化させずに実施する必要がある。

　一方，診療放射線技師の担当する業務は拡大し多岐にわたっており，必要とされる知識や技術も増えている。画像の専門家としての業務のみならず，従来他職種が行っていた業務の一部も担うことが可能となった。例えば，抜針のみならず造影剤の注入も診療放射線技師の業務に含まれることになったが，そのために造影剤の基本構造・物理化学的特性・体内動態・副作用およびその対策等の知識や静脈ルートの確保手技など様々な知識・技術を習得しなくてはならなくなった。また，放射線防護においても線量管理が義務付けられたり，水晶体の線量限度が変更されるなど，知識や技術のアップデートは常に必要とされている。

　診療放射線技師の業務拡大に関連し，診療放射線技師教育においてもカリキュラム改正がなされたが，改正にあたり医療安全管理学の科目が追加されたのも必然と言えよう。本書は，診療放射線技師教育において医療安全管理学関連科目の教科書として利用されることを想定して編集されており，カリキュラムの内容を網羅している。執筆者の方々には，いわゆる“コロナ禍”で多忙な折，豊富な臨床経験に基づいた大変有益な情報をふんだんに盛り込んで頂いた。感謝の念に堪えない。

　なお，本書は診療放射線技師を目指す学生のみならず，臨床施設で業務に携わる診療放射線技師にも役立つ内容であると確信している。本書で知識のアップデートをはかるだけではなく，ミスや事故を防ぐために何か改善の余地はないか，各診療チームで今一度現状を把握し改善策を検討するためにも活用して頂きたい。本書を多くの方々にお読み頂き，ぜひ明日からの診療に役立てて頂ければ幸甚である。

齋藤　陽子（弘前大学大学院　保健学研究科）

2022 年 8 月吉日

改訂新版　診療放射線技師のための医療安全管理学　〈目　次〉

著者と執筆分担一覧
改訂新版　序
初　版　序

第1章

医療におけるリスクマネジメント

1 医療安全（Medical Safety）とリスクマネジメント

1-1 医療安全の定義と目的

　1990 年代後半，世界中で医療への信頼を揺るがす医療事故が多く報じられ，これをきっかけに，医療安全が深刻な人類の課題として認識され始めた。1999 年には，米国医学会（IOM）の報告書「To Err is Human（邦題：人は誰でも間違える）」[1] が発表され益々医療安全への認識が高まり，定義づけが進んだ。ここで，患者安全プログラムの5原則として以下に提言された。

　①リーダーシップの構築，

　②人間が持つ限界に配慮したシステム設計，

　③有効なチーム機能の強化，

　④不測の事態に備える，

　⑤学習を支援する環境。

　これらは，現在においても医療安全の基本的なアプローチとなっている。

　医療安全は，医療サービスや医療施設に関連するリスクを最小限に抑え，患者や医療従事者の安全を確保するための概念である。また，患者にとっての不必要なリスクを最小限に抑え，医療の質と効果を最大化することを目指すことであり，誤診断，薬物誤投与，手術ミス，感染症の予防，患者の情報保護など，医療プロセス全体にわたるさまざまな事象が含まれる。

　医療施設における，医療安全の目的は，患者への害を最小限に抑え，医療サービスの質を向上させることである。これには，医療エラーの削減，感染症の予防，患者への情報提供，医療従事者のトレーニングと教育の向上なども含まれる。医療エラーの予防については，医療安全の中核的な要素である。誤診断，誤った処方，手術ミス，患者の誤った身体的取り扱い，コミュニケーションの不足，などが要因で，患者の訴訟につながる可能性がある重大な問題である。従って，医療安全の取り組みは，これらのエラーを最小限に抑えることにつながる。

　また，積極的に患者が自分自身の医療に参加し，情報を共有することも有効である。患者は自身の医療情報を正確に把握し，自身の診断・治療方針に関与することで，医療安全を向上させる重要なパートナーにもなり得る。

1

　医療従事者に対する教育とトレーニングは，医療安全の向上に不可欠であり，適切なプロトコルやベストプラクティスを実践し，医療エラーを最小限に抑えるために，常に最新の知識とスキルを持つ必要がある。このように，医療安全は，患者と医療従事者の双方にとって非常に重要な概念であり，その実現には組織全体でのコラボレーション，継続的な監視，改善プロセスの導入が必要である。医療安全の推進により，医療エラーのリスクが低減し，患者の信頼性と質の高い医療が提供されることを目指しているが，リスクマネジメントについても，医療安全の重要な考え方であり各論を以降に解説する。

1-2　医療事故調査制度

　日本における医療事故調査制度は，医療提供過程で起こった事故について，原因を明らかにし，再発防止を目指すための法的枠組みである。この制度は医療法の改正に盛り込まれた制度であり，制度施行は 2015 年 10 月 1 日である。この制度によって，医療機関が自主的に調査を行うことを奨励しており，重大な医療事故が発生した際には，医療機関は医療事故調査・支援センターに対して，事故の発生を通報する義務がある。この通報後，医療機関は事故の原因を究明するための内部調査を実施することになる。また，調査の過程で，医療事故調査・支援センターからの支援を受けることも可能である。

　ここで，内部調査は，事故の背後にあるさまざまな要因を分析することで，根本原因を特定することを目指している。このプロセスは非責任追及型であり，個々の医療従事者の責任を問うのではなく，システム全体の問題点を探り，それを基に再発防止のための施策を立案することを意図している。さらに，この制度は，調査の過程や結果を患者側に透明にすることを要求している。医療機関は調査結果を患者やその家族に対して適切に開示する責務を有し，同時に，患者のプライバシーを尊重するために個人を特定できる情報の公開には注意を払う必要がある。また，医療事故調査・支援センターは調査結果を分析し，その知見を全国の医療機関にフィードバックする役割を担う。得られたデータや知識は，医療安全に関するガイドラインや政策の策定に役立てられ，医療品質の改善に寄与している。このように日本の医療事故調査制度は，医療事故から学び，医療安全の向上を図るために設計された緻密な法的枠組みを有しており，事故の透明性と医療機関の説明責任の確保に努めている。

　一般社団法人日本医療安全調査機構の医療事故調査・支援センター 2022 年度の年報[2] によると，最も多い要因は，分娩を含む手術であり，次いで，処置となっている。ここで，診療放射線技師が関連する，画像検査については 2016 年から 2021 年に 3.8 件，2022 年に 13 件報告されている（図1）。一方，放射線治療では，2016 年から 2021 年では 0.5 件，2022 年度は放射線治療に関する報告は 0件であった。放射線治療のアクシデントはいくつかの重大事故を振り返り，対策が講じられ，事故防止の効果が表れているのではないかと推察する。

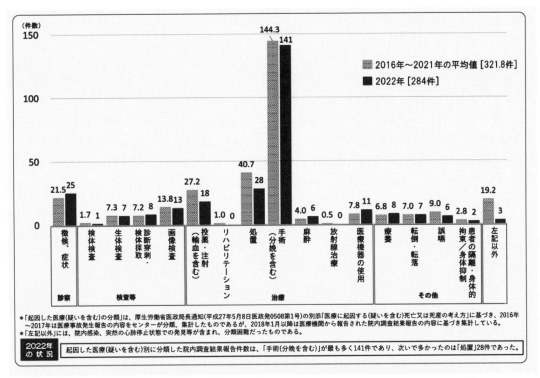

図1　医療事故に起因した医療（疑いを含む）の分類別院内調査結果報告件数[2]

2　医療安全，リスク管理において重要な項目

2-1　ヒヤリ・ハット

　「ヒヤリ・ハット」とは，日本語の言葉で，事故や災害には至らなかったものの，その危険性を感じるような出来事や状況を指す。直訳すると「ぎりぎりの状態」や「危うく事故になるところ」を意味する。主に安全管理において使われる言葉で，事故の予防や安全対策を考える際の参考情報として重要視されている。

　我々の日常業務中の例として，患者をベッドから車椅子に移動させる際，患者がふらつきそうになったが，すぐに支えたため，転倒することはなかった。また，患者の検査結果を別の患者のものと間違えて伝えそうになったが，最終的な確認でミスに気づき，正確な情報を伝えることができた。などが想定される。このように，ヒヤリ・ハットは事故予防のための重要な情報源となる。事故が発生する前の段階での警戒感や気づきを共有し，それを基に安全対策を強化することで，より安全な作業環境を実現するための取り組みの一部である。

2-2　アクシデント

　医療における「アクシデント」は，医療の提供過程において予期しない，または予期せざるを得ない出来事や状況が生じ，患者あるいは医療従事者に害を及ぼしてしまった状態を指す。具体的には，機器の故障や使用ミスにより，医療機器が正しく動作しなかった。スタッフが機器の使用方法を誤った結果，患者や従事者に害が生じた場合などである。ここでアクシデントは2つに大別され，1つ目は「医療行為に問題があって起きた事象」で医療過誤と表現され，2つ目は「医療行為に問題が無いにもかかわらず起きた事象」で医療過失の無いアクシデントとされる。

　これらのアクシデントは，医療の質と安全性を確保する上での大きな障壁となり得る。医療機関や関連する組織では，これらの出来事を予防し，発生した場合の対応を最適化するための取り組みが，必要があり，医療アクシデントの発生を防ぐための教育，プロトコルの確立，そしてシステムの改善が求められる。

2-3　インシデント

　「インシデント」は医療における用語として広く使われており，患者の安全に関連する出来事を指すが，必ずしも患者に害を及ぼすわけでは無い。医療インシデントは，医療の提供過程において，患者への害を生じる可能性がある事象であるが，これが実際の害とは結びつかないこともある出来事を指す。具体的な例として，薬物を誤って準備したが，最終的には患者に投与される前にミスに気づいた場合などが挙げられる。この場合，実際の害は生じていないものの，患者に害を及ぼす可能性があったため，インシデントとして扱われる。

　医療インシデントの認識や報告は，医療の質と安全性を向上させるための基盤となり，先のヒヤリ・ハットやインシデントの発生を通じて，潜在的なリスクや問題点を明らかにし，それを基に改善策を検討・実施することが求められる。

2-4　ハインリッヒの法則

　ハインリッヒの法則は，1930年代にH.W. Heinrichによって提唱された工業安全の理論である。この理論は事故の発生頻度と重大度の間に一定の比率が存在すると主張するものである。2023年には，Jong-Il Parkによりハインリッヒの法則は，交通事故のニアミスと重大事故に関連があると報告[3]している。この法則はもともと産業現場の事故を対象としていたが，その考え方は医療をはじめとする多くの分野で応用されている。ハインリッヒの法則によれば，重大な事故1件に対して，軽微な事故が29件，無害なヒヤリ・ハットが300件発生するとされる。これは**図2**のように「1-29-300の法則」として知られる。

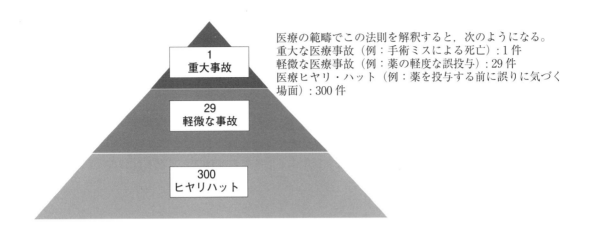

医療の範疇でこの法則を解釈すると，次のようになる。
重大な医療事故（例：手術ミスによる死亡）：1件
軽微な医療事故（例：薬の軽度な誤投与）：29件
医療ヒヤリ・ハット（例：薬を投与する前に誤りに気づく
場面）：300件

図2　ハインリッヒ「1-29-300の法則」

　この法則の意義は，重大な事故の背後に多数の軽微な事故やヒヤリ・ハットが存在するという考え方にある。したがって，ヒヤリ・ハットや軽微な事故の予防をすることで，重大な事故のリスクも低減することができるという考え方が強調されている。しかし，ハインリッヒの法則は，同一の人に類似の事故が起きた場合の障害比率であるため，「1：29：300」は「平均」であり，医療事故のタイプによって比率は異なることがある。ハインリッヒの法則はあくまでモデルのひとつであり，その正確さや適用性には議論があるため，この比率が必ずしもすべての状況に適用されるわけではないので統計学的な結果には分析時の注意が必要である。

2-5　医療過誤

　医療では，診断や治療において誰もが，ミスを犯そうとして医療事故が起こっているわけではない。医療過誤とは，医療の提供過程で，医療従事者の技術的，知識的な欠落や判断ミスなどが原因となり，患者に不必要な障害を与えることを指す。この過誤は，手術，診断，処置，薬の処方など，あらゆる医療行為の段階で生じる可能性がある。ひとつの事例として，ある患者が腹痛で病院を訪れた際，初診の医師は急性の虫垂炎と診断した。しかし，この診断は間違いで，実際には腎結石が原因であった。このため，患者は必要な治療を受けるのが遅れ，結果的に健康被害を受けた。このような医療過誤は，医師の判断ミスや技術的な問題だけでなく，コミュニケーションの不足や病院のシステム的な問題など，多岐にわたる原因が考えられる。医療過誤を防ぐためには，十分な訓練と教育，さらには患者とのコミュニケーションの向上，そして病院のシステムの見直しが必要である。

3　リスクマネジメントの必要性

　リスクマネジメントの目的は，起こり得るリスクやその影響を把握し，それらのリスクについて対策を講じることにより，何らかの問題が発生した場合でも極力影響を少なくすることである。ここで，リスクとは，「危険」や「危機」の意味で用いられることが多いが，社会や企業においてのリスクは，起こる可能性のある事象分布より統計学的に推測が可能である。医療においてもリスクの把握は重要であり，事前の調査・分析によりその影響を予測することができ，更にその種類により分類できる。このように事前にリスクを予測することで回避や低減が可能となることが，リスクマネジメントとされている。更にこの取り組みは施設内の医療安全委員会など職種の違うメンバーにおいて継続的に検討することで総合的な事故防止対策になり得る。

　リスクマネジメントはクライシスマネジメントと混同されることが多いので簡単に触れておくが，リスクマネジメントとは事前にトラブルを回避し，被害を最小限におさえる策を講じることである。一方，クライシスマネジメントは危機管理とも言われ，トラブルが発生したときを想定して被害を最小限におさえるための策であり，リスクマネジメントは「事象の発生前」に，クライシスマネジメントは「発生後の対応策」とされている。

3-1　リスクの定義

　リスクの定義としては，ISO31000 にてリスクマネジメント手法のガイドライン[4] として示されており，それによると，「諸目的に対する不確かさの影響」と定義されている。ここでのリスクは，損失，損害，不利益をもたらす可能性，危険な要素，保険契約上の損失なども含まれている。リスクによる障害を危険度と表し，危険度は，以下の式により定義される。

　　　　　リスク（危険度）＝被害の重傷度×発生確率

3-2　リスクマネジメントの評価法概略

3-2-1　リスクの認識

　病院施設において，結果的にその対策を取れるか否かではなく，想定されるすべてのリスクを列挙する。これらは，対象とするリスク分野に応じて行うことになるがその要因ごとにとりまとめることが分かりやすい。まずは，人的，施設・設備，組織，環境の各要因の要因について検討し，それぞれが１）診療録の不備，２）医療知識，技術の未熟性，独善性，３）薬剤の過誤使用，４）チーム医療の未成熟，５）意思の疎通性，６）施設の診療能力の不足，７）事故対策の未熟，その他・・・について**図3**のように様々な角度より把握することがリスクの認識に繋がる。

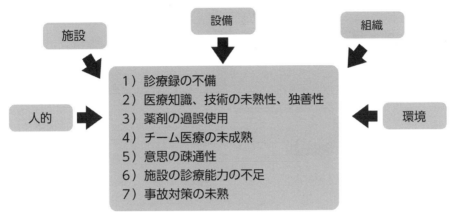

図3　リスク要因分析の多角度からの視点モデル（洗い出し）

①定性的評価
リスクの特性を文章や言葉で表現する方法で、具体的な数字ではなく感覚的なもので評価する。例えば、「高い」「中」「低い」といった表現を使用する。
②定量的評価
リスクを数値で表現する方法。確率や影響度を数値で算出し、それに基づいてリスクの大きさや優先度を決める。
③リスクマトリクス
確率と影響度の2つの要素を基に、リスクをマトリクス上にプロットする。これにより、リスクの位置や優先度を視覚的に理解することができる。
④シナリオ分析
ある特定のシナリオが実現した場合のリスクの影響を評価する。この方法は、未来の不確実性を考慮した評価が可能である。
⑤モンテカルロシミュレーション
複数の入力変数の確率分布を元に、リスクの結果の確率分布を生成するシミュレーション手法。多くの業界で利用される高度なリスク評価法である。

図4　リスクの評価法の例

3-2-2　リスクの特定

　医療施設の中では，多くの判断を下す際，目の前のリスクと向き合い，それをどのように管理するかは，非常に重要な課題である。これらのリスクを適切に評価し，対応するための方法は，数多く考えられている。リスクを評価するためには，見える化することが望ましいが，その手法を図4に紹介する。
　医療の現場においては，患者の命と健康を扱うため，その重要性は極めて高い。このような場面でのリスクの特定は，予期しない事態や事故の発生を未然に防ぐ上で欠かせないステップである。

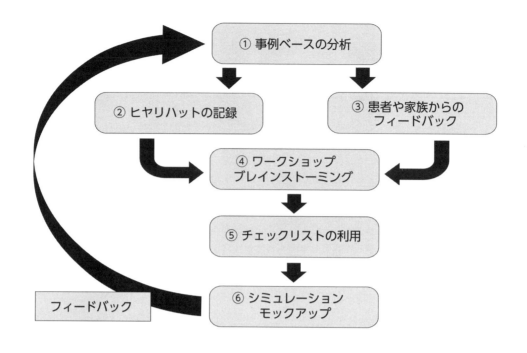

図5　リスクの特定法チャート

　以下，リスクの特定法を幾つか挙げる。リスク特定法のフローチャート例を**図5**に示すが，それぞれの概要について示す。

　はじめに，全体として，①事例ベースの分析を行う。これは，以前の事故や近事例を基にリスクを特定する方法である。事例から学び，再発防止策を講じることが可能になる。続いて，②ヒヤリ・ハットの記録を分析する。これには，事故に至らなかったが，もし状況が少し違っていれば事故に繋がり得た出来事を記録する。これにより，潜在的なリスクを早期に捉えることができる。同時に，③患者や家族からのフィードバックは，医療提供側以外の視点の情報となるので，リスク特定の手がかりとなる。それらの意見や感じた不安などを収集し，④評価する。

　以上のステップを踏まえ，⑤チェックリストの利用は効果的になる。医療行為や診療の各ステップにおけるリスクをリストアップし，確認を行う。例えば，手術の前に行う確認事項をチェックリスト化することで，手順の漏れや間違いを防ぐことが可能となる。評価の際，ワークショップやブレインストーミングを行うことで，医療従事者同士で集まり，経験や知識を共有し，リスクを特定するセッションを行うことは，多角的な視点でリスクを探ることができる。⑥シミュレーションやモックアップとして，実際の医療行為を模倣するシミュレーションを行い，その中でのリスクや問題点を洗い出す。この手法は，特に新しい治療法や設備の導入前に有効である。

4　リスク評価とリスク管理の具体的な手法

前項では，医療事故リスクの評価法概要を示したが，本節では，具体的なリスク評価方法について手法について解説する。

4-1　4M-5E 法

医療は非常に複雑な分野であり，断片化されがちである。また，医療の品質向上は，組織の運営上の課題に対するプロセスのアプローチであり，患者を中心としたサービスの提供など，医療サービスにおける品質管理を包括的にリスク評価する必要があるり，以下に説明する 4 M-5E 法が適応可能と考える。

4M-5E 法は，問題発生時の原因分析や対策立案に用いられる**表 2**のフレームワーク手法である。主に製造業や医療安全管理などで用いられ，事故やインシデントの根本原因を多角的に分析し，効果的な対策を講じるために開発された。

本法による問題の原因を分析する際に考慮する 4 つ（M で始まる）及び 5 つの（E で始まる）要素を解説する。

4M 要素

Man（人）：人的要因に着目し，作業者のスキル不足，疲労，注意散漫などが含まれる。

Machine（設備）：機械や設備の故障，装置管理不足，設計の欠陥など，機械的な要因。

Media（媒体）：情報の伝達や環境条件など，作業に影響を与える媒体や環境を指し，誤った情報伝達や作業環境の問題がこれに該当する。

Management（管理）：組織や管理の問題で，不適切な管理体制，教育訓練の不足，ルールの不備などが考慮される。

5E 要素

先の 4M 分析には，さらに 5 つの（E で始まる）要素にて構成されるカテゴリーと関連付ける。

Education（教育）：問題を解決するために必要な知識やスキルの教育，訓練を行う。

Engineering（技術・工学）：機械や設備の改善，工程の改良など，技術的な対策をする。

Enforcement（強化）：規則や手順の徹底，標準化の推進など，業務の実施を強化の対策。（※ 8-2 で解説する KYT トレーニングも該当）

Example（模範・事例）：業務の模範を示し具体的な事例や，成功事例や模範的行動を示し周知する。

Environment（環境・背景）：物理的な作業環境を改善することであり，作業場の照度，温度，整理整頓，5S 活動（※ 5 S 活動は 3-6 で解説する）

表2　4M-5E 法の対策立案フレームワーク

M 要素　　　　E 要素	Man（人）	Machine（設備）	Media（媒体）	Management（管理）
Education（教育）				
Engineering（技術・工学）				
Enforcement（強化）				
Example（模範・事例）				
Environment（環境・背景）				

　4M-5E 法では，**表2**のような対策立案フレームワークを用い，問題が発生した際には，まず4M の各要素を分析して原因を特定する。その後，特定された原因に対して，5E の各カテゴリーに基づいて具体的な対策を立案し，実施する。このプロセスを通じて，問題の根本原因を解消し，再発防止を図ることが可能となる。この方法は，単に問題を表面的に修正するのではなく，問題の深層にある原因を掘り下げ，総合的な改善を目指す点で有効である。また，組織全体での意識改革や体制の見直しにもつながり，持続可能な改善を促進することが期待される。

4-2　フィッシュボーンチャート法と ASHRM 推奨の特性要因チャート

　フィッシュボーンチャート法と ASHRM（American Society for Health Care Risk Management）※推奨の特性要因チャートは，問題解析やリスク管理に用いられるツールであり，それぞれ異なる特徴を有している。

　フィッシュボーンチャート法は，石川馨によって開発されたもので，製品やサービスの品質問題の原因を体系的に分析するために用いられる。このチャートは，問題を中心に据え，その原因となる要素を魚の骨の形に沿って分類する。一般には前に述べたが，「4M」と呼ばれる（要因）人，機械，材料，方法のカテゴリーに分けて考えるが，これは状況に応じて変更可能である。製造業をはじめとする多様な業界での採用が見られる。

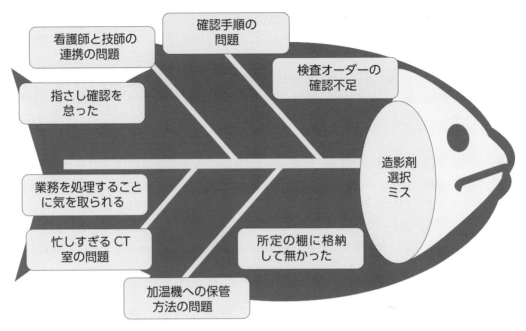

図6　フィッシュボーンチャート法

　一方，図7に示すASHRM推奨の特性要因チャートは，ヘルスケア分野のリスク管理に特化している。ASHRMはアメリカのヘルスケアリスク管理を専門とする組織であり，このチャートはヘルスケアにおけるリスクを特定し，患者の安全を向上させることを目的としている。問題やリスクを明らかにし，人的要因，プロセス，技術，組織の文化などの影響要因を分析する。主にヘルスケア業界で使用され，患者の安全性やケアの質の改善に寄与する。

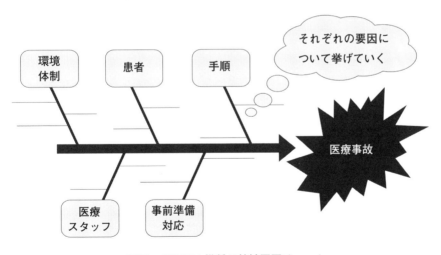

図7　ASHRM推奨の特性要因チャート

　これら2つのツールの違いは，適用分野と焦点にある。フィッシュボーンチャートは多様な業界で品質問題の原因分析に用いられるのに対し，ASHRM の特性要因チャートはヘルスケア業界のリスク管理と患者の安全に特化している。フィッシュボーンチャートが汎用的なカテゴリーを使用するのに対して，ASHRM のチャートはヘルスケア業界特有の要因に基づいて構築されている。どちらのツールも，問題やリスクの根本原因を明らかにし，改善策を導き出すために有効であるが，その適用範囲と焦点が異なる点を理解することが重要である。

　※ American Society for Health Care Risk Management（ASHRM）は，医療リスク管理に特化した専門職のための非営利の会員組織。ASHRM は，医療リスク管理のプロフェッショナルが質の高い患者ケアを提供するために必要な教育，開発，リソースを提供することに注力している。具体的には，リスク管理，患者の安全性，医療の質改善，事故の予防，およびコンプライアンスなどの分野において，そのメンバーに対して研修，資格認定，情報共有，ネットワーキングの機会を提供している。

4-3　モンテカルロシミュレーション

　モンテカルロシミュレーションは，確率的なシミュレーション手法の一つであり，医療分野におけるリスク評価や不確実性の評価にも有用である。治療法の選択，疾患の進行予測，薬物の効果や副作用の確率など，様々な医療関連の問題においてこの手法の適用が考えられる。モンテカルロシミュレーション法の基本的な考え方は，はじめに医療の問題やプロセスを明確に定義する。例えば，ある薬物治療の成功率や，手術後の合併症の発生確率を評価する場合などが考えられる。次に，関連する不確実性や変数を特定し，これらに確率分布を割り当てる。この際，臨床データや文献からの情報，専門家の意見などが参考となる。そして，定義された確率分布から多数のサンプルをランダムに取り出し，それぞれのシナリオにおける結果を計算する。最後に，シミュレーション結果を集計し，統計的な分析を行い，中央値，平均，分位数などの情報を得る。

　医療分野におけるモンテカルロシミュレーションの利点は，複雑な問題や多くの変数を持つ問題においても，シミュレーションを通じてリスクや不確実性を評価できる点にある。また，治療のアウトカムや合併症の発生確率など，特定の結果が生じる確率を具体的に評価することができる。しかしながら，適用には注意が必要である。入力データの正確さや確率分布の選択が結果に大きく影響するため，臨床データの妥当性や信頼性を確保することが重要である。また，シミュレーションの結果を医療現場での判断に適切に活用するための解釈のスキルも必要である。

5　医療事故と医療エラー

　医療事故と医療エラーについて，医療の分野でどのように区別がされるかを診療放射線技師の業務を勘案し，以下に示す。

5-1　医療事故（Medical Incident）

　医療事故は，患者に害を及ぼす不測の出来事や，問題が発生した状況を指す。これは，患者に害をもたらす結果を伴うもので，患者の健康や安全に影響を及ぼすことが想定される。医療事故としては，様々なことが想定されるが，誤った薬剤（造影剤や RI 製剤）の投与，誤った画像検査や放射線治療などが挙げられる。これらの出来事は，通常，患者に実際の被害をもたらし，場合によっては命にかかわることがある。

5-2　医療エラー（Medical Error）

　医療エラーは，医療提供者が最善を尽くすつもりで診療または治療を行ったにもかかわらず，誤りや過失により害を及ぼす結果となる行為または判断である。これは通常，過失，不注意，コミュニケーションの不備，訓練不足などに起因する。診療放射線技師の観点からは，例えば・・・X 線撮影において，誤った体位，誤った撮影条件設定，誤った患者情報を入力するなど，技術的なミスが医療エラーとなり得る。これらは，患者の被ばく線量増加，更には誤った診断に繋がる可能性がある。予防として，適切なトレーニング，チェックリストの使用，コミュニケーションの向上（工夫），装置の保守・精度管理，患者情報の正確な取り扱いなどが挙げられる。また，業務マニュアルなどを作成し，それに従うこともエラー防止につながり，医療安全推進に寄与するため，診療放射線技師は慎重かつ責任感を持って業務に取り組むべきである。

5-3　医療安全の重要性と要素

　医療安全性は患者の安全と健康，医療制度の効率性，医療提供者のプロフェッショナリズム（※6-2），法的遵守，品質向上など，多くの側面で極めて重要である。医療機関や専門家は医療安全性に優先度を置き，患者と社会全体に貢献するための対策を取るべきである。

6　医療の安全性

　医療提供の過程で患者や医療従事者の安全を確保し，医療ミスや医療関連の事故を最小限に抑えるために非常に重要な概念である。患者の安全性確保については，患者の生命と健康を守るための重要な措置である。医療ミスや事故が発生すると，患者が危険にさらされ，重大な健康被害を生じる可能性がある。医療安全性の確保は，患者と医療提供者との信頼関係の強化とも言えよう。これにより，医療関連の死亡を減少させると思われる。

6-1　医療コストの削減

　医療ミスや事故は，医療機関や保険会社に莫大な費用をもたらすことがある。訴訟費用や患者の再入院費用，損害賠償など，これらのコストは医療制度全体にも大きな負担をかける。医療安全性の向上により，これらのコストも削減され，その上で医療提供の効率性を向上させることが可能となる。

6-2　医療提供者のプロフェッショナリズム

　患者のみならず，医療従事者にとっても，医療の安全性は非常に重要な課題である。患者の安全を確保することは，医療提供者のプロフェッショナリズムと専門性を高める要素でもある。医療提供者は医療ミスを最小限に抑えるためにその教育を行い，業務マニュアルや，ガイドラインを遵守し，患者に最高のケアを提供する責任がある。一方，業務上の法律および規制の逸脱は，従事者には，法的な責任が課せられることもある。

6-3　医療の品質向上

　医療安全性の向上は，医療の品質向上にもつながる。エラーや事故を減らし，診断や治療の正確性を高めることで，患者へのケアの質が向上し，治療成績が改善すると言える。

7　医療エラーの原因と分類

　医療エラーの原因としては幾つか挙げられるが，それには，人的要因，システム的要因，通信と連携の要因などが挙げられる。

7-1　人的要因

　人的要因としてはまず，コミュニケーションの不備が挙げられる。これは，医療従事者間や患者とのコミュニケーションの不足や誤解がエラーの原因である。情報の正確な伝達が不十分な場合，誤った判断により，検査，診断，治療の過程で医療エラーが起こる可能性が高まる。また，医療従事者は長時間勤務や，ストレスの多い環境で働くことが多く，ストレスや疲労が医療のなかで，判断力や注意力に影響を及ぼす可能性があり，医療エラーのリスクを高める。更には，医療従事者が適切な知識や訓練を受けていない場合，誤った判断を下す可能性がある。最新の医学的知識やスキルの欠如は，エラーの原因となる可能がある。

　一般撮影やX線CTの現場では多くの患者さんが検査を受け，忙しい時間が多くなっている。このように，患者数が増えるなど，従事者への負担増加が懸念される。このような状況下では，急い

で診断や治療を行うことがエラーの原因となることがある。我々診療放射線技師と患者との関わり方，チーム医療推進のための協力態度，尊重の欠如など，医療従事者の姿勢や態度に問題がある場合にも，医療エラーが発生する可能性がある。上記以外にも様々な，ヒューマンエラーが想定される。図8にヒューマンエラー12パターンについて記載する。

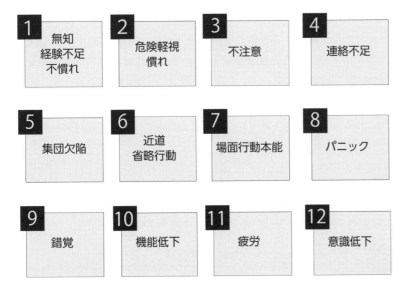

図8 ヒューマンエラーの12パターン

7-2 システム要因

　システムとしての要因は，医療提供システム全体に関連し，個別の医療従事者や患者に依存しない要因である。大きな要因としては，人材不足が挙げられる。これは医療機関が必要な人材を十分に確保できない場合，医師，看護師，医療技術スタッフが，患者へ適切なケアを提供するのが難しくなることにより，エラーのリスクが高まる。また，医療機関において予算の制約により，必要な設備，機器，システムの更新が滞る場合，患者のケアに影響を及ぼし，エラーの原因となる。また，医療機関のシステム設計や内部プロセスが効率的でない場合，情報の流れ，検査，診療の手順，コミュニケーションなどでエラーが生じる可能性が考えられる。それに付随して，電子カルテやRIS（Radiology Information System）など部門システムにおいて患者情報の不適切な管理により，過去の画像情報，処方薬情報，アレルギー情報などが正確に記録されていない場合，誤った検査，診断，治療につながる可能性がある。近年新たな装置や技術も導入されており，医療機関が新しい医療技術を導入する際，適切なトレーニングやプロトコルが不足していると，患者の安全にリスクが生じ

る可能性がある。ここでも，医療提供者間や患者とのコミュニケーションが不十分であると，情報伝達の不明瞭さや誤解が生じること，医療提供者が過度に多くの患者に対応しなければならない場合，疲労やストレスが高まること，更には，インシデントやアクシデントを報告する文化の欠如は，医療従事者の学び，改善する文化が低下し，同様のエラーが再発しやすくなる。

　医療現場のシステムについては，他の制御システムとの制御対象の特徴が他の3つと大きく異なっているとされている。表3のように，航空や原子力システムは，通常はノーマル状態を制御することが主なタスクであり，何かトラブルが発生すると緊急停止や緊急着陸で対応する。ところが，医療システムの制御対象である患者はトラブルの発生状態にあると考えることができる。すなわち，アブノーマルな状態を制御していることになる[5]。

　このように，システムにおいても，その要因は，医療エラーを減少させるために改善が必要な領域である。医療提供者，機関，政府機関などとも協力し，システム全体の品質と安全性を向上させるための措置を講じることが重要である。

表3　原子力，航空機，航空管制，医療システム制御の特徴[5]

システム	原子力発電	航空操縦機	航空管制	医療
制御者	運転員	パイロット	管制官	医師
制御対象	プラント	機体	機影	患者
制御対象数	1	1	複数	複数
種類	1	数種	数十種	極めて多い
不確定要素	小	中	中	多
システム規模	大	中	中	小
制御状態	ノーマル	ノーマル	ノーマル	アブノーマル
操作方法	直接	直接	間接	間接／直接
過度現象	遅い	速い	遅い	遅い／速い
事故の範囲	極めて大	大	大	小
得られる情報	必要十分	必要十分	ほぼ十分	ほぼ十分

7-3　伝達と連携について

　我々診療放射線技師が検査や治療を行う前に，正確に患者を確認することは，極めて重要である。

誤った患者に誤った検査や治療を施してしまうことは，大きな医療事故につながる可能性がある。また，医師からの指示を正確に受け取り，確認する必要があり，検査部位や検査目的などを確認し，正確に理解しながら実施することが求められる。更に，検査結果の伝達について，検査後の画像やデータは，医師が診断を下すための重要な情報源であり，これを迅速かつ正確に医師に伝える必要がある。診療放射線技師は，医師だけでなく，看護師や他の医療スタッフとも連携して業務を行うことが多い。互いの業務の進捗状況や情報を共有し，スムーズな業務運営をするためのコミュニケーションが不可欠である。また，緊急の事態や予期しない状況が発生した際，迅速かつ適切に対応するためには，医療チーム内の連携とコミュニケーションが必要である。このように，診療放射線技師の業務においても，医療安全を確保するための通信と連携は極めて重要である。誤解や情報の欠落，過剰な情報などが医療ミスを引き起こす可能性があるため，明確かつ適切なコミュニケーションの確立が求められられる。

8　医療事故発生のしくみと防止策

8-1　スイスチーズモデル

　スイスチーズモデルは，ジェームズ・リーズンによって提唱された安全管理の理論である。このモデルは，複数の防護層が連続して配置されているシステムを想定し，各層には欠陥や穴（ヒューマンエラーやシステムの不備など）が存在すると考える。このモデルの名前は，スライスされたスイスチーズのように，各層にランダムに穴が開いている様子に由来する。

　医療において，これらの「層」は，例えば，以下のようなものである。

　　　患者の体調や状態のモニタリング

　　　医師の診断プロセス

　　　手術や治療の実施

　　　看護やケアの提供

　図9のように通常，一つの欠陥やミスがあったとしても，次の層でそれがキャッチされ，害が生じることを防ぐ。しかし，時折，これらの穴が偶然にも連続して揃い，エラーや事故が全層を通過

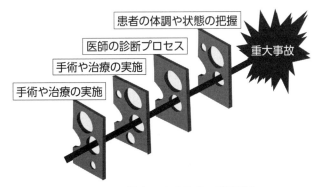

図9　スイスチーズモデル

してしまうことがある。このとき，医療事故が発生する。

　このモデルの重要な考え方は，一つの特定のエラーだけが事故の原因となるのではなく，複数の小さなエラーや欠陥が組み合わさることで，事故が引き起こされるということである。この理解は，単なる個人のミスを非難するのではなく，システム全体の安全性を向上させるアプローチを促進する。医療現場では，スイスチーズモデルを用いて，医療事故の原因分析を行い，予防策を検討する際の参考として使用されることがある。

8-2　医療安全とKYT（危険予知トレーニング）

　診療放射線技師の役割は，X線撮影，CT，MRIなどの画像診断領域から放射線治療領域まで多岐にわたる。危険予知トレーニングは，その名の通り，潜在的な危険やリスクを事前に予知し，適切に対処するためのトレーニングである。以下に，このトレーニング例を示す。

事例学習
　過去の事故やトラブルの事例を学ぶことで，同様のミスを繰り返さないようにする。事例から得られる教訓を活かし，日常業務の中でのリスクを低減する。
シミュレーション
　実際の業務を模倣したシミュレーションを通じて，緊急時の対応や未知の状況への適応能力を高める。このようなシミュレーションは，実際の状況での判断力と反応速度を鍛えることが可能である。実際の業務写真やイラストを閲覧し，何処に危険が潜んでいるかを討論することも非常に有用である。

　このような危険予知トレーニングは，診療放射線技師が医療の現場で遭遇する多様なリスクに対応する能力を高める。診療放射線技師の専門的な役割を果たしつつ，患者の安全を最優先に考えるための基盤を築くものである。

8-3　スノーボールモデル

　スノーボールモデルの名前の由来は，雪玉が転がることでどんどん大きくなる様子から来ており，医療事故の発生メカニズムに想定すると，以下のような考え方ができる。
　①初期の小さなエラー：医療の現場での小さなエラーや異常がスノーボールの始まり。この段階で適切に対応すれば，大きな問題には発展しない。
　②エラーの蓄積：初期のエラーが放置または未察知のまま進行すると，次第に他のエラーや問題が重なり合って複雑化する。この段階では，原因となった初期のエラーの影響が徐々に増大し，それに伴い問題も大きくなる。
　③臨界点の到達：ある一定のポイントで，これまでのエラーや問題の蓄積が臨界点に達し，大き

な医療事故へと発展する。

　④大きな事故の発生：小さなエラーや問題が積み重なった結果，患者の安全に影響を及ぼす大きな事故が発生する。

　図10のように，このモデルは，小さなエラーや問題が早期に取り扱われない場合，それがどれだけ大きな結果を招く可能性があるのかを警鐘として示している。したがって，医療の現場での小さな異常やエラーには迅速かつ適切に対応することが，医療事故を未然に防ぐための鍵となる。

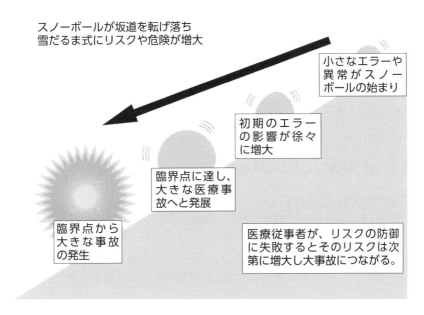

図10　スノーボールモデルのメカニズム

8-4　医療安全における5S活動

　5S活動は，もともとは製造業で品質管理と効率的な作業環境を作るための方法論であるが，医療安全においても非常に有用である。5Sは以下の日本語の頭文字から来ている。

1. 整理（Seiri）：必要なものと不要なものを区別し，不要なものを取り除く。
2. 整頓（Seiton）：物品を整理整頓することで，必要な時に必要な物を素早く取り出せるようにする。
3. 清掃（Seisou）：場所を清潔に保ち，作業環境を常に清潔にする。
4. 清潔（Seiketsu）：整理，整頓，清掃を標準化し，常に清潔な状態を維持する。
5. 躾（Shitsuke）：規律を守り，正しい習慣を身につける。

　この，5S活動の医療安全における有用性を以下に説明する。
1）誤薬・誤投薬の減少

　整理と整頓により，薬品や医療材料が適切に配置され，類似した薬品や容器の誤認を防止する。

２）感染症のリスク低減

　清掃と清潔により，医療現場の衛生レベルが向上し，院内感染のリスクが低下する。

３）作業効率の向上

　必要な物がすぐに見つかり，作業の流れがスムーズになることで，緊急時の対応速度が上がる。

４）安全文化の醸成

　躾により，スタッフ間で安全を最優先する文化が育ち，安全に対する意識が高まる。

５）エラー発生時の原因追究の容易化

　5Sが徹底されている環境では，もし事故が発生した場合にもその原因を追究しやすく，再発防止策を講じやすくなる。

　5S活動は医療安全を強化し，患者ケアの質を向上させるための重要な基礎となる。このようなシステム的アプローチは，単なる個々のエラーを超えた組織全体の品質向上に寄与すると考えられる。

9　医療安全の文化について

9-1　医療安全文化の醸成

　医療安全文化の醸成は，医療機関全体で医療ミスや事故を防ぐための考え方や価値観，行動を共有し，高めていく取り組みである。この文化は，医療ミスや事故が発生した際に責任を追及するのではなく，原因を分析し，再発防止策を講じることを重視する。医療安全文化の醸成には，以下の5つの要点が含まれる。

１）非罰的な報告文化

医療ミスや事故が発生した場合，罰するのではなく，その原因を分析し，改善策を考えることを重視する環境である。

２）オープンなコミュニケーション

医療スタッフ間や患者との間で，正確かつ透明な情報共有を行うことが求められる。

３）学習の機会の提供

事故やミスから学び，それを改善策に活かすことを奨励する環境である。

４）リーダーシップの存在

医療機関のリーダーシップが安全文化の重要性を認識し，それを推進する姿勢を持つことが不可欠である。

５）持続的な改善の推進

医療安全に関する取り組みは一時的なものではなく，常に改善を求め続ける持続的な取り組みが必要である。

　医療安全文化の醸成は，医療の質を高め，患者や医療スタッフの安全を確保するための不可欠な要素である。医療機関全体が一丸となって，この文化を育て上げることで，より良い医療を提供することが可能となる。

9-2　チームワークとコミュニケーションの重要性

　患者さんが受ける医療サービスの過程での事故やミスを予防し，安心して治療を受けることができる環境を提供するために，チームワークとコミュニケーションは極めて重要な要素となる。まず，医療は多職種による連携が不可欠である。医師，看護師，薬剤師，診療放射線技師，臨床検査技師など，様々な専門職が協力して医療サービスを提供する。これらの専門職が円滑に連携するためには，互いの専門知識や役割を尊重し合い，明確なコミュニケーションをとることが必要である。

　次に，医療の過程は複雑であるため，情報の伝達ミスや認識のズレが生じるリスクが常に存在する。このようなリスクを最小限に抑えるためには，明確かつ効率的なコミュニケーションが求められる。事実，多くの医療事故はコミュニケーションの不足や誤解から発生することが知られている。さらに，患者さんやその家族とのコミュニケーションも重要である。治療方針や検査結果，医療のリスクなどを適切に伝え，患者さんの意向や希望を尊重することで，患者さんとの信頼関係を築き上げることができる。チームワークとコミュニケーションの質を高めることで，医療の質を向上させ，患者さんに安全な医療を提供することができるのである。

10　医療における品質管理について

10-1　品質管理の基本原則

　医療の品質管理は，患者の安全とその満足度を中心に据える重要な取り組みである[6]。この中核となる考え方は，患者の健康を最良に回復・維持するためのサービスの提供にあり，そのためには常に最高の品質を目指して努力を重ねることが必要である。この医療の品質向上の過程において，新しい医療技術の導入や治療法の進歩，更には患者のニーズの変化といった外部からの新たな要因に柔軟に対応し，連続的にサービスの質を改善していく取り組みが求められる。さらに，これらの改善策や治療方法を選択する際には，客観的な科学的根拠や実際のデータを基盤とした意思決定が不可欠である。また，医療品質に関する情報，特に医療事故やその対応策については，患者や社会に対して透明に開示すべきである。このような開示を通じて，医療機関と患者との信頼関係が強化され，更には医療の質の向上への意識が共有される。医療従事者自身も，その専門性を維持・向上させるために，最新の医療知識や技術を習得することを求められる。これには，継続的な教育や研修が必須となり，それを通じての学びと実践を繰り返すことで，医療の品質管理を確立・向上させていくと思われる。

10-2　PDCA サイクルの適用

　PDCA（Plan-Do-Check-Act）サイクルは，品質管理や業務改善の分野で広く採用されている継続的改善の手法である。医療の現場においても，このPDCA サイクルは極めて有効なツールとして認識されている。「Plan（計画）」段階では，現状の問題点や目的を明確にし，それに対する具体的な改善策や目標を設定する。例えば，入院患者の転倒事故を減少させるための新しい予防策を考える段階である。「Do（実行）」段階では，前段階で設定した計画を具体的に実施する。転倒予防策として，滑りにくい靴下の配布やベッドの高さ調整などの施策を実際に行う段階である。「Check（検証）」段階では，実行した結果を評価し，計画とのギャップや新たな問題点を確認する。施策の実施後，転倒事故の件数がどれだけ減少したかや，新しい問題点が生じていないかを検証する段階である。「Act（改善）」段階では，検証の結果をもとに，次のサイクルに向けての計画を再度見直す。転倒事故が減少したものの，ある部分での問題点が明らかになった場合，それを解消する新しい計画を立てる段階である。

　このようにPDCA サイクルは，図 11 に示すように，計画から実行，検証，そして改善という一連の流れを繰り返すことで，医療の品質を段階的に向上させる手法である。（図 11）医療従事者は，患者の安全や治療の質を最前線で確保するため，このPDCA サイクルを日常業務に取り入れ，継続的な改善活動を推進することが求められるのである。

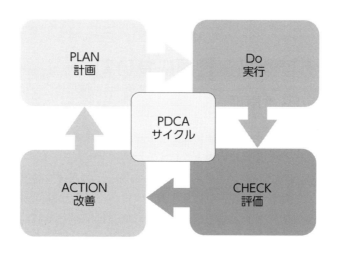

図 11PDCA サイクルのイメージ

10-3　連続的品質向上（CQI）の概念

　医療における連続的品質向上（CQI: Continuous Quality Improvement）は，患者の安全と医療サービスの質を常に最良の状態に保ち，さらにはそれを継続的に向上させるための管理と改善のプロセスである。このアプローチでは，医療従事者は日々の業務を通じてデータを収集し，その情報

を基にサービスの品質や効率を分析，評価する。その結果を踏まえて具体的な改善策を策定し，実施する。そして，その改善策が実際に効果を発揮しているかを再評価し，必要に応じて再度改善策を見直し，実施する。この一連のプロセスは継続的に繰り返され，医療サービスの質の向上と効率化が図られる。

　このCQIのアプローチは，単に問題が発生した際に対処するのではなく，問題が発生する前から予防的に品質の向上を図るという予防的な側面を持つ。また，患者の満足度や安全，医療の効果といった多様な観点から品質を評価し，改善を図ることを特徴としている。医療従事者はこのプロセスを通じて，常に最新の医療知識を取り入れ，技術を向上させ，より良い医療サービスの提供を目指す。これにより，患者の安全を守り，満足度を高め，全体としての医療の品質を向上させることができる。

11　医療安全と法的規制

11-1　医療安全と法的責任

　医療安全は，医療の提供過程において患者に有害な事象や事故を予防し，最高水準の医療サービスを提供することを目指す考え方である。医療従事者は，患者の安全を確保するために，最新の医療知識や技術を駆使し，その実践を通じて患者に最善の医療を提供する責任がある。一方，医療行為には法的責任も伴う。医療従事者がその業務において過失を犯し，その結果患者に損害が発生した場合，医療従事者や医療機関は法的に責任を問われる可能性がある。この法的責任は，主に医療過誤や医療事故として捉えられ，過失の有無やその程度に応じて，賠償責任や刑事責任が発生することが考えられる。

　したがって，医療従事者は，医療安全の確保を通じて法的責任を避けるだけでなく，患者の信頼を維持し，医療の質を向上させるための取り組みが不可欠である。医療安全の実践と法的責任の認識は，相互に関連し合い，医療の現場での質と安全の確保のための重要な要素となっている。

11-2　医療訴訟とリスク管理

　医療訴訟は，医療行為に関連する事例や状況において，患者やその家族が医療提供者や医療機関に対して法的手段を取ることである。これは，医療行為の過程でのミス，誤診，不適切な治療，または説明不足などの理由により，患者に損害が発生したと感じられる場合に起こる。医療訴訟は，医療者の職業生命や評価に大きな影響を及ぼす可能性があるだけでなく，医療機関の評価や信頼性にも影響を与える可能性がある。一方，リスク管理は，様々なリスクや予期せぬ事態が発生したときの損失を最小限に抑えるための計画や戦略である。医療の文脈でのリスク管理は，医療行為やプロセスの中での潜在的な危険や問題を特定し，それらを予防または軽減するための方法を評価，計画，実施することを指す。医療リスク管理の目的は，患者への最高のケアを提供する一方で，医療提供者や医療機関が直面するリスクを低減することである。これは，定期的な教育やトレーニング，

プロトコルやガイドラインの策定，事前のリスク評価などの手段を通じて実現される。

　ここで，医療訴訟とリスク管理の関連性を考えると，医療リスク管理は，医療訴訟のリスクを軽減する重要なツールとして位置付けられる。適切なリスク管理手法を採用することで，医療ミスの発生を防ぐだけでなく，患者と医療提供者の間のコミュニケーションを改善し，誤解や期待値のギャップを減少させることができる。医療訴訟は医療界にとっての大きな課題であるが，効果的なリスク管理を通じてそのリスクを最小限に抑えることが可能である。リスク管理は，医療の質と安全性を高めると同時に，医療機関の評価や信頼性の維持にも寄与する重要な役割を果たしている。

11-3　HIPAA などの規制法

　HIPAA（Health Insurance Portability and Accountability Act）は，1996 年にアメリカ合衆国で成立した連邦法である。この法律は，主に 2 つの主要な目的を持つ。1 つ目は，従業員が職を変えるか，失業する際にも健康保険の持ち越しを可能にすることである。2 つ目は，患者の健康情報のプライバシーやセキュリティを保護することである。後者の目的のために，HIPAA は個人の健康情報に関連するデータの取り扱いに厳格な規定を設けている。

　HIPAA のプライバシー規則は，個人の健康情報（PHI：Protected Health Information）の使用や開示に関する基準を確立している。医療提供者，健康計画，健康情報取引所組織など，，患者の許可なしに PHI を不適切に使用または開示してはならない。また，患者は自身の PHI にアクセスし，不正確な情報の訂正を求める権利も持っている。

　一方，セキュリティ規則は，電子で保存または送信される PHI の保護に焦点を当てている。この規則は，PHI を保護するための物理的，技術的，管理的な手段に関する要件を定義している。HIPAA の違反が発生した場合，違反者は重大な制裁を受ける可能性がある。これには，罰金や刑事訴訟が含まれる場合がある。このように HIPAA は，アメリカ合衆国において患者の健康情報のプライバシーとセキュリティを保護するための基準を確立する法律であり，世界的な健康情報保護の標準としても認知されている。医療機関や関連する組織は，HIPAA の要件を厳守し，患者の情報を適切に保護する必要がある。違反は重大な結果を招く可能性があるため，医療機関においてはその規定を深く理解し，遵守することが求められている。

12　医療安全の具体的な課題

　診療放射線技師は，放射線を使用した診断や治療に従事する専門家であり，高度な技術と知識を持ち，放射線を安全に患者に適用する責任を担っている。この職種が直面している主要な医療安全の課題を**図 12** に示し，具体的例を以下に説明する。

　ICRP の 2007 年勧告において，防護の最適化として，「社会的・経済的要因を考慮に入れながら合理的に達成できる限り低く（ALARA）」被ばく線量を制限することが求められており，医療被ばくの最適化は線量の最小化ではないため，具体的な結果ではなく，プロセス，手法，判断に焦点をあてること，意思決定においては関連するステークホルダーが対話に参加し，透明性を配慮するこ

と等が重要であるとしている。これにより，近年，被ばく低減というより検査目的と画質のバランスを評価し，撮影条件の適正化を行い，プロトコル管理することが求められる。そのためには，機器の正確な設定や操作，そして最新の知識が必要となる。次に，放射線による診断の精度は，画質に依存することがあるため，機器の適切な管理や最新の技術の導入が重要である。また，故障やトラブルが発生すると，診療の遅延や患者の安全に影響を及ぼす可能性がある。そのため，定期的な保守点検が不可欠である。さらに，医師や他の医療スタッフとの間での情報共有やコミュニケーションは，診療の品質を保つ上で不可欠である。情報の伝達ミスや誤解が生じると，患者の診療計画に影響が出ることもある。

　放射線治療の際には，治療計画の精度が極めて重要である。誤った放射線量や範囲での治療は，患者の健康を損なう恐れがある。そのため，治療の計画や実施に関する知識の更新や技術の習得が必要である。

　診療放射線技師は感染症対策も考慮しなければならない。機器や診療室の清潔さを保つためのルーチンワークや，患者との接触時の感染予防策は，患者だけでなく自身の安全のためにも必要である。

　これらの課題は，診療放射線技師の日々の業務の中で重要な位置を占めており，患者の安全と診療の質を高めるために，絶えず向き合い続ける必要がある。

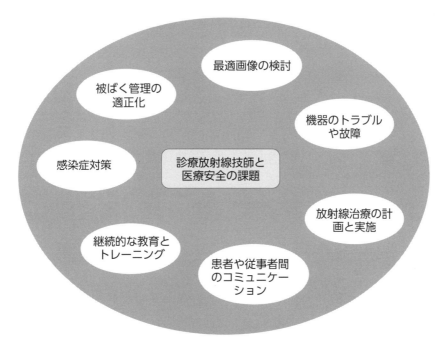

図12　医療安全の具体的な課題

13　医療安全の今後

　診療放射線技師に要求される教育は，技術的知識の修得のみならず，医療安全に対する意識の醸成と，チーム医療におけるコミュニケーション能力の向上を含めた全方位的なものである必要がある。技術の進化に追従するため，最新の放射線機器に関する操作技術や診断能力の向上を目的とした定期的な研修は不可欠であり，これらの研修を継続的に提供するためのオンラインプラットフォームやシミュレーションを用いたトレーニングの開発が求められる。

　医療安全に関する教育においては，事故事例の共有を通じて発生するリスクを学び，再発防止策を獲得することが重要である。さらには，患者と家族の声を聞き入れ，それに対する説明責任を果たすことで，患者中心のケアを実践するスキルを技師に身につけさせることが，患者家族の信頼獲得に繋がる。

　これらの教育体制を支えるためには，厚生労働省が定める基準に沿った医療安全管理責任者講習会などへも積極的に参加することが望ましい。医療施設においては，診療放射線技師が最新の知識や技術に触れられるよう，内部研修の実施や外部セミナーへの参加を奨励し，また，知識共有の場を設置することにより，現場での学びの充実を図ることが重要である。

　今後，医療従事者は，技術習得に限らず医療安全への理解を深め，患者中心のケアを実践し，他職種との協働ができる能力を養うことが必要である。この体系的な教育プログラムの実施には，国と医療機関の双方が責任を持って取り組むべきであり，この取り組みを通じて，日本の医療安全の質のさらなる向上を目指すべきと考える。

参考文献

1) Linda T. Kohn, Janet M. Corrigan, Molla S. Donaldson, editors. To Err is Human: Building a Safer Health System, Institute of Medicine (US) Committee on Quality of Health Care in America. Washington (DC): National Academies Press (US); 2000.
2) 医療事故調査・支援センター 2022 年年報．一般社団法人日本医療安全調査機構．2023.
3) Jong-Il Park, Sungyop Kim, Joon-Ki Kim. Exploring spatial associations between near-miss and police-reported crashes: The Heinrich's law in traffic safety. 2023.
4) リスクマネジメント手法のガイドライン．ISO31000, 2009.
5) 河野 龍太郎．医療のリスク低減に向けたシステム改善の考え方．日本内科学会雑誌．105 巻 9 号.
6) Anubha Aggarwal, H. Aeran, Manu Rathee. Quality management in healthcare: The pivotal desideratum. 2019.

参考書籍

・熊谷孝三．診療放射線技師学生のための　なんで なんで？ どうして？　医療安全管理学．医療科学社．2023.
・日本放射線技術学会，監修．佐藤 幸光，東村 享治，編集．放射線技術学シリーズ　医療安全管理学．オーム社．2017.

第2章

医療安全対策

1　医療安全管理

　海外では医療安全よりは患者安全（Patient Safety）と表記されるのが一般的である。WHO患者安全カリキュラムガイド多職種版2011には重要概念の定義が記載されている[1]。安全（Safety）とは「不必要な害のリスクを許容可能な最小限の水準まで減らす行為」，患者安全とは「医療に関連した不必要な害のリスクを許容可能な最小限の水準まで減らす行為」と定義している。Vincentは[2]患者安全とは「医療プロセスから生じる望ましくない転帰または傷害を回避，予防，軽減すること」と定義している。後者のほうがわかりやすく腑に落ちやすいのではないだろうか。何れにしても，医療は多くの状況において本質的に危険な活動であることを示している[2]。一方で，中島は「安全とは動的なプロセスであり，何事もなくうまく行われていること（safety as dynamic non-events）」と定義している[3]。Vincentの定義は失敗に注目し，中島の定義は成功に注目したものである。その考え方はレジリエント・ヘルスケアとして紹介されており，両者の捉え方は表裏一体であると考えられる。

　では医療安全はどのように定義されるのであろうか。Vincentは著書の中で明確な定義として扱っていないが，「医療をより安全にするための取り組み」としている。飯田ら[4]は医療安全には（1）患者の安全，（2）医療従事者の安全，（3）医療関係者の安全，さらに（4）地域の安全，（5）不特定多数の安全，の5つの観点があるとしている。前出のWHO患者安全カリキュラムガイド多職種版2011では患者安全の文化は，強力な安全管理システムの適用を通じて実現するよう医療従事者が務める五つの高水準の属性を備えた文化であると示した（**図1**）。これらの文化，マインドを持ち医療をより安全にし，かつ質の高い医療を提供するためのありとあらゆる取り組みこそが医療安全と言える。

1. 現場のスタッフ，医師，管理者を含む医療従事者全員が自身や同僚，患者，訪問者の安全に対する責任を受け入れる文化

2. 財政上ないし経営上の目標よりも安全性を優先させる文化

3. 安全に関する事項の特定，伝達，解決を促し，それを正当に評価する文化

4. 事故を教訓として体系的な学習を行う文化

5. 適切な資源と構造を提供し，十分な説明責任を果たすことで安全のための有効なシステムを維持する文化

図1　WHO 患者安全カリキュラムガイド多職種版より

1-1　医療安全管理体制

　地方の国立大学附属病院における医療安全管理体制を示す（**図2**）。多少の違いはあるものの，どの医療機関でも整備している体制であると思われる。病院によっては医療安全と感染制御が一緒になり，医療の質・管理部門としている施設もある。医療安全管理を遂行する上で，重要なことは院内のリスクを収集すること（モニタリング）であり，それこそがインシデント報告やアクシデント（医療事故）報告である。ここで言葉の整理を行いたい。インシデントとは患者の診療・ケアにおいて，本来あるべき姿から逸脱した全ての事態・行為である。ただし患者に障害が発生したものも，発生しなかったものも含まれる（**図3**）。「全て」という言葉に注目していただきたい。どんな些細なことでも通常の医療から逸脱した行為はインシデントになる。このことを理解していないからインシデント報告（特に医師からの）が少ないと考える。医療事故とは医療に関わる全過程において障害が発生した場合一切を包含する。医療行為や管理上の過失の有無を問わない。合併症，偶発症，医薬品による副作用や医療材料・機器による不具合，不可抗力によるものも含む。医療過誤とは医療上の事故等のうち，医療従事者・医療機関の過失により起こったもの。「患者に障害があること」「医療行為に過失があること」「患者の障害との間に因果関係があること」の三要件がそろった事態を意味する。合併症とは医療行為に際し二次的に発生し，患者に影響を及ぼした事象。「予測できていた」場合と「予測できなかった」場合とがある。後者は偶発症と呼ばれることがある。

　インシデント・アクシデント報告は情報の質も問われる[5]が，数が集まらなければ医療安全管理部門が院内のリスクを把握することはできない。従来，物事がうまくいかなかったとき，その診療の最も近くで関与した医療従事者が非難された[1]。こうした個人を避難する傾向（パーソンアプローチ）は根強く残っていると言われている。しかしながら，有害事象に関与した医療従事者の大半は，自身の行為が有害事象の一因になったのではないかと強く動揺する。このような医療従事者を罰することは最も慎むべき行為である。インシデント報告が増えない要因の一つとして，医療現場において罰するという文化が根強く残っているからではないかと推測する。

　特定機能病院に関わらず，病院内で起きたインシデントを報告するシステムはどの病院でも備えておく必要がある。通常，障害の影響レベル 0 〜 3a をインシデントとして報告する（**表1**）。障害

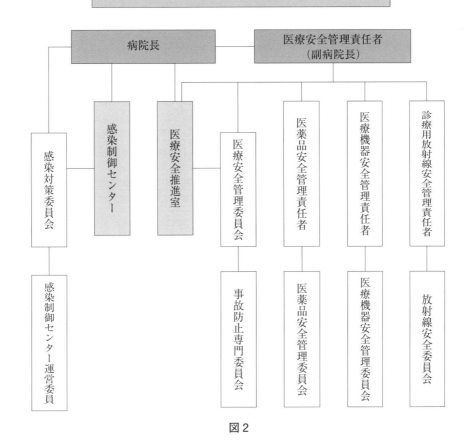

図 2

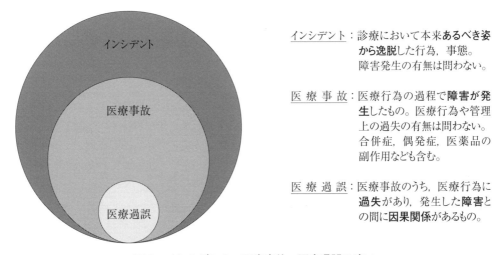

インシデント：診療において本来あるべき姿
　　　　　　　から逸脱した行為，事態。
　　　　　　　障害発生の有無は問わない。

医 療 事 故：医療行為の過程で障害が発
　　　　　　　生したもの。医療行為や管理
　　　　　　　上の過失の有無は問わない。
　　　　　　　合併症，偶発症，医薬品の
　　　　　　　副作用なども含む。

医 療 過 誤：医療事故のうち，医療行為に
　　　　　　　過失があり，発生した障害と
　　　　　　　の間に因果関係があるもの。

図 3　インシデント，医療事故，医療過誤の違い

表 1　障害の影響レベル

レベル	継続性	程度	概要
0			エラーが患者に実施されなかった（ヒヤリ・ハット）
1	なし		実施されたが，患者への**実害はなかった**
2	一過性	軽度	**観察を要したが**，処置・治療は不要だった
3a	一過性	中等度	**簡単な処置・治療を要した**
3b	一過性	高度	**濃厚な処置・治療を要した**
4a	永続的	軽度～中等度	永続的障害・後遺症が残るも，**有意な機能障害を伴わない**
4b	永続的	中等度～高度	永続的障害・後遺症が残り，**有意な機能障害を伴う**
5	死亡		**死亡**

・予定手術時間に対して 3 時間以上の超過（予定手術）

・予定手術からの変更があった場合（タイムアウトで情報共有されていたものを除く）

・手術中・処置中の予期しない心停止や死亡

・術後に生じた重篤な中枢神経系（脳・脊髄）合併症（事前に説明されていた場合を除く）

・出血による再手術

・術前に説明していなかった臓器摘出や修復

・その他，術前に説明していなかった合併症

・治療・処置の過程で神経障害，歯牙損傷，皮膚損傷を生じたもの

・重症感染症により ICU 管理を必要とした症例

・急性肺動脈血栓塞栓症により集学的管理を必要とした症例

図 4　弘前大学医学部附属病院で定めた医師・歯科医師が報告する必要があるインシデント（オカレンス）

の影響レベル 3b 以上の場合には，アクシデント（医療事故）として報告を行う。最近では，報告範囲を具体的に示す病院も多くなっており（**図 4**），できるかぎり報告しやすい体制を整えることが肝要である。当院では，医療安全管理部門である医療安全推進室でゼネラルリスクマネージャーが毎日，インシデントレポートのチェックを行い，警鐘事例に関しては毎週行われる室会議で検討を行っている。レベル 3b 以上の事例については，医療安全管理委員会で全て報告している。医療事故に関しての判断については，臨時の医療安全管理委員会を開催することもある。委員会で医療事故調査・支援センターへ報告する必要がある事案と判断した場合には，医療法第 6 条 10 に基づいて（**図 5**），センター報告を行い，外部委員を含めた医療事故調査委員会を開催しなければならない[6]。

医療法第6条の10
病院，診療所または助産所の管理者は，医療事故（当該病院等に勤務する医療従事者が提供した医療に起因し，または起因すると疑われる死亡または死産であって，当該管理者が当該死亡または死産を予期しなかったものとして厚生労働省令で定めるものをいう。以下この章において同じ）が発生した場合には，厚生労働省令で定めるところにより，遅滞なく，当該医療事故の日時，場所及び状況その他厚生労働省令で定める事項を第6条の15第1項の医療事故調査・支援センターに報告しなければならない。

医療法第6条の11
病院等の管理者は，医療事故が発生した場合には，厚生労働省令で定めるところにより，速やかにその原因を明らかにするために必要な調査（以下この章において「医療事故調査」という。）を行わなければならない。

図5　医療法第6条の10, 11

医療事故対応については後ほど詳述する。最近では死亡退院事例についても医療安全管理部へ報告書を提出することが義務づけられている。実際に，診療科では医療事故と認識されなかった死亡退院症例が医療安全管理部門で検討した結果，医療事故の可能性があると判定し，医療安全管理委員会で医療事故と判断した事案について，医療事故調査・支援センターへ報告したことがあった。外部委員を交えた調査委員会で調査を行い，死亡原因としては診療科で出した結論と違ったものとなった。術後の患者であり，手術関連の可能性を考えていた診療科より感謝された事例であり，若い外科医が救われた瞬間でもあった。本事例のように，積極的に調査委員会を開催することで死亡原因の確認だけではなく，今後の診療の改善にも繋ぐことができると思われる。院内リスクマネジメントを行うために，より多くのレポーティングシステムがあると様々な角度から検討することが可能となる。

この事例の影響レベルは？

　大腸ポリペクトミー目的に紹介となったが，外来を受診した際にお薬手帳を持参していなかった。外来では内服薬を把握できないまま入院予定とした。入院当日に持参したお薬手帳を確認するとクロピドグレル（抗血小板薬）の記載があり，前日まで内服していたことが判明した。担当医師に報告し，ポリペクトミーが中止となり入院も取り消しとなった。本症例では2年前に内視鏡的粘膜摘除術を行った5ヵ月後から開業医でクロピドグレルが処方されていた。本院の診療録や処方記録ではクロピドグレルの確認ができなかった。
　☞まさしく，スイスチーズモデルで説明することができるインシデントである。同じ治療や検査をしていたものの，他院で今回のような治療介入があったことを把握できないとこのようなことが起きる。お薬手帳の活用がまだまだなされていないことや患者も医療に積極的に参加することができれば防ぐことが可能である。（P35へ）

1-2　医療事故対応

　医療事故が起きた場合のフローチャートは常日頃から備えておく（図6）。医療安全ハンドブックなど病院スタッフが携行するものにも載せておく。医療事故が起きたとき，医療上の最善の処置をするとともに事実関係について継時的に記載する。心肺蘇生を行っているときなどはメモでもよいが，後で診療録や看護記録に記載する。数日経過してからの記載の場合には，追記であることも記載しておく。患者・家族は記憶でモノを言うことができても，医療従事者は記録でモノを言う必要があることを強調したい。記録が無ければ，やっていないことと同義になってしまうことに留意する。続いて，上司へ報告を行う。診療科であれば診療科長，病棟であれば看護師長へ直ちに連絡する。さらに医療安全管理部門へ連絡を行う。夜間や休日などでも連絡するための連絡網は備えておく。医療安全管理部門は早急に対応が必要であるか否かの情報を収集し，それに応じた対応を行う。重大な医療事故の場合には直ちに管理者である病院長へ報告する。生体モニターなどの記録はその電磁記録を保存する。数日すると上書きされてしまう医療機器もあるので，メーカーや臨床工学部へ依頼し，ログを保存するようにお願いする。場合によっては紙媒体で保存する。点滴などの医療機器が関わった場合には証拠保全を行い，必要に応じて製造業者に報告し，場合によっては検証を行っていただくよう依頼する。継時的記録を完成させるために，当該関係者への聞き取り調査を行う。聞き取り調査を行う場合には，環境などに配慮を行い，自身が話したことで，仕事などに影響を与えることがないと説明することが大切である。憲法38条1項では，「何人も，自己に不利益な供述を強要されない」（自己負罪拒否特権）と定めている[7]。調査記録がまとまったのちに医療事故報告書を医療安全管理部へ提出する。医療事故報告書の作成には時間をかけてもよい。医療安全管理部門において，当該者と当該部署のリスクマネージャーを交えて事例検討を行い，良い改善策などあれば，現場へフィードバックする。さらに，医療安全管理部門は医療安全管理委員会へ報告を行う。委員会では調査委員会を開催する必要がある事例かどうかを検討する。死亡事例については医療事故調査・支援センターに報告する必要があるかどうかも判断する[6]。法律上，判断をするのは管理者となっているが，合議で判断することが重要であるので，管理者である病院長個人の判断に委ねることは避けるべきである。

1-3　患者・家族への対応

　患者や家族の対応についての原則は「逃げない・隠さない・ごまかさない」とする。患者に何が起きたかの事象を先ず説明する。説明するときには，必ず文書を使用し，診療録に残るようにする。説明用紙はコピーを取り，患者・家族に渡す。この説明には当事者一人に任せることなく，上司が一緒になって対応にあたる。決して当事者一人に任せてはいけない。できれば他職種の同席が望ましい。説明に際して，医療者側の主張を押し付けるのではなく，疑問に思うことは何か，わからないことは無いかなどの配慮をする。合併症が起きた場合，特に偶発症の場合には丁寧に説明をしても理解してもらえないことがあるかもしれない。そういった場合に一番してはいけないことは「わ

```
１）医療上の最善の処置
　　被害を最小限に抑える努力

２）患者及び家族への対応
　　逃げない・隠さない・ごまかさない
　　上司に報告し，原則として診療科長及び主治医が対応

３）事実経過の記録
　　経時的，事実の記載
　　説明内容と患者・家族の発言内容の記載

４）証拠保全
　　事故に関係する器具は破棄せず，保存しておく

５）連絡
　　所属の長に連絡
　　部署リスクマネジャーを通じて医療安全推進室に連絡
　　（休日，夜間は時間外受付に連絡し，連絡網から連絡してもらう）
```

図 6　医療事故発生時の対応

からないなら訴えてもいいです。」と突き放すことである。当事者は患者とその家族の反応が特に耐え難いことがあり，批判されることに慣れていない医療従事者は防衛的反応からそのような態度を示してしまうことがある[2]。筆者は必要に応じて，医療事故が起こった当該部署の医療者と共に患者・家族への対応にあたるようにしている。患者・家族へは病院として対応していると言うメッセージを送ることにつながるからである。場合によっては医療対話推進者として第三者的な立場で同席するようにしている[8]。重大な障害が残った場合や死亡事例などにおいて，医療事故報告書が完成した場合の説明も当事者とともに医療安全管理部門の医師が同席するようにしている。

1-4　医療事故調査・支援センターへの報告が必要な事例

　医療事故調査制度は「地域における医療及び介護の総合的な確保を推進するための関係法律の整備等に関する法律」として平成 26 年 6 月に成立し，平成 27 年 10 月 1 日より施行された制度である。医療事故調査・支援センターへ報告する必要がある医療事故については図 7 に示す通り提供した医療に起因するまたは起因すると疑われる死亡や死産かつ，管理者（病院長）が予期しなかったものと定義している。前述したように院内の医療安全管理委員会（リスクマネジメント対策委員会など）で合議を行い，センターに報告すべき事例か否かの判断をする。法律上，管理者（病院長）が予期しなかったものとしているが，管理者個人の判断に委ねることは避ける。実際に当院で起きた死亡事例について具体例を示す。数回の造影 CT 検査を行っていたにも拘らず，アナフィラキシーショックを起こし，救命することができなかった事例である。ショックを起こしたときに院内のスタットコールが発動され，現場に向かった。現場ではすぐに胸骨圧迫が開始されていた。その後患者は救命救急センターへ搬送され，心肺蘇生を始めとする救命措置を行ったが，反応なく約 1 時間半後にお亡くなりになった。直ちに，病院長へ報告を行い，当該診療科には医療事故等報告書の作成を依

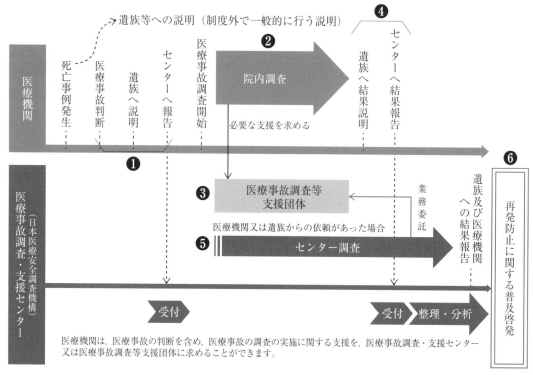

図7　医療事故調査・支援センターへの報告

頼した。継時的記録は看護師が記載していたので比較的早く報告書が提出された。医療安全管理委員会で報告を行い，提供した医療に起因する予期しなかった死亡事例として医療事故調査・支援センターへ報告することとなった。電話連絡の後，定型書式を記載し，センターへ提出した（図8）。院内医療事故調査委員会を開催し，報告書を作成した。後日，ご遺族への報告を行い，センターへ最終報告を行った。この事例についてはセンターより定期的に刊行されている提言第3号「注射剤によるアナフィラキシーに係る死亡事例の分析」の中の事例1として掲載された（図9）。本事例を踏まえ，院内でのアナフィラキシーショック対応マニュアルの見直しを行い，院内救急カート内にエピペン™の実装を行った。このように医療事故調査は原因を追及するのみならず，再発防止を目的とすることを今一度確認いただきたい。一病院のみならず，情報共有を行うことでより安全で質の高い医療を本邦で提供できるような取り組みであることも強調しておきたい。

　医療事故調査を行うと，委員会を立ち上げ，報告書を作成するまで，半年から1年くらい時間がかかる。それまでこまめに遺族へ連絡する必要がある。ここで遺族と医療者とは時間軸が全く違うことを理解する必要がある。遺族としては1ヵ月でも長いと感じる。時として連絡した際に罵倒されることもある。遺族により沿った誠実な対応をしていると時間経過とともに態度が軟化してくることがあり，医療安全管理部門としてホッと胸を撫で下ろすことがある。

	医療に起因し,または起因すると疑われる死亡または死産	左記に該当しない死亡または死産
管理者が予期しなかったもの	本制度における医療事故	
管理者が予期したもの		

図8　報告する必要がある医療事故の範囲

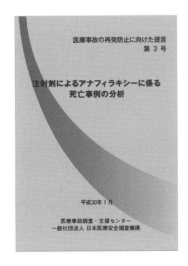

医療事故の再発防止に向けた提言
第3号

注射剤によるアナフィラキシーに係る
死亡事例の分析

平成30年1月

医療事故調査・支援センター
一般社団法人 日本医療安全調査機構

事例1

・肺がんで化学療法中の70歳代男性。造影CT検査室で発症。Ai無、解剖有。
・原因薬剤は、造影剤のイオパミロン。
・過去にイオパミロンを3回使用したが、アレルギー症状の出現無。
・イオパミロンを注入後、血管走行に沿った発赤が出現したが、診察時には発赤は消失。約10～15分経過し検査終了。更衣後、廊下で意識消失。16分後にアドレナリン1 mgを静脈内注射し、救急処置を実施するが心拍再開せず、約1時間半後に死亡。

図9

ところで，このインシデントの影響レベルは？

　造影CT検査を行う前に患者へ造影剤の副作用について説明をしていると思う。軽い副反応から重篤なショック状態や場合によっては死亡することもあると説明書に記載がある。説明書に書いてあるのだから，予期していたことになるのではと思われる方も多いであろう。考え方を少し変えてみると，造影CT検査を行っている際によほどの重症患者でなければ「この患者，死ぬかもしれないな。」と思いながら検査をする医療者はいないと思う。これが予期しなかったと言うことの考え方である。提言では12症例について検討が行われている。全国でアナフィラキシーショックでお亡くなりになる方が意外に多い印象を持った。と言うことは報告されていないケースも多く存在すると思われる。ハインリッヒの法則によれば重大事例1例の前にはインシデントが29例存在するはずである。アナフィラキシーだけ起こした事例は348例あるはずだが，報告されているのであろうか。

最後に

　筆者は2014年より大学病院の医療安全を突然任されることになった。院内のインシデント・医療事故に対する対応，院内巡回，医療安全研修会の企画，学部学生に対する医療安全学講義等，それまで培ってきた心臓血管外科医のキャリアとは全く違うことに従事しなければならなくなった。最近，胸部心臓血管外科へ臨床実習に来た医学部5年生に「医療安全学講義で学習したことは何か？」と質問したときに，まともに答えられる学生がいなかった。医学部4年生で講義を行ったにもかかわらずである。6年間も講義を受け持ったが，学生の印象に残る講義をすることができず，未だ大学病院での医療安全文化が浸透していない要因ではないかと自問自答した。2020年2月より本学の医療安全学講座の教授職へ任命された際に，とある先生から「WHO患者安全カリキュラムガイド他職種版2011」とCharles Vincent著「PATIENT SAFETY 患者安全」をいただいた。そこでもう一度2つの本をじっくり読み直した。結論として自分自身が医療安全のことを，きちんと理解していなかったことを痛感した。事務職を含めた医療従事者全てが医療安全を理解し，医療安全のスキルを医療従事者の誰もが身につけなければならない。冒頭で説明した医療安全に携わることになった経緯の中で，全く違うことをやらなければならないということ自体が間違いであることに今更ながら気がついた。医療安全の土壌を文化として根付かせるためには，本気の教育が必要であり，その上で職員一人一人の意識改革と行動変容が必要である。

　誰もが医療事故を起こそうと医療を提供している訳ではない。しかしながら，近年我々が患者へ提供している医療は高度かつ複雑化しており，医療現場が追いつかないまま医療を展開しなければならないのが現状であろう。小さなインシデントの段階で有効な対策を取るためにも，報告するシステムを作り上げることが重要であり，報告してくれた医療者にはお礼を言うことができるような組織となることが必要である。医療安全（患者安全）とは安全で質の高い医療を提供するための方策であることを念頭に置きたい。

参考文献
1）WHO患者安全カリキュラムガイド他職種版2011.
2）Charles Vincent 著．相馬孝博，藤澤由和・訳．Patient Safety 患者安全．2015．篠原出版新社．
3）中島和江・編著．レジリエント・ヘルスケア入門　擾乱と制約下で柔軟に対応する力．2019．医学書院．
4）飯田修平・編．新版医療安全管理テキスト．2013．日本規格協会．
5）中島和江，児玉安司・編．医療安全ことはじめ．2011．医学書院．
6）松村由美・編著．京大病院院内医療事故の指針．2016．メディカルビュー社．
7）大磯義一郎，大滝恭弘，山田奈美恵．医療法学入門．2016．医学書院．
8）和田仁孝，中西淑美．医療コンフリクト・マネジメント - メディエーションの理論と技法 - ．2008．シーニュ．

2　感染防止対策

　医療施設で療養する患者および勤務する職員全員には，安全な療養の場と職場が提供されなくてはならない。医療施設では免疫力が低下した患者も多く，多剤耐性菌によるアウトブレイクや伝染性疾患の施設内流行は重大な結果をもたらす。21 世紀に入って立て続けに起こった重症急性呼吸器症候群（SARS），中東呼吸器症候群（MERS）では感染拡大の主要な舞台は医療施設であり，医療従事者も患者の数割に上った。最近では 2020 年にパンデミックとなった新型コロナウイルス感染症（COVID-19）においても医療従事者の感染が問題となった。医療職では，ウイルス性肝炎や結核等の感染性疾患の罹患率が一般人口に比して高い傾向にあることが知られている。医療従事者の奉仕的精神は職業上の倫理と高い志で支えられているものであるが，その志を保って長いキャリアを積み重ねるためにも，自分たちの職場の危険を熟知し，患者と自分自身そして自分以外の勤務者も守っていくことが求められる。本項では感染制御の基本的事項を中心に解説する。

標準予防策（スタンダード　プリコーション）

　標準予防策とは，すべての人の診療・看護・介護においてを，病気の有無や病名にかかわらず実行する予防策である。汗を除くすべての湿性生体物質（血液，体液・分泌物・排泄物など），粘膜，損傷した皮膚には感染の危険があるとして取り扱う予防策である。

2-1　基本的対応

　場面に応じた基本的な対応方法を**表 1** に示す。

2-2　手洗い

2-2-1　手指衛生方法の選択

　手指が目に見えて汚れている場合や，血液・体液などで汚染されている場合は，非抗菌性石鹸または抗菌性石鹸と流水で手を洗う。

　手指に目に見えて汚れのない場合や，以下の a ～ h の場合は，速乾性手指消毒剤を使用する。代わりに抗菌性石鹸と流水で手を洗ってもよい。肉眼的に血液やタンパク質での汚染がないときは，アルコール擦式手指消毒剤を第一選択とする。

　①患者に直接接触する前
　②無菌操作をする前
　③体液曝露リスクの後
　④患者に接触した後

表1

場　　　面	対　　　応
血液・体液・排泄物に触れるおそれがある時	手袋を装着し，外したら手洗いを行う。
血液・体液・排泄物の飛散するおそれがある時	プラスチックエプロンやガウン，マスク，フェイスシールドを着用する。
血液・体液・排泄物が床にこぼれた時	手袋を着用し，紙タオルなどで拭き取った後，次亜塩素酸ナトリウムで処理する。
感染性廃棄物の処理	右のバイオハザードマークがあるものを使用し，分別・保管・運搬処理を確実に行う。 （黄色は注射針等の鋭利なもの，オレンジ色はガーゼ等の固形状のもの，赤色は血液等の液状または泥状のもの）。
針刺し防止	原則，リキャップを禁止し，針捨て容器を持参する安全機能付きのものを使用する。

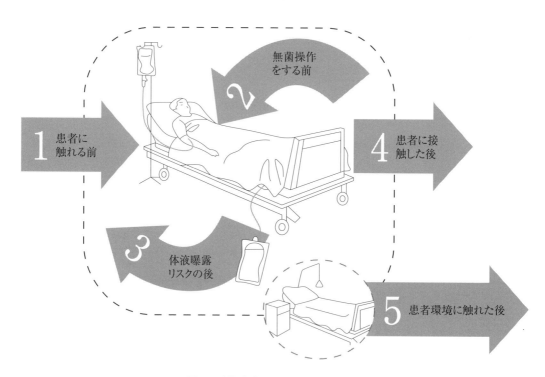

図1　手指衛生の5つのタイミング

WHO ウェブサイトより一部改編して転載
https://www.who.int/infection-prevention/campaigns/clean-hands/5moments/en/ [1]

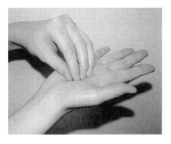
①指先，爪の間をよく洗う

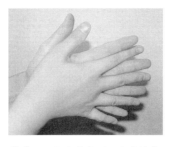
②手のひらを合わせ，よく洗う

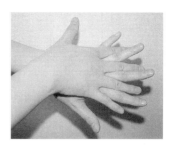
③手の甲を伸ばすように洗う

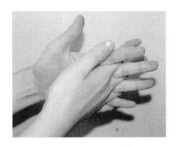
④指の間を十分に洗う

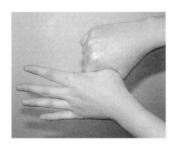
⑤親指をねじるように洗う

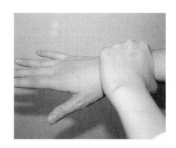
⑥手首を洗う

図2　擦式アルコール製剤を用いた手指衛生

⑤患者環境に触れた後

2-2-2　手洗い手順

1）石鹸による手洗い

　液体石鹸を取り，手のひら，手の甲，指先と爪の間，指の間，親指，手首というように少なくても15秒間洗い，十分すすいだ後，ペーパータオルで完全に水気を拭き取る。

2）擦式手指消毒

　図2に標準的な手順を示す。アルコールジェルは500円玉大（2プッシュ程度）を手の平にとる。指の間，手掌の皺，親指，爪周囲，手首はアルコール製剤の刷り込みが不十分になりやすく，注意が必要である。

2-2-3　手荒れとその対策

　手洗い回数が多くなるに伴い，手荒れが発生しやすくなる。手荒れした手指は細菌の温床となりやすく，手指衛生が保ちにくくなる。手指衛生のために励行している手洗いによって黄色ブドウ球菌などによる汚染が生じやすくなれば本末転倒である。手洗いの励行と並んで手荒れ予防も同時に行うことが重要である。手洗い後は十分乾燥させ，保湿対策のハンドケアを行う。なお，ハンドケ

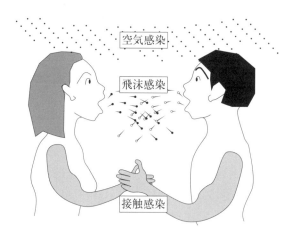

図3　感染経路模式図

ア用品は個人持ちとする。ハンドケアをしても手荒れの改善が乏しい場合には，皮膚科で相談することも考慮する。院内で協力が得られれば，職員専用の手荒れ外来を設置し，相談に乗る体制を整備するのが望ましい。

2-3　感染経路別予防策

　伝染性疾患には人間同士ではなく，動物間でおこるもの，動物からヒトへも感染するもの，そしてヒトからヒトが主要な感染経路であるものがある。医療施設内感染で最も問題となるのは，ヒト－ヒト感染がおこる伝染性疾患やヒトの手や環境を介して拡散する多剤耐性菌などである。感染経路を知り，適切な感染経路別予防策によって感染経路を遮断すれば，感染拡大を効率的に防止することができる。感染経路別予防策は，標準予防策に加えて行う。感染経路別予防策には，「空気予防策」「飛沫予防策」「接触予防策」がある（図3）。

2-3-1　空気感染防止対策

　空気感染とは，病原体を含む飛沫が蒸発し，飛沫核のみとなった小粒子（5ミクロン以下）によって伝播される感染ルートである。飛沫核は1秒間に0.06～1.5 cmしか落下しないので，空気の流れによって広く拡散し，長時間空中に浮遊し，これを吸引することで感染する。主な適応疾患は，結核，水痘（播種性の帯状疱疹，免疫不全者の限局性の帯状疱疹を含む），麻疹である。ただし，水痘ウイルスや麻疹ウイルスは環境中でも1～数時間まで生存するので[2,3]，接触予防策を更に追加し感染予防対策を行う。患者は陰圧個室に収容するのが望ましい。陰圧室のない場合には空調がほかの病室と混じらないように配慮する。麻疹，水痘患者の診療には免疫のある職員が対応する。空気感染対策では医療者側はN95マスクを着用する。また，飛沫感染が主要な感染経路であるSARS-CoV-2ウイルスなどでは，エアロゾルが多量に発生するような状況で空中に浮遊したエアロ

ゾルを介して感染する危険がある場合があり，空気感染防止対策と同様に N95 マスクや陰圧室への収容が推奨される場合がある。

2-3-2　飛沫感染防止対策

　飛沫感染とは，咳，くしゃみ，会話，気管吸引時など，病原体を含む飛沫によって伝播される感染ルートである。結膜，鼻粘膜，気道粘膜などに付着して感染する。飛沫は，飛沫核といわれる微生物の周りを水分が取り巻く，5 ミクロン以上と比較的大きな粒子であるため，飛沫粒子拡散範囲の目安は 1 m とされる。即ち人が両手を横に広げてお互いにぶつからない程度の距離を保つことが推奨される。ただし，条件によって，より広範囲に拡散する場合があり，空間が十分広い場合には患者配置や人との接触の際に取れる距離はなるべく大きくとるのがよい。適応疾患は細菌・ウイルス疾患の多くが含まれ，風疹，流行性耳下腺炎，インフルエンザ，COVID-19，マイコプラズマ肺炎，溶連菌感染症，百日咳など多岐にわたる。飛沫が環境中に拡散し，付着した後，環境中で病原体が長期にわたって感染性を保持するものもあるため[4, 5]飛沫感染においても接触感染防止対策の併用が重要である（**表 2**）。

2-3-3　接触感染防止対策

　接触感染とは，直接接触あるいは病原体に汚染された媒介物（摂子などの器材など）の間接接触により伝播される感染ルートである。具体的には医療従事者や介護者の手または手袋を介して，あるいは汚染された器具等を介して伝播する場合が多い。手洗い，手指衛生や手袋などの個人防護具着用を特に徹底と，環境整備や特に頻繁に手が触れる場所や多剤耐性菌保菌者の療養環境の消毒などの対策を取り決め，実行することが重要である。接触感染で伝播するものとしてはメチシリン耐性ブドウ球菌（MRSA），バンコマイシン耐性腸球菌（VRE），カルバペネム耐性腸内細菌科細菌（CRE）などの多くの菌，単純ヘルペスや流行性角結膜炎，ノロウイルス感染症などのウイルス疾患が主要なものである。物品共有は避け，体温計・聴診器などの医療器具は個人専用とする。不可能であれば，消毒エタノールなどで清拭後に他の患者に使用する。カルテなど不要なものは部屋に持ち込まない。原則として個室管理である。

2-4　職業感染防止対策

2-4-1　針刺し，粘膜曝露

　医療従事者は，多剤耐性菌や流行性ウイルス疾患，結核菌，肝炎ウイルスなどに曝露される機会が多い。B 型肝炎や C 型肝炎はウイルスが存在する血液や体液を介して感染する。実際，感染防止対策が今ほど進んでいなかった 20 世紀末の医療従事者の HBV 感染の頻度は一般人の約 4 倍との報告されている[6]。2002 年の WHO のデータ[7]では，3 千 5 百万人の医療従事者のうち 2 百万人（約 6%）が毎年針刺しを経験し，医療従事者の B 型肝炎や C 型肝炎の約 4 割，HIV/AIDS の 2.5% は針刺しが原因と記載されている。医療従事者にとって職業感染は重要な問題であり，職場の管理者は職員を守ることが求められる。すでに 1997 年には Jagger ら[8]によって安全機材導入が針刺しの

表 2　各種病原体の環境中生存期間（文献 5 より作成）

Type of bacterium	Duration of persistence（range）
Acinetobacter spp.	3 days to 5 months
Bordetella pertussis	3 - 5 days
Compylobacter jejuni	up to 6 days
Clostridium difficile (spores)	5 months
Chlamydia pneumoniae, C. trachomatis	≦ 30 hours
Chlamydia psittaci	15 days
Corynebacterium diphtheriae	7 days - 6 months
Corynebacterium pseudotuberculosis	1 - 8 days
Escherichia coli	1.5 hours - 16 months
Enterococcus spp.including VRE and VSE	5 days - 4 months
Haemophilus influenzae	12 days
Helicobacter pylori	≦ 90 minutes
Klebsiella spp.	2 hours to >30 months
Listeria spp.	1 day - months
Mycobacterium bovis	> 2 months
Mycobacterium tuberculosis	1 day - 4 months
Neisseria gonorrhoeae	1 - 3 days
Proteus vulgaris	1 - 2 days
Pseudomonas aeruginosa	6 hours - 16 months; on dry floor.5 weeks
Salmonella typhi	6 hours - 4 weeks
Salmonella typhimurium	10days - 4.2 years
Salmonella spp.	1 day
Serratia morcescens	3 days - 2 months; on dry floor.5 weeks
Shigella spp.	2 days - 5 months
Staphylococcus aureus, including MRSA	7 days - 7 months
Streptococcus pneumoniae	1 - 20 days
Streptococcus pyogenes	3 days - 6.5 months
Vibrio cholerae	1-7 days
Type of fungus	Duration of persistence（range）
Candida albicans	1 - 120 days
Candida parapsilosis	14 days
Candida glabrata	102 - 150 days
Type of virus	Duration of persistence（range）
Adenovirus	7 days to 3 months
Astrovirus	7 - 90 days
Coronavirus	3 hours
SARS associated virus	72 - 96 hours
Coxsackie virus	> 2 weeks
Cytomegalovirus	8 hours
Echovirus	7 days
HAV	2 hours - 60 days
HBV	> 1 week
HIV	> 7 days
Herpes simplex virus, type 1and 2	4.5 hours - 8 weeks
Influenza virus	1 - 2 days
Norovirus and feline calici virus (FCV)	8 hours - 7 days
Papillomavirus 16	> 7 days
Papovavirus	8 days
Parvovirus	> 1 year
Poliovirus type 1	4 hours - < 8 days
Poliovirus type 2	1 day - 8 weeks
Pseudorabies virus	≧ 7 days
Respiratory syncytial virus	up to 6 hours
Rhinovirus	2 hours - 7 days
Rotavirus	6 - 60 days
Vacciniavirus	3 weeks - > 20 weeks

表 3　代表的伝染性疾患の潜伏期と伝染期間

感染症名	潜伏期間（日）	伝染期間
麻　疹	8 日〜12 日	発疹前 3 日〜後 5 日
水　痘	10 日〜21 日	発疹前 2 日〜水疱に痂皮形成まで
風　疹	14 日〜21 日	発疹前 7 日〜後 7 日
流行性耳下腺炎	14 日〜21 日	耳下腺炎前 9 日〜後 9 日
インフルエンザ	1 日〜3 日	発症前 2 日〜発症後 5 日

頻度を 6 分の一にしたとの報告もなされている。針刺し防止機構付きの安全機材は，コストが問題視されるが，職員の健康は無論のこと，針刺し後対応にかかる費用も考慮して，安全機材導入が急速に進んできた。医療従事者は職業上の感染リスクを熟知し，適切な感染防止の方法を知る必要がある。リスクに応じた個人防護具の使用，針刺し防止の安全機構のついた採血針の採用，鋭利物や感染性の医療廃棄物の安全な処理と廃棄など，職場で決めたルールに従って的確に遵守する必要がある。不適切な対応は自分を危険にさらすばかりか，他の職員を危険にさらすことを忘れてはならない。

2-4-2　ワクチンプログラム

　医療現場は伝染性疾患の病原体に曝露されやすい職場である。従って，医療従事者は予防できる疾患は可能な限り予防対策を講じておくべきである。特に感染力の強い麻疹，水痘，風疹，流行性耳下腺炎は重要である。表 3 に 1 人の患者から何人に伝染するかの目安である基本再生産数(Ro)は，麻疹 13〜15，風疹 6〜7，流行性耳下腺炎 11〜14，水痘 7〜8，インフルエンザ 1.5 [9] 前後であり，新型コロナウイルス（SARS-CoV-2）においては 2〜3 程度と推定されているが，変異株の出現によって感染力が強くなることも知られている。麻疹や水痘，インフルエンザは入院中の抵抗力の低下した患者や合併疾患のある患者では不幸な転帰をとることもまれではない。風疹は妊婦の感染によって胎児に影響が出る場合がある。細菌感染では百日咳も伝染力が強い。いずれの疾患でも医療従事者が感染源になることがあってはならない。また，職員が罹患した場合や免疫のない職員がこれらの疾患に接触した場合には，感染源となる可能性が生じることから就業制限が必要になってくる。就業制限の対象になる職員が多ければ事業継続も困難になる場合がある。就業制限期間は表 3 に示す伝染期間等を参考に決定する。職員の免疫獲得状況をチェックし，免疫獲得が不十分な場合にはできうる限り予防接種を受けるようワクチンプログラムを準備しておくことが望ましい。上の囲みに 2020 年の環境感染学会によるワクチンガイドラインを引用した [10]。

・1歳以上で「2回」の予防接種の記録を勤務・実習前に医療機関に提出することを原則とする。

・予防接種の記録が1歳以上で「1回」のみの者は，1回目の接種から少なくとも4週間以上あけて2回目の予防接種を受け，「2回」の記録を勤務・実習前に医療機関に提出することを原則とする。

・既罹患で予防接種を受けていない者は，勤務・実習前に抗体陽性の検査結果を提出することを原則とする。

・上記のいずれにも該当しない者は，少なくとも4週間以上あけて「2回」の予防接種を受け，その記録を勤務・実習前に医療機関に提出することを原則とする。

・勤務・実習中は，予防接種・罹患・抗体価の記録を本人と医療機関で年数に関わらず保管する。

・1歳以上で「2回」の予防接種の記録がない，または，免疫が不十分（抗体陰性または低抗体価）であるにもかかわらず，ワクチン接種を受けることができない医療関係者については，個人のプライバシーと感染発症予防に十分配慮し，当該医療関係者が発症することがないよう勤務・実習体制を配慮する。

・医療関係者とは，事務職，医療職，学生を含めて，受診患者と接触する可能性のある常勤，非常勤，派遣，アルバイト，実習生，指導教官，業務として病院に出入りする者等に加えて，救急隊員，処方箋薬局で勤務する者を含むものとする。

（文献10より転載）

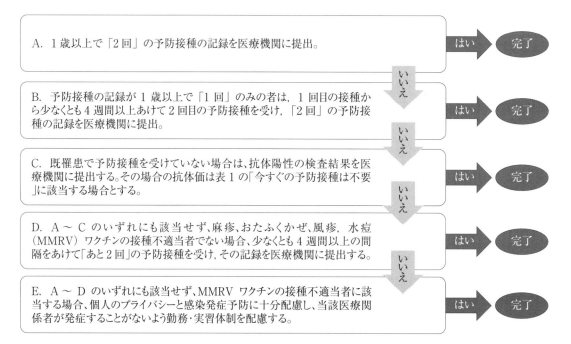

図4　医療関係者の麻疹，水痘，風疹，流行性耳下腺炎ワクチン対応フローチャート（文献10より転載）

　図4にはそのフローチャートを，表4には予防接種記録がない場合の抗体価の判断と求められる予防接種回数について転載した。

表 4　予防接種記録がない場合の抗体価の判断と求められる予防接種回数（文献 10 より転載）

	あと 2 回の予防接種が必要	あと 1 回の予防接種が必要	今すぐの予防接種は不要
麻疹	EIA 法（IgG）2.0 未満 PA 法 1:16 未満 中和法 1:4 未満	EIA 法（IgG）2.0 以上 16.0 未満 PA 法 1:16, 1:32, 1:64, 1:128 中和法 1:4	EIA 法（IgG）16.0 以上 PA 法 1:256 以上 中和法 1:8 以上
風疹	HI 法 1:8 未満 EIA 法（IgG）（A）2.0 未満 EIA 法（IgG）（B）ΔA0.100 未満 ※：陰性 ELFA 法（C）10IU/mL 未満 LTI 法（D）6IU/mL 未満 CLEIA（E）10IU/mL 未満 CLEIA 法（F）抗体価 4 未満 FIA 法（G）抗体価 1.0AI 未満 FIA 法（H）10IU/mL 未満 CLIA 法（I）10IU/mL 未満	HI 法 1:8, 1:16 EIA 法（IgG）（A）2.0 以上 8.0 未満 EIA 法（IgG）（B）30IU/mL 未満 ELFA 法（C）10 以上 45IU/mL 未満 LTI 法（D）6 以上 30IU/mL 未満 CLEIA 法（E）10 以上 45IU/mL 未満 CLEIA 法（F）抗体価 4 以上 14 未満 FIA 法（G）抗体価 1.0 以上 3.0AI 未満 FIA 法（H）10 以上 30IU/mL 未満 CLIA 法（I）10 以上 25IU/mL 未満	HI 法 1:32 以上 EIA 法（IgG）（A）8.0 以上 EIA 法（IgG）（B）30IU/mL 以上 ELFA 法（C）45IU/mL 以上 LTI 法（D）30IU/mL 以上 CLEIA 法（E）45IU/mL 以上 CLEIA 法（F）抗体価 14 以上 FIA 法（G）抗体価 3.0AI 以上 FIA 法（H）30IU/mL 以上 CLIA 法（I）25IU/mL 未満
水痘	EIA 法（IgG）2.0 未満 IAHA 法 1:2 未満 中和法 1:2 未満	EIA 法（IgG）2.0 以上 4.0 未満 IAHA 法 1:2 中和法 1:2	EIA 法（IgG）4.0 以上 IAHA 法 1:4 以上 中和法 1:4 以上
おたふくかぜ	EIA 法（IgG）2.0 未満	EIA 法（IgG）2.0 以上 4.0 未満	EIA 法（IgG）4.0 以上

※ΔA は，ペア穴の吸光度の差（陰性の場合，国際単位への変換は未実施）
風疹 HI 法：なお，1:8 以下の場合は，第 5 期定期接種として 1 回 MR ワクチンの接種が可能です。
A：デンカ生研株式会社（ウイルス抗体 EIA「生研」ルベラ IgG：なお，6.0 未満の場合は，第 5 期定期接種として 1 回 MR ワクチンの接種が可能です。
B：シーメンスヘルスケアダイアグノスティックス（エンザイグノスト B 風疹 /IgG）：なお，15IU/mL 未満の場合は，第 5 期定期接種として 1 回 MR ワクチンの接種が可能です。
C：シスメックス・ビオメリュー株式会社（バイダスアッセイキット RUB IgG）：なお，25IU/mL 未満の場合は，第 5 期定期接種として 1 回 MR ワクチンの接種が可能です。
D：極東製薬工業株式会社（ランビアラテックス RUBELLA）：なお，15IU/mL 未満の場合は，第 5 期定期接種として 1 回 MR ワクチンの接種が可能です。
E：ベックマン・コールター株式会社（アクセスルベラ IgG）：なお，20IU/mL 未満の場合は，第 5 期定期接種として 1 回 MR ワクチンの接種が可能です。
F：株式会社保健科学西日本（i- アッセイ CL 風疹 IgG）：なお，抗体価 11 未満の場合は，第 5 期定期接種として 1 回 MR ワクチンの接種が可能です。
G：バイオ・ラッド　ラボラトリーズ株式会社（BioPlex MMRV IgG）：なお，抗体価 1.5A1 未満の場合は，第 5 期定期接種として 1 回 MR ワクチンの接種が可能です。
H：バイオ・ラッド　ラボラトリーズ株式会社（BioPlex ToRC IgG）：なお，15IU/mL 未満の場合は，第 5 期定期接種として 1 回 MR ワクチンの接種が可能です。
I：アボットジャパン株式会社（Rubella-G アボット）：なお，15IU/mL 未満の場合は，第 5 期定期接種として 1 回 MR ワクチンの接種が可能です。
* 第 5 期定期接種は，2019 年～ 2022 年 3 月までの期間限定で，対象は昭和 37 年 4 月 2 日～昭和 54 年 4 月 1 日生まれの男性です。

　B 型肝炎ワクチンも医療従事者，特に直接患者の医療・ケアに携わる職種や患者の血液・体液に接触する可能性のある職種は受けておくべき予防接種である。不活化ワクチンのため 0, 1, 6 か月後の 3 回の予防接種を受ける必要がある。3 回を 1 シリーズとして，抗体価が上昇しなかった場合には追加で 1 シリーズ行う。2 シリーズでも抗体上昇のない場合にはそれ以上の追加接種で抗体価の上昇が得られることは少ないとされており，ワクチン不応者として血液・体液に曝露されないよ

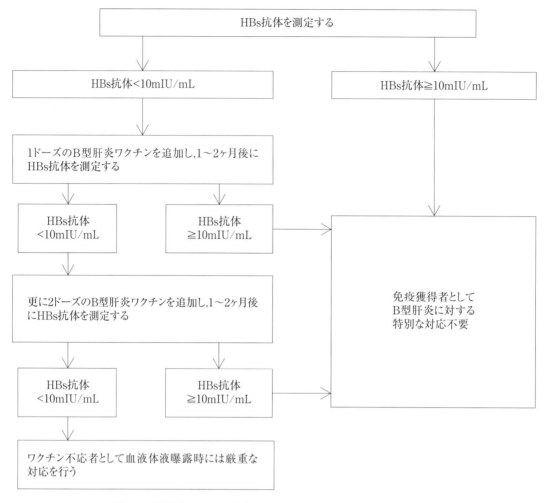

図5　B型肝炎ワクチン接種フローチャート（文献 10 より転載）

う細心の配慮を行う。**図5**にB型肝炎ワクチンのフローチャートを文献 10 より転載した。

2-5　放射線診断・治療学分野の感染対策上の注意点

　放射線診断・治療学分野の感染対策上の注意点につき，いくつか列挙する。

1）感染防止対策の基本の実践

　放射線診断・治療学分野は，病院名においては中央診療部門に属し，あらゆる診療科の患者が訪れ，また，あらゆる病棟に出向いて業務を行っている。業務では患者と対面で接することが多く，患者が介助を必要とする場合には患者と直接接触する必要がある。従って，手指衛生，適切な個人防護具の使用，環境整備などの感染防止対策をよく理解し，実践することが求められる。

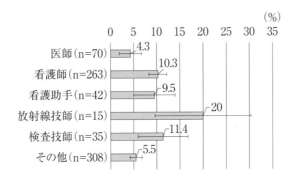

図 6　結核予防会複十字病院における職種別 IGRA 陽性率（文献 11 より作成。エラーバーは 95% CI）

2) 感染情報の共有システムの整備

　中央診療部門であることから，あらゆる診療科から患者が来訪するが，しばしば患者情報の共有がおろそかになる場合がある。具体的には多剤耐性菌保菌者，伝染性疾患罹患者や疑い患者などの情報である。理論的にはこれらの情報が無くても感染防止対策を適切に講じていれば問題がないということになるが，慎重を期して二重三重の安全対策を講じておくのがよい。実際，患者を送り出す側の担当者が把握していない場合には，患者に適切な感染防止上の対応をせずに来訪させる場合があり，繁忙を極める現場で予期せぬ "濃厚接触" を起こす場合がある。少しでも感染リスクを減らすためにも，特に感染症関連の患者情報の共有システムを構築しておく必要がある。結核を取り扱う医療施設での研究では，過去の結核菌感染の目安となる IGRA 検査（Interferon-Gamma Release Assays）陽性率は，医師や看護師よりも診療放射線技師が最も高かったという報告がある（図 6）[11]。

3) 待合室などの混雑への配慮

　新型コロナウイルス感染症パンデミックによって，いわゆる 3 密（密閉，密集，密接）を避けることが推奨された。病院では診察待合の他，検査部，採血，放射線などの患者待合が混雑する場合がある。慢性的混雑がある場合には，伝染性疾患の感染拡大を防ぐためにも混雑緩和のための方策を病院全体の問題として対応する必要がある。Beggs ら[12] のシミュレーションによれば，8 m × 6 m × 2.75 m の部屋で麻疹，インフルエンザ，結核の患者と 60 分同室滞在した場合の感染確率は，麻疹で 0.3094，インフルエンザで 0.0662，結核で 0.0087 であった。結核の感染性は高くはないが，日常業務で曝露する機会の多い環境では，やはり注意が必要である。表 5 に米国 CDC による空気中汚染菌除去に必要な部屋の換気回数と時間[13] を示す。

4) 特殊な検査室に配慮した環境整備

　放射線診断では，CT，MRI，大腸検査室などの透視室，また施設によっては内視鏡検査や超音波検査も画像診断として担当している施設もある。診断機器，検査機器は複数の患者が使用するため，接触部は患者ごとに清拭や消毒を行う。内視鏡は集中管理とし，専門の部署で管理を行うのが望ましい。気管支鏡検査室は独立空調の陰圧室内で施行するなど，結核も念頭に置いた管理を行う。

表 5　空気経由の汚染菌の除去に必要な時間と空気交換回数の関係（文献 12 より作成）

空気交換回数	2	4	6	8	10	12	15	20	50
99％の除去効率に必要な時間（分）	138	69	46	35	28	23	18	14	6
99.9％の除去効率に必要な時間（分）	207	104	69	52	41	35	28	21	8

大腸検査も体液汚染が起こりやすい環境となるので，使用後の清拭・消毒などは誰がどのように行うのかを施設内で取り決めて管理を行う必要がある。血管造影室とともに血管内治療を行う設備では，一般の検査室に比して高度な清潔レベルが求められる。中心静脈カテーテルやそれに類するカテーテルや血管内デバイスの挿入は手術に準じた対応を行う。

5）注意すべき耐性菌とウイルス

　MRSA，VRE，CRE，多剤耐性アシネトバクターは医療関連感染でしばしば問題になる。MRSA はスクリーニングしている施設が多いが，VRE，CRE 多剤耐性アシネトバクターに関しては検出された時点ですでに施設内で拡散している場合も少なくない。伝染性の感染症や耐性菌保菌が確認されていない患者についても普段からの基本的感染防止対策を励行することが大切である。先に述べた麻疹，水痘，風疹，流行性耳下腺炎，インフルエンザ，SARS-CoV-2 の他，ノロウイルス（感染性胃腸炎），アデノウイルス（流行性角結膜炎），RS ウイルス，百日咳，髄膜炎菌などが各関連診療科において問題になる。自施設内はもちろんのこと，全国や地域の流行状況について把握しておくことも大切である。

　SARS-CoV-2 感染患者の放射線撮影などに関しては，検査適応，患者対応，業務継続計画のための方策なども含めて施設で検討しておく必要がある。COVID-19 などの新興感染症については，知見が少ないうちは対応の変化が激しいことから，関係学会で作成された指針 [14] や提言 [15] を参照し，常に新しい情報を得て，施設の状況に合わせた対応を決定していくことが求められる。

6）感染制御業務への参加

　放射線診断・治療学分野としても感染制御業務に参加する人員を感染制御チームに派遣するなど，常に新しい情報と人材を確保しておくことが望まれる。各部署に感染制御に関心を持ち，リーダーシップを発揮する人材を確保することが，部署内の感染制御の質を向上させ，患者と職員双方にとって安全な環境を提供する近道である。

参考文献
1 ）WHO. My 5 moments for hand hygiene. https://www.who.int/infection-prevention/campaigns/clean-hands/5moments/en/ （2020 年 10 月 10 日参照）
2 ）Public Health Agency of Canada. Pathogen Safety Data Sheets: Infectious Substances – Varicella-zoster virus. canada.ca. Pathogen Regulation Directorate. https://www.canada.ca/en/public-health/services/laboratory-biosafety-biosecurity/pathogen-safety-data-sheets-risk-assessment/varicella-zoster-virus.html （2020 年 10 月 10 日参照）
3 ）Public Health Agency of Canada. Pathogen Safety Data Sheets: Infectious Substances – Measles virus. canada.ca. Pathogen Regulation Directorate. https://www.canada.ca/en/public-health/

services/laboratory-biosafety-biosecurity/pathogen-safety-data-sheets-risk-assessment/measles-virus. html, （2020 年 10 月 10 日参照）

4) WHO 研究施設ネットワークが集積した SARS コロナウイルスの安定性と抵抗性に関する最初のデータ （改訂 5 月 15 日），IDSC ウェブサイト，http://idsc.nih.go.jp/disease/sars/update56-data.html，（2020 年 10 月 10 日参照）

5) Kramer A, Schwebke I, Kampf G.　How long do nosocomial pathogens persist on inanimate surfaces? A systematic review. BMC Infect Di.　s 2006; 6:130. https://doi.org/10.1186/1471-2334-6-130.

6) West DL.　The Risk of Hepatitis B Infection Among Health Professionals in the United States: A Review.　Am J Med Sci.　1984;287:26-33.

7) WHO. The world health report 2002 - Reducing Risks, Promoting Healthy Life.　2002.　p73-4.2002. https://www.who.int/whr/2002/en/whr02_en.pdf?ua=1（2020 年 10 月 19 日参照）

8) Jagger J, Bentley MB.　Injuries from vascular access devices: high risk and preventable. Collaborative EPINet Surveillance Group I.　Intraven Nurs.　1997; 20 （Suppl6）: S33-S39.

9) Lahariya C. Vaccine epidemiology: a review. J Fam Med Prim Care. 2016; 5: 7-15.

10) 医療関係者のためのワクチンガイドライン（第 3 版），環境感染誌　2020；35 （Suppl. II）: S1-S31.

11) 奥村昌夫，佐藤厚子，吉山崇，他．当院職員の職場，職種別に分けて比較した QFT 検査の検討. Kekkaku 2013; 88: 405-9.

12) Beggs CB, Shepherd SJ, Kerr KG.　Potential for airborne transmission of infection in the waiting areas of healthcare premises: stochastic analysis using a Monte Carlo model. BMC Infect Dis.　2010; 10:247. http://www.biomedcentral.com/1471-2334/10/247

13) CDC.医療施設における結核菌感染予防ガイドライン . MMWR 1994; 43 （No.RR-13）.

14) 公益社団法人日本医学放射線学会．新型コロナウイルス感染症（COVID-19）に対する胸部 CT 検査の 指針（Ver.1.0 j. 2020.　http://www.radiology.jp/member_info/news_member/20200424_01.html　（2020 年 10 月 22 日参照）

15) 公益社団法人日本医学放射線学会．新型コロナウイルス感染症（COVID-19）流行期における放射線診 療についての提言. 2020. http://www.radiology.jp/member_info/news_member/20200421_01.html （2020 年 10 月 22 日参照）

3　診療用放射線に係る安全管理

3-1　診療用放射線の安全利用について

　日本における医療分野を含む放射線の取扱いに関しては，国際放射線防護委員会（International Commission on Radiological Protection：ICRP）が取りまとめた勧告について関係法令に取り入れることなどにより国際的水準に沿った管理がなされてきた。患者の医療被ばくは，CT装置等の医療技術の進歩とともに世界的に増加傾向にあり，原子放射線の影響に関する国連科学委員会（United Nations Scientific Committee on the Effects of Atomic Radiation :UNSCEAR）の2008年報告書において，日本のCT装置台数や患者一人当たりの検査件数及び被ばく線量が世界各国と比較して高いことが指摘されている（**図1**）。

　これらの状況を踏まえ，2019（平成31）年厚生労働省令第21号等により，診療用放射線同位元素及び陽電子断層撮影診療用放射性同位元素の取扱いに関する規定及び診療用放射線に係る安全管理体制に関する規定がそれぞれ施行された。患者の医療被ばく防護を目的として，医療機関での診療用放射線に係る安全管理のための体制確保に関して規定され，2019（平成31）年医政発0312第7号等により施行にあたって以下の留意事項が示された。診療用放射線に係る安全管理体制の確保に係る措置として，以下のものがある。

　①診療用放射線の安全な管理のための責任者の設置
　②診療用放射線の安全利用のための指針の策定
　③放射線安全利用のための研修の実施
　④被ばく線量の管理及び記録，診療用放射線の安全利用を目的とした改善のための方策の実施

3-1-1　診療用放射線の安全管理のための責任者

　医療放射線安全管理責任者は，診療用放射線の安全管理に関する十分な知識を有し，原則として医師及び歯科医師のいずれかであること。ただし，病院における医師又は歯科医師が放射線診療の正当化を，診療放射線技師が放射線診療の最適化を担保し，医師が診療放射線技師に対して適切な指示を行う体制を確保している場合に限って診療放射線技師を責任者としても良いとされている。放射線科を標榜している病院には，放射線診断医が在籍しているため，医療放射線安全管理責任者の選任は容易と考えられるが，放射線科医がいない病院では，内科医など放射線科医以外のドクターが責任者を担当するなど，求められる診療用放射線の正当化や適正化に向けて苦慮することが予想される。医師には放射線診療における正当化を，診療放射線技師には最適化をしっかりと行ったうえで，診療用放射線の安全な管理体制確保をお願いしたい。

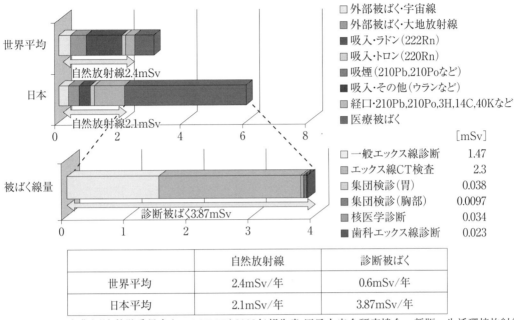

	自然放射線	診断被ばく
世界平均	2.4mSv/年	0.6mSv/年
日本平均	2.1mSv/年	3.87mSv/年

出典:国連科学委員会(UNSCEAR)2008年報告書,原子力安全研究協会　新版　生活環境放射線

図1　厚生労働省　第4回　医療放射線の適正管理に関する検討会資料

3-1-2　診療用放射線の安全利用のための指針

診療用放射線の安全利用のための指針には以下に掲げる事項を記載しなければならない。

①診療用放射線の安全管理に関する基本的な考え方

②放射線に従事する者に対する診療用放射線の安全利用のための研修に関する基本方針

③診療用放射線の安全利用を目的とした改善のための方策に関する基本方針

④放射線の過剰被ばくとその他の放射線診療に関する事例発生時の対応に関する基本方針

⑤医療従事者と患者間の情報共有に関する基本方針

3-1-3　診療用放射線の利用に係る安全管理のための研修

医療放射線安全管理責任者が実施する診療用放射線の安全利用のための研修では，以下に記載する内容を含む研修を行う必要がある。

①患者の医療被ばくの基本的な考え方に関する事項

②放射線診療の正当化に関する事項

③患者の医療被ばくの防護の最適化に関する事項

　④放射線の過剰被ばくやその他の放射線診療に関する事例発生時の対応などに関する事項

　⑤患者への情報提供に関する事項

　研修は，医師，歯科医師，診療放射線技師等，放射線診療の正当化又は防護の最適化に付随する業務に従事する者に対して行うとされている。看護師は自ら放射線診療を行うわけではないが，患者からの訴えを聞いて，医師，歯科医師にその内容を伝えることからも研修は必要と考えられる。また，施設によっては放射性医薬品を取り扱う薬剤師もいることから研修対象者に加えられている。研修の頻度は1年度当たり1回以上とされており，研修の実施内容（開催又は受講日時，出席者等）は記録することとされている。研修は病院で実施している他の医療安全に係る研修会や放射線の取扱いに係る研修と併せて実施しても差し支えない。なお，病院以外の場所における研修，関係学会等が主催する研修を受講することも含まれている。

3-2　線量管理と線量記録

3-2-1　線量管理

　放射線診療に用いる医療機器等については，患者の医療被ばくの線量が他の放射線診療と比較して多いことを考慮し，被ばく線量を適正に管理する。管理対象の機器を以下に記載する。

- ・移動型デジタル式循環器用X線透視診断装置
- ・移動型アナログ式循環器用X線透視診断装置
- ・据置型デジタル式循環器用X線透視診断装置
- ・据置型アナログ式循環器用X線透視診断装置
- ・X線CT組合せ型循環器X線診断装置
- ・全身用X線CT診断装置
- ・X線CT組合せ型ポジトロンCT装置
- ・X線CT組合せ型SPECT装置
- ・陽電子断層撮影診療用放射性同位元素
- ・診療用放射性同位元素

　医療被ばくの線量管理とは，関係学会等の策定したガイドライン等を参考に，被ばく線量の評価及び最適化を行うものである。また，線量管理の方法は，関係学会等の策定したガイドライン等の変更時や管理対象となる医療機器などの新規購入時，放射線診療の検査手順の変更時等に合わせ必要に応じて見直す必要がある。

3-2-2　線量記録

　管理対象の医療機器等を用いた診療を行った場合，医療被ばくによる放射線量を記録する。医療被ばくの線量記録は，ガイドライン等を参考に，被ばく線量を適正に検証できる様式を用いて行う。なお，診療録や照射録，エックス線写真もしくは診療用放射性同位元素の使用帳簿等，当該放射線診療を受けた者を特定できる場合は，それらを線量記録とすることができる。一般撮影装置やポータブルX線撮影装置等，今のところ管理・記録対象機器以外の放射線診療機器等を用いた場合であっ

表 1　体重幅による区分

	< 5 kg		5 〜 <15 kg		15 〜 <30 kg		30 〜 <50 kg	
	CTDIvol [mGy]	DLP [mG·cm]	CTDIvol [mGy]	DLP [mGy·cm]	CTDIvol [mGy]	DLP [mGy·cm]	CTDIvol [mGy]	DLP [mGy·cm]
胸部	5 (2.5)	76 (38)	9 (4.5)	122 (61)	11 (5.5)	310 (155)	13 (6.5)	450 (225)
腹部	5 (2.5)	130 (65)	12 (6)	330 (165)	13 (6.5)	610 (305)	16 (8)	720 (360)

注 1）16 cm ファントムによる値を示し，括弧内に 32 cm ファントムに基づく値を併記した。
注 2）腹部の撮影範囲は上腹部から骨盤部まで

表 2　装置基準透視線量率の DRL 値

	DRLs2020	DRLs2015
基準透視線量率（mGy/min）	17	20

注 1）患者照射基準点でのファントム入射表面線量率（入射表面線量率：ファントムからの後方散乱線を含んだ入射表面線量率）

ても，必要に応じて医療被ばくの線量管理及び線量記録を行うことが望ましいとされている。

3-2-3　診断参考レベル（DRLs2020）

　法令により各施設では医療被ばくの管理と記録が義務化されたが，線量管理を行ううえで参考にすべき「関係学会のガイドライン等」の一つが，J-RIME（医療被ばく研究情報ネットワーク：Japan Network for Research and Information on Medical Exposure）が公開している診断参考レベル（Diagnostic Reference Levels; DRLs）である。DRL は線量最適化のプロセスを推進するためのツールであり，DRL を活用すると，他施設より高い線量を用いている施設はそれに気付くことができる。ICRP は，DRL を「調査のためのレベルの一種であり，診断と IVR のための患者の医療被ばくにおいて，防護の最適化を助けるツールとして用いられる」と定義している。2020 年，改訂版となる「日本の診断参考レベル（2020 年版）」（DRLs2020）が公表された。

1）診断用 CT 検査

　CT 検査の管理指標として CTDIvol と DLP が採用されている。新たな管理項目としては，「急性肺血栓塞栓症＆深部静脈血栓症」および「外傷全身 CT」が追加となっている。小児の胸部，腹部ＣＴ検査では，ICRP の Publication 135 'Diagnostic Reference Levels in Medical Imaging' で推奨されている < 5 kg，5 〜 < 15 kg，15 〜 < 30 kg，30 〜 < 50 kg の体重幅による区分が追加された（**表 1**）。詳細は第 4 章を参照のこと。

2）IVR

　DRLs2015 では IVR の DRL は透視線量率 20 mGy/min（IVR 基準点線量率）のみであった。DRLs2020 においては管理指標として，新たに装置表示の患者照射基準点線量 Ka, r（mGy）と装

表 3　SPECT/CT の hybrid CT 診断参考レベル

SPECT/CT（減弱補正のみ）	CTDIvol [mGy]	DLP [mGy・cm]
脳	13	330
心臓	4.1	85
SPECT/CT（減弱補正＋融合画像）	CTDIvol [mGy]	DLP [mGy・cm]
全身	5	380
脳	23	410
頭頚部	5.8	210
胸部	4.1	170
胸部	4.5	180
腹部，骨盤	5	210
四肢	4.6	230

表 4. PET/CT の hybrid CT 診断参考レベル

PET/CT（減弱補正＋融合画像）	CTDIvol [mGy]	DLP [mGy・cm]
全身（診療）	6.1	600
全身（検診）	5.5	550
脳（診療）	31	640
心臓（診療）	9.1	380

置表示の面積空気カーマ積算値 PKA（Gy・cm^2）が追加された。これは，手技中の術者にリアルタイムで提示できる量であることや最終的な患者被ばく線量を反映した量であり防護の最適化に有用であることなどが主な理由である。基準透視線量率も DRLs2015 に引き続き採用されたが，値は 20 mGy/min から 17 mGy/min に引き下げられている（**表2**）。

3）核医学

　核医学における線量評価は，標準的な体格の成人の実投与量（MBq，検定量ではない）の中央値を用いて行う。また，改訂後 13 種の検査が追加されている。SPECT-CT や PET-CT における線量情報管理も必要となり，目的や部位毎に CTDIvol と DLP を管理することとなる。

　本項では，改定後追加された内容の一部のみを掲載した。DRLs2020 の詳細は医療被ばく研究情報ネットワーク（J-RIME）のホームページをご覧いただきたい（http://www.radher.jp/J-RIME/）。

3-3　放射線の過剰被ばくその他の放射線診療に関する有害事例等の事例発生時の対応

3-3-1　医療機関における報告体制

　医療被ばくに関連して患者に不利益が発生した場合，または，発生する恐れがあった場合，速やかに放射線安全管理責任者や当該依頼医等にその内容を報告する。以下に報告されるべき事例の一部を紹介する。

　①検査依頼の誤り

　②検査実施の誤り（患者の取り違い，撮影部位の誤り等）

　③過剰もしくは無効な被ばくにつながる装置の不具合（線量調整機構の不具合等）

　報告にあたっては院内で用いられているインシデントレポート等を用いて報告することが望ましく，事例の発生日時や内容，事例の要因，再発防止のための対策などを記載する。報告を受けた診療用放射線安全管理責任者は，必要に応じて病院長及び放射線安全委員会へ報告する。

3-3-2 有害事例等と医療被ばくの関連性の検証

　報告を受けた放射線安全管理責任者は，依頼医や関係者とともに，患者の症状，被ばくの状況，推定被ばく線量などを踏まえて，患者の障害が医療被ばくに起因するものなのかを判断する。医療被ばくが原因と判断された場合は，検査がリスク・ベネフィットの正当化を考慮したうえで行われた検査であったか，また，ALARA の原則に基づき必要最小限の被ばく線量で適切に実施されたか，皮膚発赤など確定的影響が生じる閾値を超えて放射線を照射した場合は，患者の診療上の必要性があったかなどを検証する。

3-3-3 改善・再発防止のための方策の実施

　放射線安全管理責任者は，有害事象と医療被ばくの関連性に関する検証を踏まえたうえで，同じような医療被ばくによる有害事例等が発生しないよう，改善・再発防止対策を検討し実施しなければならない。

3-4　医療従事者と患者間の情報の共有に関して

3-4-1 放射線診療を受ける者に対する説明の対応者

　患者に対する説明は放射線診療を依頼した医師などが責任をもって対応しなければならない。放射線科医師，診療放射線技師，放射線部門で従事する看護師などは，患者に対する説明を補助することが出来るが，放射線診療の正当化に関する説明は医師が行う。

3-4-2　患者に対する診療実施前後での説明方針

　患者に対する診療実施前の説明では，放射線診療により想定される被ばくの影響や検査・治療を行うことで得られる利益と被ばくに伴うリスクを考慮した放射線診療の必要性などを説明する。ま

た，施設ではどういった医療被ばく低減の取り組みなどを行っているか説明する。診療実施後に患者から説明を求められた場合は，放射線診療前に説明した内容に加え，救命のためにやむを得ず被ばく線量がしきい線量を超えていたなどの場合，当該診療を続けたことによる利益と不利益，また，診療を中止した場合の利益と不利益を合わせて患者に説明する。

3-5　眼の水晶体の被ばく限度について

3-5-1　等価線量限度の改正に向けての経緯

　2011（平成23）年，国際放射線防護委員会（ICRP）は，組織反応（確定的影響）に関する声明（ソウル声明）を発表し，年間150 mSvであった水晶体等価線量限度を引き下げ，5年間の年間平均を20 mSv，ただし年間50 mSvを超えないこととした[1]。欧州の動きは早く，欧州連合（EU）の改定DirectiveであるCouncil Directive2013/59/EURATOMを2013（平成25）年に発行し，EU加盟国は，2018（平成30）年2月6日までに新たな水晶体等価線量限度を規制に取り入れることとした[2]。米国では，米国放射線防護審議会（NCRP）が科学委員会（SC1-23）を設置し，2017（平成29）年にNCRP Commentary No26「Guidance on radiation dose limits for the lens of the eye」（目の水晶体に対する放射線線量限度に関するガイダンス）として刊行した[3]。

3-5-2　等価線量限度の改正に向けての具体的内容

　日本においては，令和2年10月27日付け医政発1027第4号「眼の水晶体に受ける等価線量限度の改正に係る具体的事項等について」で，目の水晶体の等価線量算定するための測定について適切と認められるものとは，3ミリメートル線量当量としている。ただし，1センチメートル及び70マイクロメートル線量当量を確認し，3ミリメートル線量当量が新たに定めた目の等価線量限度を超えないよう管理できる場合には，1センチメートル及び70マイクロメートル線量当量で管理しても差し支えないとした。一方，防護眼鏡など目の等価線量を低減する器材などを使用している場合には，法定部位に加えて防護眼鏡の内側に装着したより水晶体に近い部位で計測された測定値を目の等価線量としても差し支えないとした。

　上記通知のとおり，放射線診療従事者などの目の水晶体の受ける等価線量に係る線量限度を改め，水晶体が受ける被ばく線量限度が引き下げられ，令和3年4月1日に改正電離放射線障害防止規則が施行された。施設の管理者は水晶体の等価線量が年間20 mSvを超えた放射線診療従事者等について，作業環境や作業時間などの改善を行うとともに，5年間で100 mSvを超えることが無いよう，随時，水晶体の累積線量を確認することが求められる。また，新規則では経過措置が設けられており，放射線診療従事者のなかで，適切な放射線防護対策を行ってもなお水晶体の等価線量が5年間につき100 mSvを超えるおそれのある医師は，「経過措置対象医師」として指定する必要がある。これは，対象の医師が行う診療に高度な専門的知識や経験が必要とされ，かつ，後任者を見つけられない場合が想定される。この場合は関係者から意見などを聞く機会を設け，その業務内容の妥当性を検討することとされているが，施設の管理者は後任者を見つけることが出来ない場合，改正省令の施行日である令和3年4月1日から令和5年3月31日までの2年間の間は，目の水晶体に受ける等価

線量限度を 1 年間につき 50 mSv とすること。また，指定された医師の令和 5 年 4 月 1 日から令和 8 年 3 月 31 日までの間の水晶体線量限度を，3 年間につき 60 mSv 及び 1 年間につき 50 mSv とすることとしている（基発 1027 第 4 号）。施設の管理者は経過措置対象医師の水晶体等価線量を可能な限り早い時期に年 20 mSv を超えないよう被ばくを低減する対応が求められる。

3-5-3　放射線被ばく管理を目的とした労働安全衛生マネジメントシステム ── OHSMS の活用

日本放射線技術学会学術調査研究班（藤淵）の報告では，循環器内科や消化器内科などの医師は，水晶体の等価線量が 20 mSv/ 年を超える割合が高く，中には，50 mSv/ 年超えも報告された（**図 2**）。

医療現場においては医療従事者の放射線被ばく管理の徹底が求められているが，一方では，法令で定められた放射線測定器を適切に装着していない事例が散見されることが厚生労働省の検討会で報告された[4]。2019（令和元）年の「眼の水晶体の被ばく限度の見直し等に関する検討会報告書」では，新たな線量限度の取り入れに当たり留意すべきこととして，「円滑な施行のため，十分な周知を行うこと，また事業者等は，放射線障害防止のための労働衛生対策などの取組を着実に進めることにより，安全衛生管理体制を確立することが望ましい」とされた。他にも「国は，水晶体への被ばく線量が高い業務を行う事業者が，労働安全衛生マネジメントシステム等の取組を着実に進め，安全衛生管理体制を確立するための支援を行うことが望ましい」としている[5]。

厚生労働省は 1999（平成 11）年に「労働安全衛生マネジメントシステム（Occupational Hearth and Safety Management System：OHSMS）に関する指針」を公表した。OHSMS とは事業者が労働者の協力の下に「計画（Plan）－実施（Do）－評価（Check）－改善（Act）（以下，PDCA サイクル）」という一連の過程を定めて，継続的な安全衛生管理を進めることにより，潜在的な労働災害の危険性を低減するとともに，安全衛生水準の向上を図ることを目的とした新しい安全衛生管理の仕組みのことをいう。OHSMS の特徴は，自施設の特性に応じた，管理すべき労働安全衛生上の課題（今回の場合は引き下げられた線量限度の遵守など）を明確にし，それらを管理するための体系的な仕組みを構築できることである。以下に OHSMS を構築するまでの概要を示す。

① OHSMS 体制の確立

　OHSMS の確立，推進，維持，及びその成果の報告に必要な人員の任命やチームの設置，OHSMS の適合性や有効性の判定を行い，その結果を報告するために必要な人員の任命やチームの設置。

② 適用範囲の決定

　OHSMS における管理の対象を明確にするために，適切なインプットに基づき，適用範囲とそれ以外との境界線を決定する。

③ OHSMS 方針の確立

　自施設の OHSMS に関する基本的な取り組みや原則を内外に表明するための OHSMS 方針を策定する。

④ ISO 安全衛生リスクアセスメントの実施

　OHSMS における管理の対象である，危険源やリスクを特定し，管理策を決める。

眼の水晶体の被ばく状況（医師,主要な診療科目別）

○循環器内科,消化器内科,消化器外科,放射線診断科,整形外科の医師は,眼の水晶体の等価線量が20mSv/年を超える割合が高い。

○循環器内科,消化器内科,整形外科,脳神経外科には,50mSv/年を超える医師がいる。

【眼の水晶体の等価線量分布（医師,主要な診療科別）】

水晶体線量(mSv/年)	均等被ばく管理	不均等被ばく管理										不明
	整形外科	循環器内科	消化器内科	消化器外科	放射線診断科	整形外科	泌尿器科	放射線科	脳神経外科	呼吸器内科	臨床研修	
ND	19.6%	19.8%	24.3%	43.8%	46.0%	54.5%	47.6%	51.4%	43.5%	41.2%	41.8%	32.1%
2.5以下	1.9%	22.3%	28.2%	37.0%	27.0%	26.6%	38.8%	19.0%	29.8%	32.7%	46.5%	25.0%
2.5超～5以下	0.0%	8.8%	12.3%	4.1%	5.1%	4.2%	7.8%	4.8%	10.7%	14.7%	7.6%	3.6%
5超～10以下	0.0%	15.4%	9.3%	6.8%	11.7%	2.8%	1.9%	13.3%	6.9%	7.1%	2.6%	17.9%
10超～20以下	0.3%	18.2%	15.0%	1.4%	4.4%	7.0%	0.0%	8.6%	6.9%	2.8%	0.9%	14.3%
20超～50以下	0.3%	15.1%	7.3%	6.8%	5.8%	3.5%	3.9%	2.9%	1.5%	1.4%	0.6%	7.1%
50超～100以下	0.0%	0.3%	3.7%	0.0%	0.0%	1.4%	0.0%	0.0%	0.8%	0.0%	0.0%	0.0%
人数	317	318	301	73	137	143	103	105	131	211	340	28
20超	0.3%	15.4%	11.0%	6.8%	5.8%	4.9%	3.9%	2.9%	2.3%	1.4%	0.6%	7.1%
50超	0.0%	0.3%	3.7%	0.0%	0.0%	1.4%	0.0%	0.0%	0.8%	0.0%	0.0%	0.0%

※眼の水晶体の等価線量は,均等被ばくの場合には胸部（又は腹部）,不均等被ばくの場合には頭頸部に装着した線量計の1cm又は70pm
　線量当量の適切な方で評価しているが,防護眼鏡等による遮蔽効果は考慮していない。

注:全国17か所の医療機関（国立病院機構関連施設）の医師2,207人を対象として調査した結果

第2回　眼の水晶体の被ばくの限度の見直し等に関する検討会　欄田委員提出資料
（出典：藤淵ら,日本放射線技術学会学術調査研究班による調査）

図2　目の水晶体の被ばく状況

⑤ OHSMS プロセスの構築

リスク対応を含む，自施設の特性に応じたマネジメントプロセスを，ISO45001 の規格要求事項などを用いて導入する。

⑥ OHSMS 文書の作成

⑤で決定した管理の手法を明文化する。特に，文書化の手段を組織やプロセスの特性によって適切に決定することが重要となる。

⑦ OHSMS の導入教育

⑥で決定した OHSMS 文書（方針，基本規程，各個別業務規程など）を実際の業務に適用するための教育と，OHSMS を効果的に運用させるための認識向上トレーニングを実施する。

3-6　放射線部門におけるインシデント（転倒予防）対策

日本における医療安全活動は，1999 年 1 月の横浜市立大学病院で発生した心臓手術患者と肺手術患者を間違えて移送し，異なる部位の手術を実施した医療事故などを契機に始まった。事故の反省

から，日本では医療安全に関して国（厚生労働省）や医療施設（病院，診療所）が本格的に取り組み始めた。厚生労働省は，2002 年 10 月に全ての病院及び有床診療所の管理者に対し，医療に係る安全管理のための指針の整備，委員会の開催，職員研修の実施，インシデントレポートの採用など，施設における医療安全体制の確保を義務付けた（医政発第 0830001 号）。放射線部門における医療技術の高度化および専門化は，新しい医療サービスを可能にする一方，新たなリスクを伴い医療事故発生の要因ともなっている。厚生労働省「医療安全施策の動向」の平成 29 年 1 ～ 12 月の事故の概要によると，転倒・転落などの療養上の世話が最も多く事故全体の 41.0％を占めている。次いで治療・処置の 26.7％，薬剤 8.4％，ドレーン・チューブ 6.6％であり，転倒や転落事故が多い[6]。

　WHO グローバルレポート「高齢者の転倒予防」によると，毎年 65 歳以上の人の約 28％～ 35％が転倒しており[7～9]，70 歳以上の人では 32 ～ 42％に増えている[10～12]。日本における地域在住高齢者の 1 年間の転倒発生率は 10 ～ 30％であり[13～15]，転倒に起因する大腿骨頸部骨折などによって要介護に陥るケースも少なくない。

3-6-1　多職種連携による患者転倒防止の推進

　全ての転倒を防止するのは困難であるが，介助のアプローチを工夫することで転倒のリスクを軽減することが可能となる。ただ，診療放射線技師の介助技術に関する知識は不十分で，患者移乗中に腰を痛めることなども少なくない。リハビリテーション部門ではこれまでも高齢者の転倒予防が実践されており，効果的な政策と高齢者に対する転倒予防カリキュラムなどの介入が行われてきた[16]。以下にリハビリテーション部門の理学療法士から紹介いただいた具体的な介助方法を説明する。介助方法として大切なのは，まず，患者と接する距離を短くすることである。例えば介助の際に患者のわきの下に手首を入れる。このとき患者の腕を掴む必要はなく，「脇の下に手を入れます」と伝えながら脇の下に手を添えるだけでよい。患者に触れていることで，患者の前後左右の変化が分かりやすく，転倒しようとするときに機敏に対応できる（図 3，4）。また，移動時は患者の歩く歩幅や歩き始め足の左右を同じにすることで，介助時の体重移動がしやすくなる。逆に踏み出す足が逆になると体がぶつかることになる。高齢化に伴い医療の現場では介助しなければならないケースが急激に増加している。そのため，診療放射線技師は患者の介助，体位変換などにより腰痛等を発症し，介助業務が困難となるケースが多くなってきている。そういった場合、ともすると対応者の注意不足や確認不足と捉えられ，個人への反省を促されるようなこともある。しかし，個人が注意を払うだけでは効果的な対策とは言えず，一向にインシデントは防止できないと考える。インシデント防止は多職種のチームで取り組むことを念頭におきたい。チーム医療とは，多様な医療スタッフが，各々の高い専門性をもって，互いに連携・助け合い，患者の状況に対応した医療を提供することである。リハビリテーション部門や看護部門など専門性を持った多職種で連携し助け合うことにより，病院全体の患者転倒に対する安全意識が向上していくことを期待する。

3-7　医療行為による被ばくでの労働基準監督署の立ち入りに関して

　2017 年 11 月,「病院に勤務する医師が皮膚がんを発症したのは,放射線を扱う医療行為を長年行っ

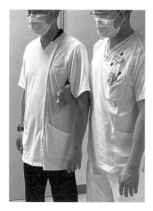

図3　患者介助方法

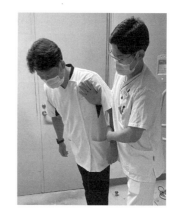

図4　前方転倒時の介助法

た影響で被ばくしたことが原因」として労働基準監督署（以下労基署）が労災認定を行った。医師は手術時に放射線を使用する機器を用いて医療行為を行っており，その際に放射線が手に当たっていたという。手の皮膚疾患がひどくなり，診断の結果，皮膚がんと判明した。長年にわたり放射線を取り扱っていたことから，労基所では医療行為と皮膚がん発症との因果関係を認めた。医師はエプロン型のプロテクターは使用していたものの，手の防護器具については着用が徹底されていなかったという。医療行為による被ばくで労災が認められた事例は全国的に極めて珍しいケースであった。この事例では，医師が勤務していた施設に対して是正勧告書などが通知されており，施設側では指導された内容に対して改善したことを示す是正報告書を労基所に提出している。以下に指導内容の一部を記載する。

1．電離放射線業務に従事する労働者の線量の管理について
①適正な部位への放射線測定器の装着を徹底させ，受ける外部被ばくによる線量を測定すること。
②最も多く放射線にさらされるおそれのある部位が手指である。医師の中には放射線測定器の未装着である者が認められることから，手指に放射線測定器を装着させ，受ける外部被ばくによる線量を測定すること。

　指導内容にあるように，放射線を取り扱う場合は放射線量を測定することが必須とされているが，線量計装着の注意喚起を行っても時間の経過とともに装着率が低下してくることが多く，管理区域に立ち入る医療従事者を見ながら線量計の有無を注意している診療放射線技師は多いと思われる。「線量計装着は法令で定められた義務」であることを徹底するためにも，検査の開始前のタイムアウトの際には「線量計付けていますか」と一言，医療従事者へ周知していただきたい。何よりも，一緒に検査業務を行っている仲間が放射線障害となって一生を棒に振ることが無いよう診療放射線技師の皆様には目を光らせてもらいたい。担当者一人一人の気づきやコミュニケーションが医療の安全性向上につながることを理解し，放射線に携わる専門的な知識を生かし適切な被ばく防護のマネジメントを行っていただきたい。

参考文献
1）ICRP; ICRP Statement on tissue reactions/early and late effects of radiation in normal tissues and

organs-threshold doses for tissue reactions in a radiation protection context, ICRP Publication 118. Ann. ICRP, 41（1/2）（2012）.

2 ）EU; Directives, Council directive 2013/59/EURATOM of 5 December（2013）, Official Journal of the European Union　[online]. Available at: http://faolex.fao.org/docs/pdf/eur130004.pdf, Accessed 13 January（2017）.

3 ）NCRP; Guidance on radiation dose limits for the lens of the eye, NCRP Commentary No. 26（2016）.

4 ）厚生労働省　第 2 回「眼の水晶体の被ばく限度の見直し等に関する検討会」議事録 ;2019.2.6

5 ）厚生労働省　眼の水晶体の被ばく限度の見直し等に関する検討会報告書 ;2020:P13

6 ）医療事故情報収集等事業　第 52 回報告書（2017 年 10 月～ 12 月）, 公益財団法人日本医療評価機構医療事故防止事業部. P15.

7 ）Blake A et al. Falls by elderly people at home: prevalence and associated factors. Age Ageing.1988;17:365-372.

8 ）Prudham D, Evans J. Factors associated with falls in the elderly: a community study. Age Ageing. 1981;10 :141-146.

9 ）Campbell AJ et al. Falls in old age: a study of frequency and related clinical factors. Age Ageing.1981;10:264-270.

10）Tinetti ME, Speechley M, Ginter SF. Risk factors for falls among elderly persons living in the community. New England Journal of Medicine.1988;319:1701-1707.

11）Downton JH, Andrews K. Prevalence, characteristics and factors associated with falls among the elderly living at home. Aging（Milano）.1991;3（3）:219-228.

12）Stalenhoef PA et al. A risk model for the prediction of recurrent falls in community-dwelling elderly: A prospective cohort study. Journal of Clinical Epidemiology.2002;55（11）:1088-1094.

13）Aoyagi K, Ross PD, Davis JW et al. Falls among community-dwelling elderly in Japan. J Bone Miner Res 1998;13:1468-1474.

14）Niino N, Tsuzuku S, Ando F et al. Frequencies and circumstances of falls in the National Institute for Longevity Sciences, Longitudinal Study of Aging（NILS-LSA）. J Epidemiol 2000;10 :s90-4.

15）Wada T, Ishine M, Ishimoto Y et al. Community-dwelling elderly fallers in Japan are older, more disabled , and more depressed than nonfallers. J Am Geriatr Soc 2008;56:1570-1571.

16）天内　廣, 太田原　美郎, 山森　和美　他. 放射線業務の安全の管理指針　3 団体合同プロジェクト班策定. 日本放射線技術学会誌（2007）63 巻（5 号）:P546-556

17）World Health Organisation. WHO global report on falls prevention in older age. WHO, Geneve, 2008 （鈴木みずえ, 金森政夫, 中川経子（訳）. 高齢者の転倒予防― WHO グローバルレポート. 東京 : クオリティケア :2010.）

第3章

放射線診療におけるリスクとその対応

1 医療行為によるリスク

1-1 血管造影・IVR による合併症

　血管造影は比較的安全に施行される手技であるものの CT や MRI に比べると侵襲性が高く，CT や MRI はハードウエアやソフトウエアの進歩により画質が向上し多くの情報が得られるようになっている。このような状況から血管造影は診断目的で実施されることは少なくなっており，IVR 治療として行われることがほとんどである。IVR では治療手技による侵襲が加わるため，副作用や合併症の頻度も高まる。ここでは IVR も含め血管造影の合併症について概説する。血管造影による合併症は主に術者に依存するが，チーム医療を担う診療放射線技師としても合併症や副作用に関する知識を持ち，リスクの回避や早期発見に努めることが重要である。

1-1-1　穿刺部の合併症
1）穿刺時―― Seldinger 法による穿刺
　Seldinger 法では，穿刺時に穿刺針で血管壁を貫通させるため，後壁の背側に血腫を形成するリスクがある。そのため，前壁穿刺を行うことも多い。前壁穿刺をする場合には，穿刺針先端の一部が血管壁にかかり，針先全体が血管内腔に挿入されていない場合には，内膜下にガイドワイヤーやカテーテルを挿入してしまうリスクがあるので，十分な血液逆流を確認する必要がある（図1）。
2）抜去時
　検査終了後に，イントロデューサー・シースを抜去する際には，止血手技が適切でないと，穿刺部周囲に血腫を形成することがある。血腫形成後に仮性動脈瘤を合併することもあるので，止血の際には細心の注意が必要である。具体的には，血管穿刺部の直上を手指で圧迫しなければならない。穿刺針は斜めに刺入するので，皮膚の穿刺点と血管壁の穿刺点がずれているため，血管の穿刺点を確認して抜去する。圧迫部位が適切でも圧迫力が弱いと血腫を形成する可能性があるが，逆に圧迫

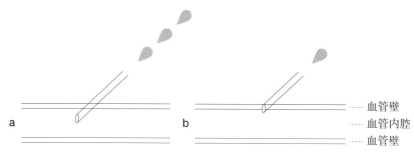

······ 血管壁
······ 血管内腔
······ 血管壁

図1　血管穿刺

　a　血管内腔に穿刺針先端が完全に刺入されている状態
　b　穿刺針先端の一部のみが血管内腔に刺入されている状態

が強過ぎる場合には，圧迫部の遠位が虚血になる可能性がある。鼠径部穿刺の場合には，検査前に足背動脈が触知される部位にマジック等でマーキングをしておき，看護師等に足背動脈の拍動を確認してもらいながらイントロデューサー・シースを抜去する。

　また，特に鼠径部の穿刺の場合の留意点として，長時間の圧迫により隣接する大腿静脈が過度に圧迫され，血栓形成をきたすことが挙げられる。圧迫を解除し，歩行を開始した直後に静脈内に形成された血栓が剥離して流れていき，肺動脈血栓塞栓症を引き起こすリスクが知られている。使用するイントロデューサー・シースの径にもよるが，圧迫時間の目安は2～4時間程度である。圧迫解除後に肺動脈血栓塞栓症を発症すると突然死となる可能性もあるので，容体急変がないか注意深い観察を要する。

1-1-2　カテーテル操作による合併症

1）カテーテルやガイドワイヤー操作による合併症

　カテーテルやガイドワイヤの先端は，血管内壁を損傷しないように柔軟な構造になっているが，動脈硬化が強い場合や，先端を速く動かした際等には，カテーテルやガイドワイヤの先端による血管壁損傷が生じることがある。血管壁を損傷し，ガイドワイヤやカテーテル先端が血管壁内に迷入してしまうと，内膜下注入をきたしうる。内膜下注入により血管閉塞をきたすことがあるので，カテーテル操作は慎重に行うべきである。血管の蛇行などの影響で，慎重に操作をしていても先端が急激に進むこともあるので，細心の注意を払うべきである。

　血管壁の穿孔事例も報告されている。

2）カテーテル操作によるアテローマ剥離および遠位の塞栓

　動脈硬化で血管壁にアテローマがある場合に，カテーテルを進める際にアテローマと接することが少なくない。動脈硬化による血管の蛇行が高度な場合にはこの傾向がより強い。カテーテルがアテローマを擦る際にアテローマの剥離が起こり，末梢の血管で塞栓をきたすことがある。末梢の塞栓は躯幹部では大動脈の分枝である上腸間膜動脈などに塞栓をきたすことがあるが，特に頸部～脳動脈においては脳梗塞を引き起こすため非常に重要である。壁在血栓も同様にカテーテル操作で剥離することがあり注意が必要である。

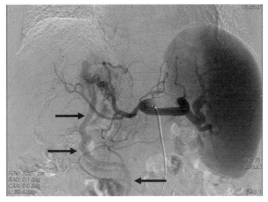

a　腹腔動脈造影（IA-DSA）

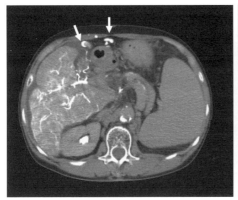

b　肝動脈造影下 CT（CTA）

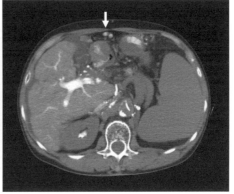

c　経動脈門脈造影下 CT（CTAP）

図2　AP シャント

a　腹腔動脈造影動脈優位相で,門脈の遠肝性側副路が描出されており（→）,A-P シャントであることがわかる。
b　CTA で腹壁近くの遠肝性側副路が造影されており（→）,シャントにより早期に強く増強されていることがわかる。
c　CTAP では通常の増強効果を呈している（→）。

1-2　IVR 手技による合併症

1-2-1　血管塞栓術

　動脈塞栓術後の合併症としては，痛み，虚血による壊死，炎症，膿瘍等が挙げられる。

　部位や塞栓物質によって，痛みの程度は異なるとされるので，個々の手技について概説する。

1）肝細胞癌に対する動脈塞栓術（TAE/TACE）

　肝臓の流入血管は門脈と肝動脈の二重血行支配であり，動脈塞栓術の良い適応となる。しかし，門脈本幹に腫瘍栓がある場合は，肝梗塞等を引き起こすリスクがあり，TAE/TACE は適応外となる。肝動脈と門脈に短絡（A-P シャントと呼ばれる）がある場合（図2），シャント量が多い場合に

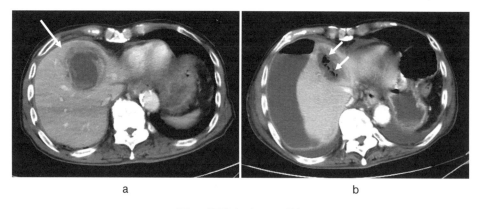

a
b

図3　肝膿瘍（TACE後）

a　造影CTで肝S4-8に内部が低吸収の膿瘍（→）がある。
b　造影CTで膿瘍内部にガス産生（→）が確認できる（aとは別症例）。

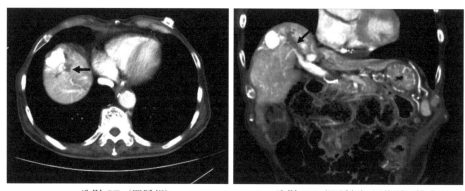

a　造影CT（門脈相）　　　　　b　造影CT（門脈相）冠状断再構成

図4　胆管炎による肝内胆管拡張

造影CTの横断像より冠状断再構成像でTACEされた腫瘍の近傍に肝内胆管拡張が認められる（→）。

は通常のTACEの前にシャントを消失させるためにゼラチンスポンジ細片等で塞栓をすることがある。

　また，肝動脈と肝静脈に短絡（A-Vシャントとも呼ばれる）がある場合には，注入した塞栓物質が短絡路から肝静脈を介し肺動脈の塞栓を起こすためTACEは施行できない。ゼラチンスポンジ細片による塞栓でA-Vシャントを閉塞させた後にリピオドールを用いたTACEを行うこともある。

　肝動脈塞栓術後の合併症としては，腫瘍壊死や，肝膿瘍，胆管炎等が挙げられる。肝膿瘍では内部にガス産生がみられることもある（図3）。胆管炎・胆嚢炎は胆管や胆嚢の虚血によるもので，肝動脈から分岐する胆嚢動脈に塞栓物質が迷入することが原因のことが多い。胆嚢動脈は細く，ジェルフォーム細片は迷入しにくいが，リピオドールは迷入しやすいので，特に注意が必要である。胆嚢炎は腫大や壁肥厚などの所見を呈し，胆管炎では胆管拡張がみられる（図4）。胆管炎により胆

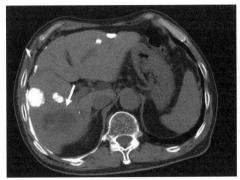

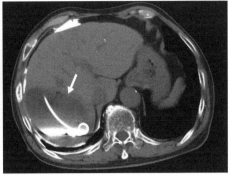

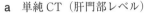

| a　単純 CT（肝門部レベル） | b　単純 CT（a よりやや頭側，ドレージチューブ先端が描出されているレベル） |

図5　肝両葉に多発する肝細胞癌に対する TACE 後に生じた biloma（胆汁性仮性嚢胞）

肝の両葉に多発する肝細胞癌に対する TACE 後で，リピオドールを取り込んだ腫瘍が確認できる（a）。TACE 後に biloma（→）が生じ，ドレナージが施行された。biloma 内部に造影剤が少量残存している（b）。

管周囲に biloma（胆汁性仮性嚢胞）が生じることもある（図5）。

　また，発熱，腹痛なども頻発し，塞栓による反応性変化と考えられている。腹痛は，虚血による痛みと考えられている。塞栓物質によって痛みの程度は異なり，リピオドールでは腹痛が強く，ビーズでは腹痛が軽減するとされている。腹痛の他，右肩への放散痛などが見られることもある。

　TACE を施行した場合には，使用する抗癌剤による副作用（汎血球減少など）が出現する場合があり，注意が必要である。

2）子宮動脈塞栓術による合併症

　子宮動脈塞栓術は，主に子宮筋腫に対する治療として行われる。筋腫の位置により壊死の程度は異なるが，内膜下筋腫では壊死となった腫瘍が経腟的に排泄されやすいため，腫瘍縮小効果が大きいとされている。なお，子宮動脈塞栓術の主目的は，腫瘍縮小効果ではなく症状の改善である。

　虚血による痛みも生じ，卵巣動脈に塞栓物質が迷入すると，卵巣機能不全が生じやすい。

　炎症から子宮内腔の感染を起こすと，稀ではあるが手術による子宮摘出が行われることもある。

3）脳動脈瘤のコイル塞栓術

　脳動脈瘤に対しては外科的治療であるクリッピング術が施行されるが，脳底動脈瘤など手術が困難な部位もあり，低侵襲であるコイル塞栓術の適応が広がってきている。動脈瘤の頸部が広いとコイルが動脈瘤内から血管内に逸脱してしまい，安全に塞栓を行えないことがある。コイルの血管内逸脱により血管内腔の狭窄や閉塞をきたすこともあるので，予防のためステントアシストコイル塞栓術やバルーンアシストコイル塞栓術が施行される場合もある（図6，7）。

　なお，近年は，大きく頸部が広い動脈瘤に対しては，瘤内の血流を徐々に低下させる目的でメッシュが細かいステント（フローダイバイダーなど）留置術も施行されることがある（図8）。

　コイルの血管内逸脱のほか，カテーテル操作による末梢血管の塞栓による微小脳塞栓が起こることがあり，MRI での検索が有用である。

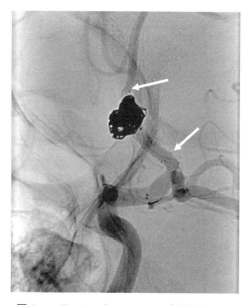

図6 ステントアシストコイル塞栓術施行例

ステントアシストコイル塞栓術が施行されて
いる。→はステントの近端と遠位端。

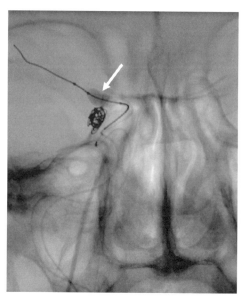

図7 バルーンアシストコイル塞栓術

動脈瘤の頸部が広い場合でも，バルーンアシス
トにより，コイルの血管内への逸脱を防ぎなが
らコイル塞栓術を実施できる（→：バルーン）。

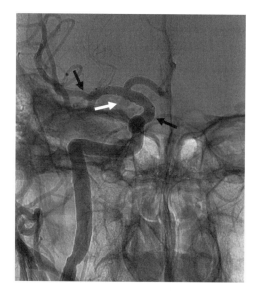

図8 フローダイバーターステント治療

大きな動脈瘤はコイル塞栓術で完全に血流を遮断することが難しいが，網目
構造が細かいステントを留置し，瘤内への血流を減少させ血液のうっ滞から
血栓化を誘導する治療法である（→：ステント近位端・遠位端，白→：動脈瘤）。

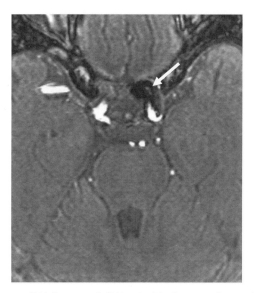

図9 動脈瘤コイル塞栓後の経過観察 MRA（元画像）

低信号の瘤内に血流信号が疑われる（→）。このような信号が
拡大傾向にある場合には, 再発を疑い精査・治療が必要になる。

塞栓術後は, MRA で瘤内の血流が再開していないか経過観察を行う必要がある（図9）。

4）その他

気管支動脈塞栓術や肋間動脈塞栓術を施行する際には, これらの血管が前脊髄動脈の起始部である大根動脈と共通幹である可能性がある。このような場合に塞栓術を行うと, 前脊髄動脈の塞栓による脊髄の虚血をきたし, 四肢麻痺などの合併症を引き起こすことがある。塞栓前に大根動脈が描出されないか画像で確認することが重要である。

1-2-2 血管形成術およびステント留置術

バルーン拡張時などの内膜解離：バルーン血管拡張術では内膜に亀裂をきたす程度まで拡張させるが, 過度の拡張により広範な内膜解離をきたすことがある（図10）。内膜解離が高度になると, 血管内腔狭窄や閉塞となることがある。内膜解離は, ステント留置の適応となる。内膜解離のみならず, 血管破裂をきたし, 血管外漏出がみられる場合もある（図11）。ステント留置部に血栓形成が起き, 動脈の急性閉塞をきたすこともある。

動脈狭窄に対してステント留置術を行い血流の改善を図る場合がある。ステント留置時にプラークが剥離し, 末梢に流れて行き塞栓をきたし, 臓器の梗塞をきたすことがある（図12）。

総頸〜内頸動脈の血管形成術やステント留置術では脳塞栓をきたすことがある。脳塞栓を起こしても無症状であることも少なくないが, 注意を要する合併症である。

経皮的冠動脈インターベンション（PCI）の合併症としては, 急性心筋梗塞, 急性心不全, 不整脈, 血管損傷, 脳塞栓などがある。

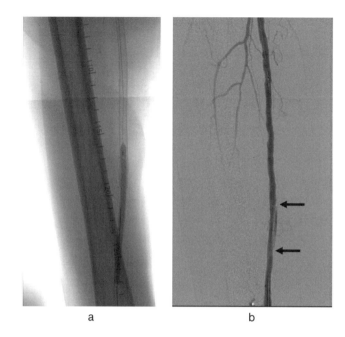

a　　　　　　　　b

図 10　バルーン血管拡張術後の内膜解離

バルーン拡張後の DSA（**a**, **b**）で，内膜解離が認められる（→は解離端で，線状の造影不良域は解離内膜）。

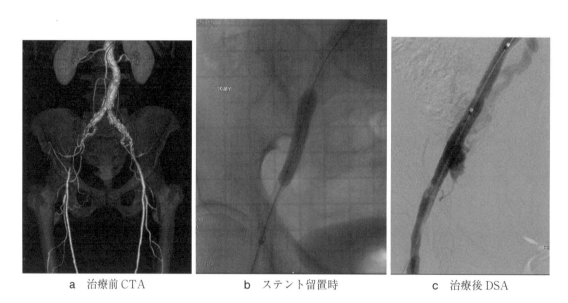

a　治療前 CTA　　　　　b　ステント留置時　　　　　c　治療後 DSA

図 11　血管形成術に伴う血管破裂

右外腸骨動脈閉塞に対するステント留置術を行ったが（**a**, **b**），治療後の DSA で血管外漏出を認め，血管破裂であった（**c**）。直ちにステントグラフト留置術を追加で試行しその後の経過は良好である。

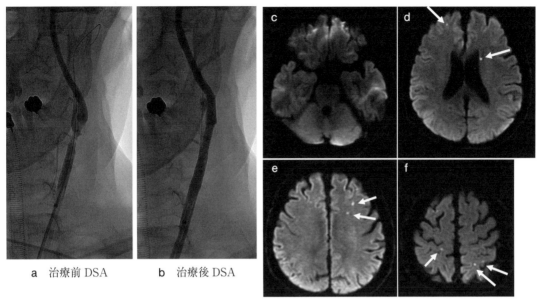

a　治療前 DSA　　　　b　治療後 DSA

c～f　頭部 MRI（拡散強調像）

図12　頸動脈ステント留置後の脳梗塞

左頸動脈分岐部の狭窄に対してステント留置を行った（**a，b**）。
拡散強調像でスポット状の高信号域がみられ（→），ADC も低下していた（ここでは提示なし）。ステント留置に伴う多発脳塞栓と考えられた。特に神経脱落症状は見られず，臨床的には特に問題はなかった（**c～f**）。

1-2-3　ステントグラフト内挿術（TEVAR, EVAR）

　大動脈瘤に対し，ステントグラフト内挿術（胸部大動脈瘤に対するステントグラフト内挿術：TEVAR および腹部大動脈瘤に対するステントグラフト内挿術：EVAR）が施行される場合もある。ステントグラフトとは，金属ステントにグラフト（＝人工血管）を縫いつけたもので，瘤に対し留置することで動脈瘤の破裂を防ぐことができる。外科手術に比べ侵襲性が低く，合併症等のため手術が困難な症例や開腹術後の患者でも実施できる。全身麻酔が望ましいとされているが，局所麻酔や硬膜外麻酔でも実施できる。

　ステントグラフト留置術では，3D-CTA などの画像から大動脈径の計測などを測定し，最適なデバイスを選択する必要がある。

　ステントグラフト留置に際しては，動脈瘤内への血流（エンドリーク）が持続すると，破裂の危険があるためエンドリークの有無の確認は重要である。エンドリークはタイプⅠ～Ⅳに分類されており（**図13**），タイプⅠのエンドリークはステントグラフト端の血管壁への圧着が不十分である場合に生じる。タイプⅡのエンドリークは側副路を介するものである。タイプⅢのエンドリークは，ステントグラフトの接合部や破損部からの漏出である。タイプⅣはグラフトの透過性による流出で，流入は自然停止することが多いとされている。タイプⅠおよびⅢはリスクが高く，術中の対応が必要となる。タイプⅡエンドリークは経過観察中に生じるので，経過観察における CT 検査では，側

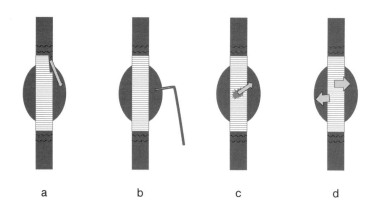

a　　　　　　b　　　　　　c　　　　　　d

図13 動脈瘤ステントグラフト内挿術後のエンドリーク

a　タイプⅠ：グラフト中枢あるいは末梢からの血液流入
b　タイプⅡ：側副路を介した血液流入
c　タイプⅢ：グラフト接合部あるいはグラフト破損部位からの血液流入
d　タイプⅣ：グラフトの透過性による血液流入

動脈瘤ステントグラフト内挿術後のエンドリークはタイプⅠ～Ⅳに分類されている。タイプⅡのエンドリークはCTの造影後期で増強されるため，動脈優位相のみの撮像は避ける必要がある。

副路を介するタイプⅡのエンドリークを描出させるために，遅延相の撮像を行う必要がある（動脈優位相のみの撮像では側副路を介するエンドリークは描出されない）ことを念頭におく必要がある。Ⅱ型エンドリークには側副路のコイル塞栓術等を行う。

　合併症としては，腸骨動脈損傷，脊髄虚血による対麻痺，TEVARでの大動脈弓部における操作による脳塞栓，感染などがある。外科手術に比べ術後30日以内の死亡率は低いが，待機的治療よりも緊急治療例での死亡率は高い。長期経過観察中に，ステントグラフトの破損，迷入，逸脱が起こることもある。

1-2-4　経カテーテル的大動脈弁留置術（Transcatheter Aortic Valve Implantation：TAVI）あるいは経カテーテル大動脈弁植え込み術（transcatheter aortic valve replacement：TAVR）

　大動脈弁狭窄に対し，経カテーテル的に人工弁を留置する方法で，外科治療に比べ低侵襲である。通常ハイブリッド手術室で実施される。手術適応でない症例で施行されるため，TAVIもリスクが高くなる。合併症としては，脳塞栓，血管損傷などが認められる。

1-2-5　カテーテルアブレーション

　カテーテルアブレーションは，心房細動，心房粗動，発作性上室性頻拍などの不整脈の治療法の一つである。不整脈の原因である異常な電気回路を，カテーテル先端から高周波電流を通電させて焼灼する。近年では冷凍アブレーションも導入されるようになった。アブレーション治療の合併症には，房室ブロック，心タンポナーデ，脳梗塞，肺静脈狭窄などがある。

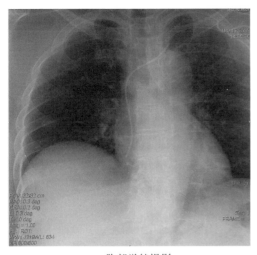

a　胸部単純撮影
切断されたカテーテル先端が右房内にあることが
わかる。

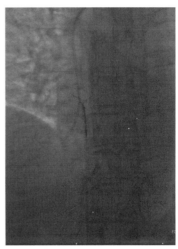

b　回収時の透視撮影画像
異物回収用のエン スネア システムを用いて回収
を行った。

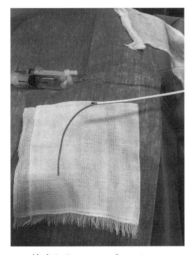

c　抜去したエン スネア システム

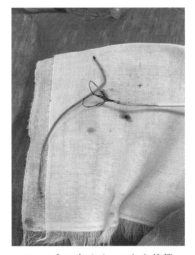

d　スネアをリリースした状態

図14　血管内異物の回収（中心静脈カテーテルの破断）

エン スネア システムを抜去すると，中心静脈カテーテルが補足されており（c），スネアをリリースすると
回収された中心静脈カテーテルの全容がわかる（d）。

1-2-6　血管内異物　カテーテル断裂など

　中心静脈カテーテルなどの留置カテーテルは，カテーテルの破損や抜糸時に誤って断裂させたり
して血管内異物となることがある。

　血管内異物を除去するための手術は侵襲が大きいので，スネア システムなどの中枢性循環系塞栓
物除去用カテーテル等を用いて回収することが多い。（**図14**）

1-3　造影剤による副作用

　造影剤の副作用は非常に重要である。次の項で詳細を述べるため，ここでの記載は省略する。

1-4　併用薬剤による副作用

　TACE や抗がん剤の注入を施行した場合には，使用する抗癌剤による副作用が出現する場合がある。抗癌剤により副作用は異なるが，肝機能障害，腎機能障害，骨髄抑制（汎血球減少），心筋障害などが重要である。副作用の発現時期は，各副作用により異なるが，即時性の副作用としては，悪心嘔吐などがある。なお，医薬品の添付文書は，独立行政法人　医薬品医療機器総合機構のウェブサイト（https://www.pmda.go.jp/PmdaSearch/iyakuSearch/）で閲覧可能である。添付文書には，使用方法，禁忌，副作用などが記載されているので，一読しておくことを勧める。

1-5　感染症

　特に動脈穿刺を行う手技では，清潔操作を徹底しないと感染を起こす可能性があり，発熱や炎症，膿瘍，敗血症をきたしうる。

　なお，血管造影室は手術室に準じて空調設備のフィルタも高性能のものが用いられ，また陽圧になるように設計されている。

1-6　消化管造影による合併症

1-6-1　腸閉塞および消化管穿孔

　胃や十二指腸などに潰瘍が腫瘍などの病変があると，壁の脆弱化のため消化管穿孔を起こすリスクがある。そのため，消化管の穿孔又はその疑いのある患者は，バリウム造影剤使用の禁忌となっている。穿孔を生ずるおそれのある患者（胃・十二指腸潰瘍，虫垂炎，憩室円，潰瘍性大腸炎，腸重積，腫瘍，寄生虫感染，生体組織検査後間もない患者）や，消化管の狭窄またはその疑いのある患者，腸管憩室のある患者，は慎重投与となっている（**表 1**）。

　消化管造影検査後の大腸穿孔は 1 万例中 2 ～ 4 例と報告されており，稀ではあるが起こり得る。Ba 停滞による下部消化管穿孔は，内圧上昇 による腸管脆弱部位の損傷が原因と考えられており，便の通過 や蠕動によって腸管内圧の急激な上昇をきたしうる。上部消化管造影検査後後に生じた大腸穿孔の報告もあり，Ba が停滞しないように排泄を促す処置が必要である。胃壁に比べ腸壁は壁厚が薄く，内腔も狭いため消化管に腫瘍や憩室などの病変がなくても穿孔を起こしうるとされている。

　腹腔内に造影剤が漏出すると，腹膜炎をきたす恐れがある。バリウム腹膜炎は通常の腹膜炎よりも重篤とされており，手術適応となることがある。

　なお，狭窄の疑いや，急性出血，消化管穿孔の恐れがある場合等では Ba 製剤の投与は禁忌ない

表1　消化管造影剤の禁忌・慎重投与

	禁　　忌	慎　重　投　与
硫酸バリウム製剤	1. 消化管の穿孔又はその疑いのある患者（消化管外（腹腔内等）に漏れることにより，バリウム腹膜炎等の重篤な症状を引き起こすおそれがある） 2. 消化管に急性出血のある患者（出血部位に穿孔を生ずるおそれがある。また，粘膜損傷部等より硫酸バリウムが血管内に侵入するおそれがある） 3. 消化管の閉塞又はその疑いのある患者（穿孔を生ずるおそれがある） 4. 全身衰弱の強い患者 5. 硫酸バリウム製剤に対し，過敏症の既往歴のある患者	1. 消化管に瘻孔又はその疑いのある患者（穿孔を生じ，消化管外に漏れるおそれがある） 2. 穿孔を生ずるおそれのある患者（胃・十二指腸潰瘍，虫垂炎，憩室炎，潰瘍性大腸炎，腸重積症，腫瘍，寄生虫感染，生体組織検査後間もない患者等） 3. 消化管の狭窄又はその疑いのある患者（腸閉塞，穿孔等を生ずるおそれがある） 4. 腸管憩室のある患者（穿孔，憩室炎を生ずるおそれがある）
アミドトリゾ酸ナトリウムメグルミン（ガストログラフィン®）（水溶性経口・注腸用造影剤）	ヨード又はヨード造影剤に過敏症の既往歴のある患者	1. 本人又は両親，兄弟に気管支喘息，発疹，蕁麻疹等のアレルギーを起こしやすい体質を有する患者 2. 腸炎又は結腸炎のある患者（症状が一過性に悪化することがある） 3. 脱水症又は電解質代謝異常のある患者（症状が悪化するおそれがある）

し慎重投与となるので，アミドトリゾ酸（ガストログラフィン®）の使用を検討する。

　造影剤注入のためのバルーンカテーテルを深く進めたり，狭窄部を無理に通過させようとすると消化管穿孔をきたす可能性がある。直腸からS状結腸に移行する部位では腸管が屈曲しており，カテーテル先端が壁にあたると穿孔をきたすリスクがあるので，深部まで挿入されないようにダブルバルーンカテーテルを使用することを推奨する。

　腹腔内に造影剤が漏出すると，腹膜炎をきたす恐れがある。

　胃壁に比べ腸壁は壁厚が薄いので，穿孔のリスクに注意する必要がある。注腸造影では空気注入も行うため，狭窄や潰瘍性病変などがある場合には圧入しないように気を付ける必要がある。

1-6-2　便秘等

　Ba製剤は懸濁液であり，水分が吸収されると排泄されにくくなり，便秘の原因となりうる。排便困難や便秘を防ぐために検査後，十分な水分の摂取を指導し，患者の日常の排便状況に応じた下剤投与を行う。検査当日の過度のアルコール摂取は脱水になる可能性があるので控えるように指導する。

　持続する排便困難，腹痛等の消化器症状があらわれた場合には，直ちに医療機関を受診するよう指導することも重要である。

1-6-3　憩室炎・虫垂炎

　憩室炎や虫垂炎は，消化管造影が契機となり発症することがある。憩室内や虫垂内にBa製剤が流入し停滞すると，炎症を引き起こすことがある。

1-6-4　誤　　嚥

　高齢者や脳血管障害後で嚥下機能が低下している場合には誤嚥を起こしやすいことが知られており，Ba製剤の誤嚥により呼吸困難，肺炎，肺肉芽腫の形成等を引き起こすおそれがある。そのため，誤嚥を起こすおそれのある患者に経口投与する際には注意が必要である。誤嚥した場合には，観察を十分に行い，急速に進行する呼吸困難，低酸素血症，胸部X線による両側性びまん性肺浸潤陰影が認められた場合には，呼吸管理，循環管理等の適切な処置を行う必要がある。

　ガストログラフィン®を誤嚥すると，呼吸困難，肺水腫等を引き起こすおそれがあるので，誤嚥を引き起こすおそれのある患者（高齢者，小児，嚥下困難，意識レベルが低下した患者等）に経口投与する際には十分注意して観察を行う必要がある。ガストログラフィン®は高張液であり，化学的刺激もあり，誤嚥した際には肺への影響が大きいとされている。ガストログラフィン®の副作用では下痢の頻度が最も高い。下痢も高張液であるため起こると考えられる。脱水症状をおこしやすい点も念頭に置く必要がある。

1-6-5　その他

　検査台からの転落事故を引き起こさないように手すりがしっかり固定されているか確認し，高齢者や麻痺がある患者では無理に体位変換を強要しないようにする。検査台と壁に患者が挟まれた事故事例もあるので，検査台の移動や傾けに際しては，患者から目を離さないようにする。頭低位にする場合には特に注意が必要である。

参考文献
1）佐谷徹郎，渡辺善徳，島崎二郎・他．バリウムによる上部消化管造影検査後に大腸穿孔を起こした1例．日本大腸肛門病会誌．2012；65：65-69．

2 造影剤によるリスク

2-1 造影剤の分類

2-1-1 陽性造影剤・陰性造影剤

陽性造影剤は，X線を吸収しやすくX線写真で高濃度に描出されるもので，バリウム（Ba）やヨード（I）など原子番号の大きな物質が含まれている。大部分の造影剤は陽性造影剤である。

陰性造影剤には空気や炭酸ガスなどがあり，X線を透過しやすくX線写真では低濃度域として描出される。

2-2-2 水溶性・油性・懸濁液

血管内投与が可能な造影剤は全て水溶性造影剤である。

油性造影剤はヨード化ケシ油脂肪酸エチルエステル（リピオドール®）のみで，リンパ管造影や子宮卵管造影で使用される。また，肝のTAE・TACEでも塞栓物質として利用されたり，ヒストアクリルと混和させて胃静脈瘤などの塞栓術の際に使用されることがある（リピオドール®の添付文書では「医薬品または医療機器の調整」と記載されている）。

Ba製剤は懸濁液であり，良く撹拌して使用する。血管内投与は出来ない。

2-2-3 投与経路による分類

投与経路による分類は以下の通りである。投与経路により使用される造影剤も限定されるため，適応に沿った使用をする。
○血管内投与：静脈内投与・動脈内投与
○経口投与
○管腔内・腔内投与：開口部からのアプローチ：注腸，膀胱内腔，子宮内腔など
　　　　　　　　　　穿刺によるアプローチ：胆道内腔，関節腔，脊髄腔など

2-2 ヨード造影剤

ヨード造影剤は，主に造影CTや血管造影，整形外科領域の検査や胆道系の検査・IVRなどで使用される（**表2**）。

油性造影剤であるリピオドール®は次項で説明するため，また，経口投与されるアミドトリゾ酸（ガストログラフイン®）は消化管造影剤の項で述べるので，ここからは血管内投与を行う水溶性造影剤について説明する。

表2　ヨード造影剤の分類（経口造影剤を除く）

ヨード造影剤の分類			一般名（製品名）[1]	検 査 適 応 [2]			
水溶性	非イオン性	モノマー型	イオパミドール（イオパミロン®）	造影CT	血管造影	経静脈性尿路造影	逆行性尿路造影
			イオヘキソール（オムニパーク®）				脳室・脳槽造影，脊髄造影
			イオベルソール（オプチレイ®）				
			イオメプロール（イオメロン®）				
			イオプロミド（プロスコープ®）				
		ダイマー型	イオジキサノール（ビジパーク®）	血管造影，逆行性尿路造影，ERCP[3]			
			イオトロラン（イソビスト®）	脳室・脳槽造影，脊髄造影，子宮卵管造影，関節造影			
	イオン性	モノマー型	アミドトリゾ酸ナトリウムメグルミン（ウログラフイン®）	逆行性尿路造影，ERCP[3]，PTC[4]，関節造影			
		ダイマー型	イオトロクス酸メグルミン（ビリスコピン®）	点滴静注胆嚢・胆管造影			
油性			ヨード化ケシ油脂肪酸エチルエステル（リピオドール®）	子宮卵管造影，リンパ管造影			

1) 先発薬品のみ
2) 製剤の濃度によっても検査適応が異なるため包装の表示や添付文書などで確認をすること
3) 内視鏡的逆行性胆管膵管造影
4) 経皮経肝胆道造影

2-2-1　水溶性ヨード造影剤の分類と特徴

ヨード造影剤には表2のように様々なものがあり，その分類について簡単に説明する。

1）非イオン性・イオン性

製剤がイオン化しているものがイオン性造影剤である。イオン化していない非イオン性造影剤は，濃度が高い水溶性製剤の開発が難しく，第三世代造影剤として遅れて商品化された。

イオン性造影剤はイオンにより酵素などとの蛋白結合が促進されたり，心臓の刺激電導系への影響を与える可能性があるなど様々な反応を引き起こしやすくなり，副作用の頻度が高いと考えられている。

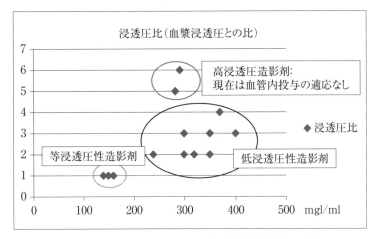

図15　ヨード造影剤の浸透圧比（血漿浸透圧との比）

　ヨード造影剤の副作用の頻度は非イオン性の方がイオン性よりも低く，安全性が高い。そのため，本邦で血管内投与が認められているのは，経静脈性胆道造影に用いられるイオトロクス酸メグルミン（ビリスコピン®）以外はすべて非イオン性造影剤である。イオン性造影剤は，関節造影や直接的胆道造影などの非血管内投与でのみ使用が認められている。

　なお，ビリスコピン®は，胆道系の造影剤であり，肝細胞の細胞膜に結合し細胞内に取り込まれるためにはイオン化が必要である。ビリスコピン®は他の血管内投与される造影剤よりも副作用の頻度が高いため，患者を注意深く観察する必要がある

2）モノマー型・ダイマー型

　ヨード造影剤は有機ヨード化合物で，ベンゼン環を有する。ベンゼン環の六角のうちの3か所にヨード原子を結合させている（そのためトリヨードベンゼン環とも呼ばれる）。残りの3ヵ所は水溶性にするための側鎖や基を結合させている。このベンゼン環を2つ結合させた構造となっているのがダイマー型である。ベンゼン環が一つのものがモノマー型で，大部分の造影剤はモノマー型である。ダイマー型造影剤はモノマー型造影剤よりも浸透圧が低く，粘稠度が高いという特徴を持つ。

3）濃度

　ヨード造影剤では製剤名に300などの数字が併記されているが，この数字はヨード濃度（mg/mL）をあらわしており，数値が大きいほど濃度が高い。同じ製剤であっても濃度が異なると，当然のことながら以下に述べる浸透圧や粘稠度も変わる。

4）浸透圧

　ヨード造影剤は濃度が濃く，その浸透圧は，一般的に血漿よりも高い。当初開発されたイオン性ヨード造影剤の浸透圧は血漿と比べ6倍程度と非常に高いものであった。非イオン性造影剤はそれらに比べ浸透圧が低かったため低浸透圧造影剤と呼ばれるようになったが，血漿との比較では低くても2倍程度である。ダイマー型造影剤はさらに浸透圧が低く，ほぼ血漿と同等の浸透圧である場合には等浸透圧造影剤とも呼ばれる。低浸透圧造影剤はあくまでも以前の高浸透圧造影剤と比べ浸透圧が低いもので，血漿よりは浸透圧が高いということは非常に重要である（**図15**）。

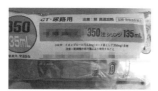

a：CT・尿路用ヨード造影剤

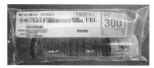

b：CT・尿路用ヨード造影剤

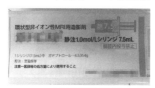

c：MRI 用造影剤

図 16　尿路・血管系造影剤の例

いずれも，容器やパッケージ包装に赤字で"脊髄造影禁止"，"髄腔内投与禁止"などと明記されている。

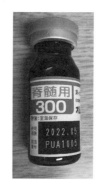

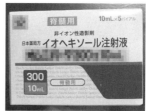

図 17　脊髄造影用造影剤の例

容器やパッケージに脊髄用と赤字で明記されている。

5）粘稠度

粘稠度が高いと注入の際の圧が高くなる。粘稠度は加温により低下するので，37 度に加温して注入するのが望ましい。

6）適応

造影剤の特性を踏まえ，検査適応が決められている。造影剤の適応外の使用は禁忌であるため，各検査目的に合った造影剤を使用する必要がある。造影剤により適応とされる検査が異なることの他に，同じ造影剤でも濃度が異なると適応も変わることに注意が必要である。

特に脊髄造影においては，適応外造影剤の使用での死亡例の報告が複数なされているので，厳重な注意が必要である。適応外の造影剤には造影剤の添付文書に赤字で「脳・脊髄腔内に投与すると重篤な副作用が発現するおそれがあるので，脳槽・脊髄造影には使用しないこと」と警告の項目に記載されている。また，バイアルやシリンジのほか，パッケージや箱にも赤字で「脳槽・脊髄造影禁止」と記載され，注意喚起がなされている（図 16）。脳室・脳槽あるいは脊髄造影に使用できる造影剤はオムニパーク®（脳室・脳槽造影は 180,240，脊髄造影は 180,240,300）とイソビスト®（いずれも 240）のみであり，容器やパッケージに「脊髄用」と赤字で明記されている（図 17）。

2-2-2　ヨード造影剤の副作用

ヨード造影剤は，浸透圧が高いなどの物理化学的性状に基づく様々な副作用を起こし得るほか，アナフィラキシー反応を引き起こすことがある（表3）。ヨード造影剤のアナフィラキシー反応はヨー

表 3　ヨード造影剤の副作用

a　重篤な副作用とその頻度

	重篤な副作用の種類	頻　　度	症状等	備　　考
1）	ショック	0.1% 未満	失神，意識消失，呼吸困難，呼吸停止，心停止等	
2）	アナフィラキシー	0.1% 未満	呼吸困難，咽・喉頭浮腫，顔面浮腫等	
3）	腎不全	頻度不明	急性腎障害	
4）	急性呼吸促拍症候群	頻度不明	呼吸困難，低酸素血症，両側性びまん性肺浸潤影等の胸部 X 線異常等	
5）	せん妄，錯乱，健忘症，麻痺	頻度不明	せん妄，錯乱，健忘症，麻痺	
6）	意識障害，失神	頻度不明	ショックを伴わない意識障害・失神があらわれる事がある。	脳血管造影で出現
7）	血小板減少	頻度不明	血小板減少	
8）	痙攣発作	頻度不明	痙攣発作	
9）	肝機能障害	頻度不明	AST（GOT），ALT（GPT），γ -GTPの上昇等を伴う肝機能障害，黄疸	
10）	心室細動，冠動脈攣縮	頻度不明	心室細動，冠動脈攣縮	
11）	皮膚障害	頻度不明	皮膚粘膜眼症候群（発熱，紅斑，瘙痒感，眼充血，口内炎等の症状）	
12）	造影剤脳症	頻度不明	意識障害，麻痺，失語，皮質盲等の中枢神経症状	血管造影において造影剤の脳血管外への漏出により出現

b　その他の副作用とその頻度

	0.1 〜 5% 未満	0.1% 未満	頻度不明
過敏症	蕁麻疹，発疹，そう痒感	丘疹，膨疹，湿疹，顔面紅斑，発赤，皮膚紅潮	発汗等
循環器	血圧低下，熱感	頻脈，徐脈，不整脈，期外収縮，動悸，心悸亢進，血圧上昇，ST 低下，顔面蒼白	心不全，チアノーゼ，虚脱，
呼吸器		鼻閉，鼻炎，嗄声，咳，くしゃみ過多，咽・喉頭違和感・不快感，呼吸困難，喘鳴	鼻汁，喉頭浮腫，喘息発作，頻呼吸，
精神神経系	頭痛，閃光感	振戦，頭重感，ボーとした感じ，気の遠くなる感じ，ふらつき，めまい，しびれ感，脱力感，羞明感，霧視，眼のかすみ，あくび，眠気（傾眠），耳鳴，失語症	一過性盲等の視力障害，脱力，健忘，失見当識，言語障害，不安（不穏），意識レベルの低下，錯感覚（ピリピリ感等）
消化器	悪心，嘔吐	胃不快感，腹痛，上腹部痛み，口渇，口内不快感，唾液増加，下痢，耳下腺腫大	口内異和感，口内炎，食欲不振
腎臓		BUN・クレアチニンの上昇，尿中蛋白陽性	
内分泌系			甲状腺機能低下症
その他	発熱，倦怠感，熱感，胸内苦悶感	胸部不快感，心窩部不快感，苦味，疼痛，悪寒，浮腫・腫脹，冷汗，発汗，胸部痛，絞扼感，熱感，注射部位漏出，血中尿酸増加	気分不良，冷感，胸内苦悶，眼の充血，味覚障害，しゃっくり，流涙，無尿，眼の異常，嗅覚異常，関節痛，充血，倦怠感，異常感，結膜充血，疼痛，背部痛，四肢痛

ドそのものではなく，ヨード化合物により生じるとされている。

　副作用には，即時性副作用と遅発性副作用がある。副作用の大部分は即時性で，検査中や検査終了直後など投与後早期に発症する。アナフィラキシー反応も起こりうる。遅発性副作用は投与後1時間〜7日に発症するとされており，皮膚症状が多いとされる。遅発性副作用の頻度は高くないが，外来患者では遅発性副作用について周知しておくべきである。なお，遅発性副作用は，造影剤投与後から発症までの時間が長くなるほど他の薬剤や要因が影響する可能性が高まり，因果関係が不明瞭になる。副作用として挙げられるものは，薬剤投与との因果関係が否定できないものも含まれている。

　ここでは，日常診療で比較的高頻度の副作用や重篤な副作用など，重要なものを中心に概説する。

1）比較的頻度が高い副作用

・熱感

　血管内皮細胞への刺激により出現すると考えられており，生理的反応とも考えられている。熱感の程度は注入速度と関連しており，緩徐に注入する場合には"少し暖かい感じ"で，急速注入する場合には"かーっと熱くなる感じ"とも例えられることが多い。熱感は血管内皮細胞への刺激によるので，温度に関連する感覚である"熱感"よりは"刺激感"という方が適切かもしれない。尿失禁のような感じを訴える患者も少なくない。

　急速注入するダイナミックCTでは熱感はほぼ必発である。注入終了後には改善するため，特に対処は必要ない。患者が驚いて動いたりしないように事前に必ず説明しておく必要がある。

・血管痛

　造影剤は浸透圧が高いため，血管内皮細胞への刺激により血管痛が生じることがある。特に注入速度が速い場合に問題となりやすく，可能な限り太い血管からの注入が望まれる。痛みが高度の場合には穿刺しなおす場合もあるが，別の血管から穿刺しなおしても血管痛が生じる可能性がある。血管外漏出がない場合には，いったん造影剤注入を停止し可能な限り注入速度を低下させ注入を再開することで対応できることが多い。

・悪心・嘔吐

　造影剤による中枢神経への刺激により生じる中枢性嘔吐と考えられている。症状が軽い場合には，特に処置をしなくても改善・消失することが多い。症状がなかなか改善しない場合には制吐剤の筋肉内注入または静脈内投与を行う。嘔吐した際には，誤嚥しないように，横を向かせるなどの対応をする。

・アナフィラキシー反応（過敏症）

　造影剤によるアナフィラキシー反応の発症機序は，まだ完全には解明されていない。IgEが関与するものもあるとされるが，IgEや補体を介さず，マスト細胞が活性化されヒスタミンなどのメディエータが遊離し，アナフィラキシーあるいはアレルギー様反応を起こすという機序が主体と考えられている。この機序は抗原抗体反応ではないため，初回の造影剤投与でもアナフィラキシー反応が起こることがある。また，これまで特に副作用が見られなかった患者であっても起こりうることも忘れてははらない。

　蕁麻疹，発疹，そう痒感などの皮膚症状が多いが，くしゃみ，喉頭浮腫，気管支攣縮などを起こ

すことがある。軽症は特に処置をしなくても改善することがあるが，必要に応じて抗ヒスタミン剤などの投与を行う。

　造影剤の投与によるアナフィラキシーは重篤化し，ショックや死亡に至る場合もあるが，造影剤の静脈内注入によるアナフィラキシーは早い経過で発現し，薬剤投与開始直後に発症するアナフィラキシー程重篤化しやすい傾向があるとされている。したがって，造影剤投与直後の患者の状態観察は非常に重要である。患者から目を離さないように徹底する必要がある。なお，造影剤の副作用としてのアナフィラキシーのうち，重症副作用は 0.04%，重篤副作用は 0.004%，致死的副作用は 17 万件に 1 件と報告されている。

　中等症〜重篤な副作用に対しては，症状に応じた対応を行うが，副作用の治療の項目で述べるため，ここではこれでとどめる。

・血管外漏出

　穿刺針の先端で血管壁を損傷すると血管外漏出が起こる。血管外漏出が起きないかどうか，注入開始時は，穿刺部の注意深い観察と痛みの有無などの確認が必須である。必ず CT 検査室内で確認する。血管外漏出の恐れがある場合には直ちに造影剤の注入を停止する。

・造影剤腎症（contrast-induced nephropathy：CIN）

　造影剤は尿路系から排泄され，腎機能低下患者では排泄遅延から急性腎不全等，症状が悪化するおそれがあるとされている。造影剤使用後に腎機能低下をきたした場合に，CIN と呼ばれてきたが，近年は post-contrast acute kidney injury（PC-AKI）の名称が推奨されている。PC-AKI 発生頻度は，eGFR ≧ 30 mL/min/1.73 m^2 であれば，従来考えられていたものよりも少なく，造影 CT の過剰リスクとはなっていないのが現状である。一方で，血管造影で，高濃度の造影剤が直接腎静脈に流入する場合には PC-AKI のリスクがあるとされている。通常，PC-AKI は一過性であり，短期間で回復する。ただし，抗癌剤などの腎毒性の高い薬剤を併用している場合に，頻回の造影剤投与が長期にわたる場合には，腎機能低下を促進している可能性も指摘されている。

　造影剤投与後の腎障害は，一般的に，「ヨード造影剤投与後，72 時間以内に血清クレアチニン（SCr）値が前値より 0.5 mg/dL 以上または 25% 以上増加した場合」とされており，「腎障害患者におけるヨード造影剤使用に関するガイドライン」の 2018 年改定版でもこの基準が記載されている。なお，造影剤を使用しない場合でも，SCr の生理学的変動により AKI 基準を満たす患者が一定割合存在するので，PC-AKI と診断される症例の中には，造影剤投与が原因でないものも含まれているということも知っておく必要がある。

2）重篤な副作用

　重篤な副作用としては，**表 3a** の事項が挙げられている。

　なお，撮影等においてヨード造影剤との因果関係が否定できない脳症が国内外で集積されている点を考慮し，脳血管撮影，心臓血管撮影等の適応を有するヨード造影剤共通の注意喚起として，「重大な副作用」の項に造影剤脳症に関する内容を追記することが妥当と判断され，2020 年 7 月に添付文書が改定され，以下の記載が追加されている。

　造影剤脳症（頻度不明）：脳血管撮影，血管心臓撮影（肺動脈撮影を含む），大動脈撮影において，本剤が脳血管外に漏出し，意識障害，麻痺，失語，皮質盲等の中枢神経症状があらわれることがあ

表4　ヨード造影剤（血管内投与）の警告・禁忌等

警告	(1) ショック等の重篤な副作用があらわれることがある。 (2) 本剤は尿路・血管用造影剤であり，特に高濃度製（350,370mgI/mL）については脳・脊髄腔内に投与すると重篤な副作用が発現するおそれがあるので，脳槽・脊髄造影には使用しないこと。
禁忌	(1) ヨード又はヨード造影剤に過敏症の既往歴のある患者 (2) 重篤な甲状腺疾患のある患者［ヨード過剰に対する自己調節メカニズムが機能できず，症状が悪化するおそれがある。］
原則禁忌	(1) 一般状態の極度に悪い患者 (2) 気管支喘息の患者［副作用の発生頻度が高いとの報告がある。］ (3) 重篤な心障害のある患者［本剤投与により，血圧低下，不整脈，頻脈等の報告があり，重篤な心障害患者においては症状が悪化するおそれがある。］ (4) 重篤な肝障害のある患者［症状が悪化するおそれがある。］ (5) 重篤な腎障害（無尿等）のある患者［本剤の主たる排泄臓器は腎臓であり，腎機能低下患者では排泄遅延から急性腎障害等，症状が悪化するおそれがある。］ (6) マクログロブリン血症の患者［静脈性胆嚢造影剤で血液のゼラチン様変化をきたし死亡した報告がある。］ (7) 多発性骨髄腫の患者［多発性骨髄腫の患者で特に脱水症状のある場合，腎不全（無尿等）を起こすおそれがある。］ (8) テタニーのある患者［血中カルシウム低下により，症状が悪化するおそれがある。］ (9) 褐色細胞腫の患者及びその疑いのある患者［血圧上昇，頻脈，不整脈等の発作が起こるおそれがある。やむをえず造影検査を実施する場合には静脈確保の上，フェントラミンメシル酸塩等のα遮断薬及びプロプラノロール塩酸塩等のβ遮断薬の十分な量を用意するなど，これらの発作に対処出来るよう十分な準備を行い，慎重に投与すること。］
慎重投与	(1) 本人又は両親，兄弟に発疹，蕁麻疹等のアレルギーを起こしやすい体質を有する患者 (2) 薬物過敏症の既往歴のある患者 (3) 脱水症状のある患者［急性腎障害を起こすおそれがある。］ (4) 高血圧症の患者［血圧上昇等，症状が悪化するおそれがある。］ (5) 動脈硬化のある患者［心・循環器系に影響を及ぼすことがある。］ (6) 糖尿病の患者［急性腎障害を起こすおそれがある。］ (7) 甲状腺疾患のある患者 (8) 肝機能が低下している患者［肝機能が悪化するおそれがある。］ (9) 腎機能が低下している患者［腎機能が悪化するおそれがある。］ (10) 急性膵炎の患者［症状が悪化するおそれがある。］ (11) 高齢者 (12) 幼・小児

るので投与量は必要最小限とし，異常が認められた場合には適切な処置を行うこと．

2-2-3　ヨード造影剤の投与禁忌

　ヨード造影剤投与においては，副作用等の発現を避けるために，禁忌，原則禁忌があり，警告も記載されている（表4）。

2-2-4　相互作用による併用注意

　ビグアナイド系糖尿病用剤を内服中の患者にヨード造影剤を注入すると，乳酸アシドーシスを起こすおそれがあるので，本剤を使用する場合は，ビグアナイド系糖尿病用剤の投与を一時的に中止

表5　MRI 用各種造影剤の概要

一般名（製剤名）	含有金属	キレート構造	イオン性／非イオン性	腎障害	NSFリスク	投与経路	分布・取り込み		適応	投与量
ガドテリドール（プロハンス®）	Gd	環状型	非イオン性	原則禁忌	低	静脈内投与	細胞外液性		脳・脊髄・躯幹部・四肢	0.2mL/Kg
ガドジアミド水和物（オムニスキャン®）	Gd	線状型	非イオン性	禁忌	高	静脈内投与			脳・脊髄・躯幹部・四肢	0.2mL/Kg
ガドテル酸メグルミン（マグネスコープ®）	Gd	環状型	イオン性	原則禁忌	低	静脈内投与			脳・脊髄・躯幹部・四肢	0.2mL/Kg
ガドブトロール（ガドビスト®）	Gd	環状型	非イオン性	原則禁忌	低	静脈内投与			脳・脊髄・躯幹部・四肢	0.1mL/Kg
ガドキセト酸ナトリウム（EOB・プリモビスト®）	Gd	線状型	イオン性	慎重投与	中	静脈内投与	肝特異性	肝細胞への取り込み	肝臓	0.1mL/Kg
フェルカルボトラン（リゾビスト®）	Fe					静脈内投与		クッパー細胞への取り込み	肝臓	0.016mL/kg

するなど適切な処置を行うこととされている。造影剤使用前48時間前から造影剤使用後48時間はメトホルミン投与を中止するのが一般的である。なお，乳酸アシドーシスを来たしやすい病態に，腎機能の低下，肝機能の低下，心不全や心筋梗塞，呼吸不全が知られており，特に腎機能低下症では糖尿病薬の確認が重要である。ビグアナイド系糖尿病薬には様々なものがあるが，日本医学放射線学会でのウェブサイトで当該薬剤の一覧を示したポスターのダウンロードが可能であり，利用を推奨する（http://www.radiology.jp/member_info/safty/20181219.html）。

2-2-5　油性造影剤

　ヨード化ケシ油脂肪酸エチルエステル（リピオドール®）の適応は，子宮卵管造影，リンパ管造影である。また，血管塞栓術の際の調製用剤として以下の場合に使用されることもある。
①肝臓の TACE の際に注射用エピルビシン塩酸塩と混和して使用
②胃静脈瘤の塞栓療法においてヒストアクリルと混和して使用。
　①の場合には抗がん剤を溶解した液体とリピオドールとをポンピングを行い混和・乳化させ注入する。

2-3　MRI 用造影剤

　CT 用の造影剤は非特異的に細胞外液中に分布するもののみであるが，MRI 用造影剤は**表5**のように，細胞外液中に分布する非特異的造影剤の他に，肝特異的造影剤もある。これらの造影剤について概説する。

2-3-1　ガドリニウム製剤

1）ガドリニウム造影剤の分類

・非特異的造影剤

　MRI 用の非特異的造影剤は，重金属であるガドリニウム（Gd）のキレート製剤である。血流に従い組織に移行し緩和時間を短縮させる効果を有しており，造影剤そのものが高信号になるわけではない。造影後は T1 強調像を撮像する。T1 緩和時間のみならず T2 緩和時間も短縮されるが，T2 緩和短縮はコントラスト向上に寄与しないので，T2 強調像は造影前のみ撮像する。

　造影剤投与量は少なく，注入に使用する針は細くても大丈夫である。

・肝特異的造影剤（EOB）：ガドキセト酸ナトリウム注射液（EOB・プリモビスト®）

　Gd 製剤であるが，脂質親和性があるため 4 割程度は肝細胞内に取り込まれ，胆汁とともに排泄される。残り約 6 割は尿路系から排泄される。肝細胞への取り込みには 20 分程度を要するため，dynamic MRI 施行後，時間をおいて最後に肝細胞造影相の撮像を行う。T2 強調像や拡散強調像は通常造影前に行うが，EOB・プリモビスト®使用の際には造影前ではなく，肝細胞造影相撮像までの間の時間を利用して撮像するのが一般的である。造影後であってもこれらの画像への影響がみられないこと，検査時間の短縮が主な理由である。

2）Gd 造影剤の副作用

　ガドリニウム造影剤は，ヨード造影剤よりも副作用の頻度が低く，安全性が高い薬剤である。添付文書において記載されている副作用を**表6**に示した。これらには海外の副作用報告も含まれている。製剤により副作用の頻度が異なる場合には，頻度が高い方に記載している。

　主な副作用は，悪心・嘔吐，蕁麻疹，発疹などである。熱感は非常にまれである。稀ではあるが，アナフィラキシーによるショックなどを起こす場合があるので，対応できるように準備をしておくことが重要である。

・腎性全身性線維症（Nephrogenic Systemic Fibrosis: NSF）

　腎性全身性線維症（Nephrogenic Systemic Fibrosis: NSF）とは原因不明の難病で，皮膚の腫脹や硬化，疼痛などで発症する疾患であり，進行すると四肢関節の拘縮を生じて活動は著しく制限され，死亡例も報告されている。2006 年に腎機能低下症例における Gd 造影剤投与が NSF 発症のリスクであるとの報告がされ，その後 NSF の予防のために腎機能低下例における Gd 造影剤投与は禁忌となった。「腎障害患者におけるガドリニウム造影剤使用に関するガイドライン」[*2] では eGFR（estimated glomerular filtration rate：推算糸球体ろ過値）が 30 mL/min/1.73 m 未満の慢性腎障害，急性腎不全の患者ではガドリニウム造影剤による腎性全身性線維症の発現のリスクが上昇することが報告されており，Gd 製剤の投与を避け他の検査法で代替することが望ましい。eGFR が 60 mL/min/1.73 m² 以上の場合には，ガドリニウム造影剤使用には問題ないと考えられており，eGFR は 30 mL/min/1.73 m 以上 60 mL/min/1.73 m では利益と不利益を考慮して適応が決められる。なお，造影剤のマクロ環型キレートは切断されにくく，安全性の面からはマクロ環型の造影剤使用が望まれる。腎機能低下例での Gd 造影剤投与を控えるようになってからは新たな NSF 発症の報告はない。

・Gd 造影剤の中枢神経への沈着

　Gd 造影剤の中枢神経系への沈着については，Kanda らが Gd 造影剤を頻回に投与された症例に

表 6　MRI 用造影剤（Gd 製剤）の副作用

a　重篤な副作用

	ガドビスト	プロハンス	マグネスコープ	オムニスキャン	EOB・プリモビスト
ショック・アナフィラキシー	○	○	○	○	○
痙攣発作	○	○		○	
腎性全身性線維症（NSF）	○	○	○	○	○

b　その他の副作用

	頻　度		
	0.1 ～ 5% 未満	0.1% 未満	頻度不明
過敏症	蕁麻疹，発疹，潮紅	ほてり	血管浮腫，紅斑，掻痒感，顔面浮腫，眼瞼浮腫
精神神経系	頭痛	めまい，しびれ	
感覚器		眼の異物感，味覚異常	結膜炎，錯感覚，嗅覚錯誤，眼の異常，眼充血，眼掻痒感，感覚鈍麻
消化器	嘔気，嘔吐，下痢，口内乾燥・口渇		
循環器	血圧上昇，頻脈	動悸	蒼白，チアノーゼ，血圧低下，
呼吸器		咳嗽，くしゃみ	気管支攣縮，呼吸困難，喘息
自律神経系			多汗症
投与部位	注射部位反応（疼痛等）	血管痛	
その他	熱感，血管拡張，赤血球減少，白血球変動，ヘモグロビン減少，ヘマトクリット減少，血小板減少，肝機能障害，ALP 上昇	気分不良，胸痛，胸部不快感，温熱感，血清鉄低下，血清カリウム昇，BUN 上昇，血中クレアチニン上昇，総ビリルビン上昇，LDH 上昇，カリウム値変動，クロール値上昇，血清鉄変動，尿蛋白増加，尿沈渣増加	腹痛，倦怠感，冷感，不快感，異常感

おいて小脳歯状核や淡蒼球の信号上昇が T1 強調像で見られることを報告して以来様々な報告がされている。剖検例でも Gd の沈着が確認されたこと，総投与量と信号強度上昇に相関が得られることなどから，遊離した Gd の沈着による信号上昇と考えられている。鉄などの沈着が起きやすい部位に沈着する傾向があり，鉄の沈着と同様の機序が想定されている。図 18 に造影剤を複数回実施した症例の MRI（T1 強調像）を示したが，リニア型造影剤投与では小脳歯状核への沈着がみられ

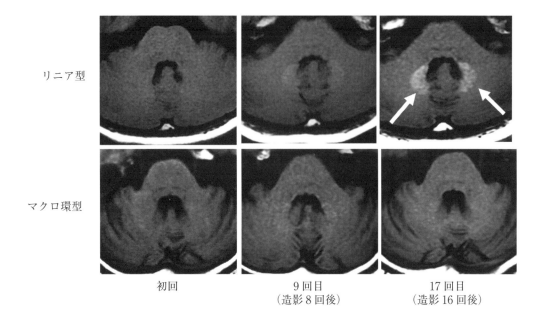

リニア型

マクロ環型

初回　　　　　　　　　9回目　　　　　　　　17回目
　　　　　　　　　（造影8回後）　　　　　（造影16回後）

図18　Gd造影剤の反復投与による歯状核への沈着

マクロ環型造影剤の反復投与で，歯状核や淡蒼球の信号強度上昇がみられることがあり（→），遊離したGdの沈着と考えられている。特にリニア型のキレート構造の造影剤での頻度が高く，キレート構造の安定性が高いマクロ環型の造影剤投与が推奨されるようになった。

るが，マクロ環型造影剤の投与では沈着がみられていない。報告でもマクロ環型Gd製剤はキレート結合が強固なためGd沈着が起こらないあるいは頻度が非常に低いとされている。少なくとも現時点では沈着による症状の発現はないと考えられているが，より安全性の高いマクロ環型Gd製剤の使用が推奨され，直鎖型製剤の使用は控えられるようになった。

3) Gd造影剤の禁忌

　MRI用造影剤の添付文書に記載されている警告，禁忌，原則禁忌を**表7**に示した。

2-3-2　フェルカルボトラン（リゾビスト®）

　フェルカルボトラン注射液であるリゾビスト®は超常磁性酸化鉄コロイド（superparamagnetic iron oxide：SPIO）の一種であり，肝特異的造影剤である。T2強調像（あるいはプロトン密度強調像）を撮像する。肝のクッパー細胞に取り込まれ，肝の信号を低下させることで，SPIOが取り込まれずに信号低下をきたさない腫瘍とのコントラストを向上させるのが造影機序である（**図19**）。肝の信号を低下させるので陰性造影剤である。

　肝転移の検索で有用とされていたが，肝転移の検索でも近年はEOB・プリモビストの利用が増えており，SPIOの使用頻度はかなり低くなっている。

　鉄が含まれている造影剤であるので，副作用もGd製剤とは異なり，重篤な副作用として中毒性表皮壊死融解症がある（**表8**）。その他の副作用で背部痛もあるが，これはヨード造影剤では見られ

表 7　MRI 用造影剤の禁忌・慎重投与

	警　告	禁　忌	原則禁忌	慎重投与
ガドビスト	1. 本剤を髄腔内に投与すると重篤な副作用を発現するおそれがあるので、髄腔内には投与しないこと。 2. 重篤な腎障害のある患者では、ガドリニウム造影剤による腎性全身性線維症の発現のリスクが上昇することが報告されているので、腎障害のある患者又は腎機能が低下しているおそれのある患者では、十分留意すること。	本剤の成分又はガドリニウム造影剤に対し過敏症の既往歴のある患者	1. 一般状態の極度に悪い患者 2. 気管支喘息の患者 3. 重篤な腎障害のある患者	1. アレルギー性鼻炎、発疹、蕁麻疹等を起こしやすいアレルギー体質を有する患者 2. 両親、兄弟に気管支喘息、アレルギー性鼻炎、発疹、蕁麻疹等を起こしやすいアレルギー体質を有する患者 3. 薬物過敏症の既往歴のある患者 4. 既往歴を含めて、痙攣、てんかん及びその素質のある患者〔痙攣があらわれることがある。〕 5. 腎障害のある患者又は腎機能が低下しているおそれのある患者〔排泄が遅延するおそれがある。 6. 高齢者
プロハンス	1. 本剤を脳・脊髄腔内に投与すると重篤な副作が発現するおそれがあるので、脳・脊髄腔内には投与しないこと。 2. 重篤な腎障害のある患者では、ガドリニウム造影剤による腎性全身性線維症の発現のリスクが上昇することが報告されているので、腎障害のある患者又は腎機能が低下しているおそれのある患者では、十分留意すること。	1. 本剤投与により重篤な副作用がみられた患者 2. 本剤の成分又はガドリニウム造影剤に対し過敏症の既往歴のある患者	一般状態の極度に悪い患者 2. 気管支喘息のある患者 3. 重篤な腎障害のある患者 4. 初回投与時に副作用がみられ、追加投与を行う必要がある患者	(1)アレルギー性鼻炎、発疹、蕁麻疹等を起こしやすいアレルギー体質を有する患者 (2)両親、兄弟に気管支喘息、アレルギー性鼻炎、発疹、蕁麻疹等を起こしやすいアレルギー体質を有する患者 (3)薬物過敏症の既往歴のある患者 (4)既往歴を含めて、痙攣、てんかん及びその素質のある患者〔痙攣があらわれることがある。〕 (5)腎障害のある患者又は腎機能が低下しているおそれのある患者 (6)高齢者 (7)小児
マグネスコープ	1. 本剤を髄腔内に投与すると重篤な副作用を発現するおそれがあるので、髄腔内には投与しないこと。 2. 重篤な腎障害のある患者では、ガドリニウム造影剤による腎性全身性線維症の発現のリスクが上昇することが報告されているので、腎障害のある患者又は腎機能が低下しているおそれのある患者では、十分留意すること。	本剤の成分又はガドリニウム造影剤に対し過敏症の既往歴のある患者	1. 一般状態の極度に悪い患者 2. 気管支喘息のある患者 3. 重篤な肝障害のある患者 4. 重篤な腎障害のある患者	1. アレルギー性鼻炎、発疹、蕁麻疹等を起こしやすいアレルギー体質を有する患者 2. 両親、兄弟に気管支喘息、アレルギー性鼻炎、発疹、蕁麻疹等を起こしやすいアレルギー体質を有する患者 3. 薬物過敏症の既往歴のある患者 4. 既往歴を含めて、痙攣、てんかん及びその素質のある患者 5. 高齢者 6. 腎障害のある患者又は腎機能が低下しているおそれのある患者
オムニスキャン	1. 本剤を髄腔内に投与すると重篤な副作用を発現するおそれがあるので、髄腔内には投与しないこと。 2. 重篤な腎障害のある患者では、ガドリニウム造影剤による腎性全身性線維症の発現のリスクが上昇することが報告されているので、腎障害のある患者又は腎機能が低下しているおそれのある患者では、十分留意すること。	1. 本剤の成分又はガドリニウム造影剤に対し過敏症の既往歴のある患者 2. 重篤な腎障害のある患者	1. 一般状態の極度に悪い患者 2. 気管支喘息のある患者 3. 重篤な肝障害のある患者	1. アレルギー性鼻炎、発疹、蕁麻疹等を起こしやすいアレルギー体質を有する患者 2. 両親、兄弟に気管支喘息、アレルギー性鼻炎、発疹、蕁麻疹等を起こしやすいアレルギー体質を有する患者 3. 薬物過敏症の既往歴のある患者 4. 既往歴を含めて、痙攣、てんかん及びその素質のある患者 5. 腎障害のある患者又は腎機能が低下しているおそれのある患者 6. 高齢者 7. 幼児又は小児

	警　告	禁　忌	原則禁忌	慎重投与
EOB・プリモビスト	重篤な腎障害のある患者では，ガドリニウム造影剤による腎性全身性線維症の発現のリスクが上昇することが報告されているので，腎障害のある患者又は腎機能が低下しているおそれのある患者では，十分留意すること。	重篤な腎障害のある患者	1. 一般状態の極度に悪い患者 2. 気管支喘息の患者	1. アレルギー性鼻炎，発疹，蕁麻疹等を起こしやすいアレルギー体質を有する患者 2. 両親，兄弟に気管支喘息，アレルギー性鼻炎，発疹，蕁麻疹等を起こしやすいアレルギー体質を有する患者 3. 薬物過敏症の既往歴のある患者 4. 腎障害のある患者又は腎機能が低下しているおそれのある患者
リゾビスト		1. 本剤の成分又は鉄注射剤に対し過敏症の既往歴のある患者 2. 一般状態の極度に悪い患者 3. ヘモクロマトーシス等鉄過剰症の患者 4. 出血している患者		1. 又は両親，兄弟に気管支喘息，発疹，蕁麻疹等のアレルギーを起こしやすい体質を有する患者 2. 薬物過敏症の既往歴のある患者 3. 貧血治療のため鉄剤を投与している患者 4. 出血傾向のある患者（抗血小板剤，血液凝固阻止剤等を投与中の患者を含む） 5. 発作性夜間血色素尿症の患者

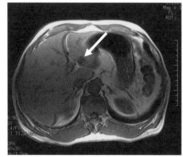 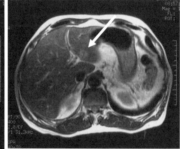 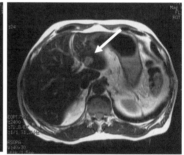

a：造影前 T1 強調像　　　　　　b：造影前 T2 強調像　　　　　　c：造影後 T2 強調像

図19　リゾビストの増強効果

リゾビストは肝臓の網内系細胞であるクッパー細胞に取り込まれ，肝臓の信号強度を低下させる効果を有する。造影後には肝臓の信号強度が低下するが，腫瘍にはクッパー細胞がなく信号強度低下をきたさないので腫瘍のコントラストが向上する（→）。

ない副作用である。禁忌はGd製剤と異なり，特有の副作用としてヘモクロマトーシス等鉄過剰症の患者，出血している患者が挙げられている（**表7**）。

2-3-3　経口造影剤

　塩化マンガン四水和物内用液（ボースデル®）は，MRCPの撮像に際して胃液や十二指腸内の腸液の信号を低下させ，胆管や膵管の描出を向上させる目的で使用される陰性造影剤（**図20**）である

表8　フェルカルボトラン（リゾビスト®）の副作用

a　重篤な副作用

重大な副作用	1. ショック，アナフィラキシー（頻度不明）
	2. 中毒性表皮壊死融解症（Toxic Epidermal Necrolysis：TEN）（頻度不明）

b　その他の副作用

	頻　　度	
	1% 未満	頻度不明
過敏症	発疹，蕁麻疹，発赤，掻痒感	顔面潮紅
消化器	嘔気	嘔吐
精神神経系	後頭部痛，灼熱感，頭痛，手のしびれ，下肢のしびれ	
自律神経系	冷汗	発汗
循環器	血圧上昇	虚脱，血圧低下
その他	鼻出血，熱感，倦怠感，腰痛，背部痛，胸膜刺激症状，発熱	

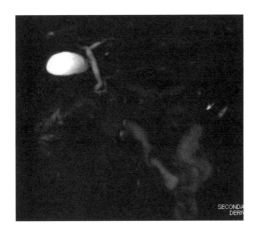

図 20　ボーステル服用を併用した MRCP

表9　塩化マンガン四水和物内用液（ボーステル®）の禁忌と副作用

禁忌	1. 消化管の穿孔又はその疑いのある患者［消化管外（腹腔内等）に漏れることにより，腹膜炎等の重篤な症状を引き起こすおそれがある。］
	2. 本剤の成分に対し過敏症の既往歴のある患者

		頻　　度		
		0.1 ～ 5% 未満	0.1% 未満	頻度不明
副作用	過敏症			発疹，蕁麻疹
	消化器	軟便，下痢，腹痛，腹鳴，悪心，腹部膨満	胸やけ	
	精神神経系	眠気，頭痛		
	その他	血清鉄低下，血清フェリチン減少	尿蛋白陽性，尿糖陽性	

（ただし，T1強調像では陽性造影剤となる）。250 mlのパックになっており，検査直前に服用させる。

　消化管穿孔またはその疑いのある患者では投与禁忌である（**表9**）。副作用としては，軟便，下痢，腹痛，腹鳴，腹部膨満などの消化管関連症状や血清鉄低下，血清フェリチン減少などがある（**表9**）。

　なお，相互作用として，テトラサイクリン系経口抗生物質，ニューキノロン系経口抗菌剤，セフジニル（経口用セフェム系抗生物質製剤）の効果を減弱させる可能性があるので，造影終了後3時間程度服用時間をあける必要がある。

2-4　造影剤の血管内注入に関する注意事項

2-4-1　穿刺

1）穿刺時の注意事項

　造影剤は血液よりも浸透圧や粘稠度が高い。また，自動注入器に接続するチューブは長く，針先は細く，点滴に比べ注入速度が速いため，注入圧はかなり上昇する。点滴のような緩徐な注入では血管外漏出が起こらないような状態であっても，造影剤を高速で注入する際には血管外漏出が起こることがあるので，血管確保の際には慎重を期す必要がある。

・関節近傍からの穿刺は関節の動きにより針の先端が血管壁を損傷し血管外漏出のリスクが高まるため避ける。前腕屈側の血管からの投与が望ましい。手関節近くや手背の血管は穿刺時の痛みが強いことが多く，可能な限り避ける。

・なるべく太く，かつ蛇行していない血管から注入する。特にダイナミックCTやMIRでは注入速度が速いので注入圧が高まらないように配慮が必要である。

・静脈弁のすぐ遠位の穿刺は避ける（針先が弁に当たったり，弁に高い圧が加わらないようにするため）。

・穿刺の際には，左手で穿刺部の近位と遠位で血管を引き延ばすように抑えて固定しておくと穿刺時の血管の移動を避けることができる。

・血管確保をしたあと，かならず生理食塩水でフラッシュを行い，血管外漏出が起こらないことを確認する（**図21**）。血液逆流のみの確認では血管外漏出のリスクが高まる。また，フラッシュの際に，注入速度は実際の注入の際の注入と同じまたはそれ以上の速度で行うことが望ましい。緩徐な注入ではフラッシュによる確認の意味がない。血管外漏出が起こっても，皮下脂肪織が粗である場合には穿刺部周囲の腫脹が起こらないこともあるので，注意をする必要がある。

・留置針の先端は柔軟であり，先端が金属製である翼状針よりもが血管外漏出は起こしにくく，造影剤投与時は，留置針の使用を推奨する。ただし，一般の留置針の使用目的は，長期間の血管確保であり，圧入に適している訳ではないので，注意が必要である。具体的には，チューブとの接続を強固にしないと造影剤の注入時に接続部の緩みや外れが生じる場合もあるので注意する。

・MRIではダイナミックMRIや造影MRA以外では自動注入器を使用する必要がない。自動注入器を使用しない場合には比較的短時間で注入が可能であるため，留置針でなく翼状針を用いても良い。その際にも必ず生理食塩水でフラッシュをして血管外漏出が起こらないか確認してから造影剤を注入する必要がある。MRI用造影剤は投与量が少ないので，注入した薬剤が静脈内に停滞

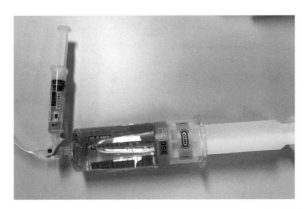

図21　CT用造影剤シリンジとフラッシュ用生理食塩水の接続例

ロック付きの三方活栓に造影剤と生理食塩水のシリンジを接続させる。血管確保をしたのち，生理食塩水で
フラッシュをして血管外漏出がないか必ず確かめることが重要である。

しないように，造影剤注入後も生理食塩水でフラッシュすることが望ましい。

2) 血管外漏出への対応

　血管外漏出が起こった際には，直ちに注入を中止する。少量の漏出の場合には抜針しそのまま様
子を見てもよい。

　血管外漏出の量が多い場合には，以下のような対応が必要となる。

　造影剤は浸透圧が高く，漏出した造影剤を等張にするために血管内等から水分が移行するので，
漏出直後はさほど腫脹していなくても時間経過に従い腫脹が増強することがある。冷却や冷罨法を
行い，腫脹が増悪しないように注入側の上肢を挙上するようにする。皮膚の水疱形成などがおきた
ら皮膚科に頼診する。また，コンパートメント症候群＊をきたす恐れがある場合には，皮膚科ある
いは形成外科等に依頼し，減圧のため切開を行う。

＊コンパートメント症候群：
筋膜や骨で囲まれた領域をコンパートメントあるいは筋区画といい，この内部の圧が上昇すると内部を走行している血管や神経
が圧迫され循環障害をきたしたり神経障害をきたす病態をいう。筋肉の障害が起こることもある。

3) 注入時のインシデント

　空気注入の報告が本邦でもある。前の検査が終了した際に，注入器の操作でシリンジのプラン
ジャーを引いてしまい，造影剤が注入されている新しいシリンジと誤ってセッティングしたミスに
よる事故である。造影剤はほとんど無色透明なので，注意しないとわかりにくい可能性があり，注
意が必要である。前の患者の注入が終わったらシリンジのプランジャーを引かずにシリンジを廃棄
することを徹底すると，このような事故は防ぐことができる。

表10　ヨード造影剤使用における一般的な注意事項

1	ショック等の発現に備え，十分な問診を行うこと。
2	投与量と投与方法の如何にかかわらず過敏反応を示すことがある。本剤によるショック等の重篤な副作用は，ヨード過敏反応によるものとは限らず，それを確実に予知できる方法はないので，投与に際しては必ず救急処置の準備を行うこと。
3	投与にあたっては，開始時より患者の状態を観察しながら，過敏反応の発現に注意し，慎重に投与すること。また，異常が認められた場合には，直ちに投与を中止し，適切な処置を行うこと。
4	重篤な遅発性副作用（ショックを含む）等があらわれることがあるので，投与中及び投与後も，患者の状態を十分に観察すること。
5	外来患者に使用する場合には，本剤投与開始より1時間〜数日後にも遅発性副作用の発現の可能性があることを患者に説明した上で，発疹，発赤，蕁麻疹，悪心，嘔吐，血圧低下，頭痛等の副作用と思われる症状が発現した場合には，速やかに主治医に連絡するように指示するなど適切な対応をとること。
6	ヨード造影剤の投与により腎機能の低下があらわれるおそれがあるので，適切な水分補給を行うこと。特に急性膵炎の患者においては，本剤投与前後にはガイドライン等を参考にして十分な輸液を行うこと。

2-5　副作用に対する対策

2-5-1　造影剤投与による一般的な注意事項

　ヨード造影剤の添付文書には，一般的な注意事項として表10の6項目が挙げられている。これらを十分理解して造影剤投与を実施する必要がある。MRI用のガドリニウム造影剤の注意事項もほぼ同様であるが，前述した腎性全身性線維症発症予防のため，腎機能低下患者での使用を控えることが記載されている。

○造影剤による副作用既往歴がある患者への対応

　ヨード造影剤とMRI用のGd製剤には交差反応は極めて稀と報告されており，一方の造影剤アレルギーがある場合であっても他方の造影剤投与が禁忌になることはない。

　同種製剤（ヨードやGd）で副作用歴がある場合には，別の製剤への変更が推奨される。過去に造影剤副作用歴のある患者の造影検査例を，前投薬なしで前回と同一の造影剤を投与したコントロール群，前投薬はしたが前回と同一の造影剤を投与した前投薬群，前投薬なしで造影剤を変更しただけの造影剤変更群，および前投薬もしたが造影剤の変更も行った前投薬−造影剤変更群の4つの群に分けた検討では，それぞれの副作用発症率が27.7%，17.3%，5.2%，2.7%で，前投薬群に比べ，造影剤変更群は副作用発症率を低下させる効果が大きいことが報告されている。

前投薬：

　造影剤副作用の高リスク患者では，副作用発現を抑制するために，抗ヒスタミン薬やステロイド製剤などを前投薬として投与する場合がある。

　ステロイド前投薬有効性について明確なエビデンスはないが，急性副作用の少なくとも一部がア

表11　注射剤によるアナフィラキシーに係る死亡事例の分析に基ずく医療事故の再発防止に向けた提言

提言1	【アナフィラキシーの認識】 アナフィラキシーはあらゆる薬剤で発症の可能性があり，複数回，安全に使用できた薬剤でも発症し得ることを認識する。
提言2	【薬剤使用時の観察】 造影剤，抗菌薬，筋弛緩薬等のアナフィラキシー発症の危険性が高い薬剤を静脈内注射で使用する際は，少なくとも薬剤投与開始時より5分間は注意深く患者を観察する。
提言3	【症状の把握とアドレナリンの準備】 薬剤投与後に皮膚症状に限らず患者の容態が変化した場合は，確定診断を待たずにアナフィラキシーを疑い，直ちに薬剤投与を中止し，アドレナリン0.3 mg（成人）を準備する。
提言4	【アドレナリンの筋肉内注射】 アナフィラキシーを疑った場合は，ためらわずにアドレナリン標準量0.3 mg（成人）を大腿前外側部に筋肉内注射する。
提言5	【アドレナリンの配備，指示・連絡体制】 アナフィラキシー発症の危険性が高い薬剤を使用する場所には，アドレナリンを配備し，速やかに筋肉内注射できるように指示・連絡体制を整備する。
提言6	【アレルギー情報の把握・共有】 薬剤アレルギー情報を把握し，その情報を多職種間で共有できるようなシステムの構築・運用に努める。

医療事故の再発防止に向けた提言 第3号　注射剤によるアナフィラキシーに係る死亡事例の分析
平成30年1月　医療事故調査・支援センター 一般社団法人 日本医療安全調査機構

レルギーあるいは過敏症によると推定されているため，試みる価値があると考えられている。前投薬としてのステロイド投与方法としては，従来，造影剤投与直前に静注することが一般的であったが，現在ではステロイドの抗アレルギー作用を充分に発揮させるためには，理想的には造影剤投与の6時間以上前に投与することが望ましいとされており，注意が必要である。ガイドラインでは，経口投与にはプレドニゾロンの造影剤投与の13時間前，7時間前，および1時間前投与，あるいはメチルプレドニゾロンの造影剤投与の12時間前と2時間前経口投与することとされている。

　なお，ステロイド剤の静脈内投与では喘息発作を誘発することがあるとされており，可能な限り避けるべきである。

2-5-2　アナフィラキシーへの対応

　前述のように，造影剤には様々な副作用が生じる可能性がある。頻度は低いものの，ショックや死亡に至る例も報告されている。アナフィラキシーはあらゆる薬剤で発症の可能性があり，複数回安全に使用できた薬剤でも発症し得ることを認識する必要がある（表11）。

　造影剤の静脈内注入によるアナフィラキシーは早い経過で発現し，薬剤投与開始直後に発症するアナフィラキシー程重篤化しやすい傾向があるとされている。なお，アナフィラキシーで心停止に至るまでの所用時間の中央値は，薬剤で5分，蜂毒で15分，食物で30分と報告されており，薬剤で特に短いため初期対応が重要となる。日本アレルギー学会　Anaphylaxis対策特別委員会によるアナフィラキシーの重症度評価を表12に示すが，症状をよく観察し，重症度評価を行い適切な対応を行うことが重要である。

表 12　アナフィラキシーの重症度評価

		グレード 1（軽症）	グレード 2（中等症）	グレード 3（重症）
皮膚・粘膜症状	紅斑・蕁麻疹・膨疹	部分的	全身性	
	掻痒	軽い掻痒（自制内）	強い掻痒（自制外）	
	口唇，眼瞼腫脹	部分的	顔全体の腫れ	
消化器症状	口腔内，咽頭違和感	口，のどのかゆみ，違和感	咽頭痛	
	腹痛	弱い腹痛	強い腹痛（自制内）	持続する強い腹痛（自制外）
	嘔吐・下痢	嘔気，単回の嘔吐・下痢	複数回の嘔吐・下痢	繰り返す嘔吐・便失禁
呼吸器症状	咳嗽,鼻汁,鼻閉,くしゃみ	間欠的な咳嗽，鼻汁，鼻閉，くしゃみ	断続的な咳嗽	持続する強い咳込み，犬吠様咳嗽
	喘鳴，呼吸困難	—	聴診上の喘鳴，軽い息苦しさ	明らかな喘鳴，呼吸困難，チアノーゼ，呼吸停止，$SpO_2 \leqq 92\%$，締め付けられる感覚，嗄声，嚥下困難
循環器症状	脈拍，血圧	—	頻脈（+15 回 / 分），軽度血圧低下，蒼白	不整脈，血圧低下，重症徐脈，心停止
神経症状	意識状態	元気がない	眠気，軽度頭痛，恐怖感	ぐったり，不穏，失禁，意識消失

・上記表のグレード 1（軽症）の症状が複数あるのみではアナフィラキシーとは判断しない。
・グレード 3（重症）の症状を含む複数臓器の症状，グレード 2 以上の症状が複数ある場合はアナフィラキシーと診断する。
・重症度（グレード）判定は，上記の表を参考として最も高い器官症状によって行う。
・重症度を適切に評価し，各器官の重症度に応じた治療を行う。

　日本アレルギー学会 Anaphylaxis 対策特別委員会によるアナフィラキシーガイドラインで示されている初期対応を表13 に示す。①バイタルサインの確認，②助けを呼ぶ，③アドレナリンの筋肉注射，④患者を仰臥位にする，⑤酸素投与，⑥静脈ルートの確保，⑦心肺蘇生，⑧バイタル測定が挙げられている。

　造影剤の使用に際しては救命救急のために必要な薬剤や機材を準備しておく必要がある（表14）。薬剤はアドレナリンの他に，抗ヒスタミン薬やステロイド剤が使用されることがある。血圧が上昇しない場合にはドパミンやノルアドレナリンなどを投与する。

　また，応援要請が必要になることもあるので，関係部署との連携をよく確認しておくことも重要である（図22）。

表 13　アナフィラキシーに対する初期対応

1	バイタルサインの確認 　　循環，気道，呼吸，意識状態，皮膚体重を評価する。
2	助けを呼ぶ 　　可能なら蘇生チーム（院内）または救急隊（地域）
3	アドレナリンの筋肉注射 　　0.01 m g /Kg（最大量　成人 0.5mg，小児 0.3mg），必要に応じて 5 〜 15 分毎に再投与する。
4	患者を仰臥位にする 　　仰向けにして 30cm ほど足を高くする。 　　呼吸が苦しいときには少し上体を起こす。 　　嘔吐しているときは顔を横向きにする。 　　突然立ち上がったり座ったりした場合，数秒で急変することがある。
5	酸素投与 　　必要な場合，フェイスマスクか経鼻エアウェイで高流量（6 〜 8L/ 分）の酸素投与を行う。
6	静脈ルートの確保 　　必要に応じて 0.9%（等張 / 生理）食塩水を 5 〜 10 分の間に成人なら 5 〜 10ml/Kg，小児なら 10ml/Kg 投与する。
7	心肺蘇生 　　必要に応じて胸部圧迫法で心肺蘇生を行う。
8	バイタル測定 　　頻回かつ定期的に患者の血圧，脈拍，呼吸状態，酸素化を評価する。

アナフィラキシーガイドライン（一般社団法人日本アレルギー学会 Anaphylaxis 対策特別委員会 2014.11.1）より引用

表 14　病院で準備すべき薬剤以外の医療備品

治療のための医療機器
酸素（酸素ボンベ，流量計付きバルブ，延長チューブ） 　リザーバー付きアンビューバッグ（容量：成人 700 〜 1000ml，小児 100 〜 700ml） 　使い捨てフェイスマスク（乳児用，幼児用，小児用，成人用） 　経鼻 0cm エアウェイ：6cm，7cm，8cm，9cm，10cm 　ポケットマスク，鼻カニューレ，ラリンジアルマスク 　吸引用医療器具 　挿管用医療器具 　静脈ルートを確保するための用具一式，輸液のための備品一式 　心停止時，心肺蘇生に用いるバックボード，または平坦で硬質の台 　手袋（ラテックスを使用していないものが望ましい）
測定のために必要な機器
聴診器 　血圧計，血圧測定用カフ（乳幼児用，小児用，成人用，肥満者用） 　時計 　心電計および電極 　継続的な非侵襲性の血圧および心臓モニタリング用の医療機器 　パルスオキシメーター 　除細動器 　臨床所見と治療内容の記録用フローチャート 　アナフィラキシーの治療のための文書化された緊急用プロトコール

アナフィラキシーガイドライン（一般社団法人日本アレルギー学会 Anaphylaxis 対策特別委員会 2014.11.1）より引用

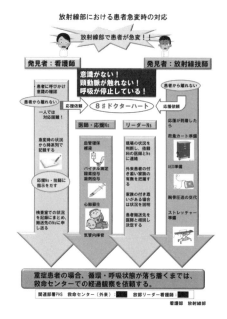

図22　患者急変時の対応フローの一例

このようなフロー図を見やすいところに掲示しておき，対応訓練も行うようにすることが望ましい。

2-5-3　造影剤投与前確認事項（問診表・同意書等）

非イオン性造影剤は，イオン性造影剤よりも副作用の発現頻度が低く，安全性が高い。とは言え，副作用の頻度は低いもののゼロではないので，

①造影剤の適応についての検討（本当に造影剤投与が必要かどうかの再確認），

②副作用発現リスクが高くないか（造影剤投与の既往やその際の副作用発現の有無，気管支喘息やその他のアレルギー疾患の有無，他の薬剤アレルギーの有無など）

の確認が必須である。ハイリスクでなくても副作用は発現することがある。また，これまでに造影剤副作用の既往が無くてもアレルギー反応が発現することがあるので，造影剤投与の判断は慎重にすべきである。

造影剤は尿路系から排泄されるので，腎機能低下例では，造影剤の排泄が遅延し，腎機能をさらに低下させるリスクがある。eGFR<60 mL/min/1.73 m² はPC-AKIのリスクファクタとされている。ただし，CTなどの経静脈性投与においては，頸動脈性投与に比べ経静脈性投与のPC-AKIリスクは低く，「腎障害患者におけるヨード造影剤使用に関するガイドライン2018」では，eGFRが30 mL/min/1.73 m² 以上では造影剤投与後にはPC-AKIを発症する頻度は非常に低いとされている。また，PC-AKI発症リスクが高い症例においては，可能な範囲で使用造影剤を減量することが推奨されている。

造影剤の投与に先立って，インフォームドコンセントを取得し，文書による同意書を取得する必要がある。日本医学放射線学会　医療事故防止委員会から2006年に出されている「造影剤血管内

表 15　ヨード造影剤血管内投与に関する問診表項目

表の背景グレーの部分は推奨度 A であり，問診表に記載すべき項目である。

問診項目		推奨度	添付文書記載
造影剤使用歴		A	禁忌
副作用歴とその症状		A	
喘息を除くアレルギー歴，アレルギー体質		B	慎重投与
親族・家族の造影剤以外も含むアレルギー		C	慎重投与
喘息（活動性 / 非活動性）		A	原則禁忌
甲状腺疾患（甲状腺機能亢進症，多結節性甲状腺腫）		B	禁忌，慎重投与
腎障害，血清クレアチニン値，eGFR		A	原則禁忌，慎重投与
心疾患		B	原則禁忌
高血圧		C	慎重投与
糖尿病		B	慎重投与
その他の疾患	褐色細胞腫	C	原則禁忌
	多発性骨髄腫	C	原則禁忌
	マクログロブリン血症	C	原則禁忌
	テタニー	C	原則禁忌
妊娠		B	妊婦、産婦、授乳婦等への投与
授乳		C	
服用薬	ビグアナイド系糖尿病薬	B	併用注意
	インターロイキン 2	C	
	非ステロイド性抗炎症薬	C	
	アミノグリコシド系製剤	C	
	β 遮断薬	C	

ヨード造影剤問診表における質問項目と推奨度について（日本医学放射線学会 / 日本放射線専門医会合同造影剤安全性委員会）

投与のリスクマネジメント」に造影剤投与の際の説明文書や同意書の例が提示されているので，各施設で参考にしてほしい。

　なお，ヨード造影剤問診表のチェックリストに含めるべき項目としては，医学放射線学会の造影剤安全性委員会が推奨度を 3 つに分類している（A：記載するよう強く勧められる，B：記載するよう勧められる，C：記載するよう勧めるだけの根拠が明確でない）。主治医用の問診項目として，推奨度 A には　造影剤使用歴，副作用歴とその症状，喘息，腎障害が挙げられており，B としては，喘息を除くアレルギー歴，甲状腺疾患，心疾患，糖尿病，ビグアナイド系糖尿病薬，妊娠が挙げられている（表 15）。（アドレス：http://www.radiology.jp/content/files/827.pdf）

2-6　消化管造影剤

　消化管造影には主にバリウム（Ba）製剤が使用される。Ba 製剤は水溶性ではなく，懸濁液であり，よく攪拌して使用する。血管内投与ができないことは言うまでもない。

　Ba 製剤は，懸濁液になっているものと，粉末で水を加え良く攪拌して使用するものとがある。上部消化管造影では使用するものは，注腸造影で使用するものよりも Ba 濃度が高い。

　Ba は消化管から吸収されないとされているが，頻度は不明であるものの，ショック，アナフィラキシーが起こることがあるとされている。

　消化管内に硫酸バリウムが停留することにより，まれに消化管穿孔，腸閉塞，大腸潰瘍，大腸炎，憩室炎，バリウム虫垂炎等を引き起こすことが報告されており，特に高齢者においては，より重篤な転帰をたどることがあるので，注意が必要である。**表1** に消化管造影剤の禁忌と慎重投与を記載したが，以下の（1）～（5）は Ba 造影剤の禁忌である。

（1）消化管の穿孔又はその疑いのある患者［消化管外（腹腔内等）に漏れることにより，バリウム腹膜炎等の重篤な症状を引き起こすおそれがある。］

（2）消化管に急性出血のある患者［出血部位に穿孔を生ずるおそれがある。また，粘膜損傷部等より硫酸バリウムが血管内に侵入するおそれがある。

（3）消化管の閉塞又はその疑いのある患者［穿孔を生ずるおそれがある。］

（4）全身衰弱の強い患者

（5）硫酸バリウム製剤に対し，過敏症の既往歴のある患者

　消化管の高度狭窄がある場合にはガストログラフィン®が使用される場合もある。ガストログラフィン®はヨード製剤であり，ヨード又はヨード造影剤に過敏症の既往歴のある患者は禁忌である。ガストログラフィンは誤嚥のリスクがある場合（高齢者，小児，嚥下困難，意識レベルが低下した患者等）には可能な限り使用しない。誤嚥により，呼吸困難，肺水腫等を引き起こすおそれがあるためである。また，高張であり，水・電解質代謝に異常のある患者には慎重に投与する必要がある。

参考文献
1）坂本篤裕．放射線造影剤によるアナフィラキシー．光畑裕正・編．アナフィラキシーショック．克誠堂出版；196-207：2008.
2）飯田慎，粟井和夫．造影剤の腎への影響 — CIN から PC-AKI へ—．日獨医報．2019；64（2）：35-42.
3）阿部彰子．リスク患者での造影検査における前投薬と薬剤変更．日獨医報．2019；64（2）：35-42.
4）ヨード造影剤ならびにガドリニウム造影剤の急性副作用発症の危険性低減を目的としたステロイド前投薬に関する提言（2018 年 11 月改訂版）．日本医学放射線学会造影剤安全性管理委員会．http://www.radiology.jp/member_info/safty/20181115.html
5）注射剤によるアナフィラキシーに係る死亡事例の分析．医療事故の再発防止に向けた提言第 3 号．平成 30 年 1 月．医療事故調査・支援センター．一般社団法人日本医療事故安全調査機構．https://www.medsafe.or.jp/uploads/uploads/files/teigen-03.pdf
6）アナフィラキシーガイドライン．一般社団法人日本アレルギー学会 Anaphylaxis 対策特別委員会．2014.11.1. https://anaphylaxis-guideline.jp/pdf/guideline_slide.pdf
7）腎障害患者におけるヨード造影剤使用に関するガイドライン．日本腎臓学会，日本医学放射線学，日本循環器病学会・共同編集．日腎会誌．2019：61（7）：933-1081．file:///E:/iryouannzen/%E3%82%AC%E3%82%A4%E3%83%89%E3%83%A9%E3%82%A4%E3%83%B3%E8%AB%96%E6%96%87/guideline-201911.pdf

8）造影剤血管内投与のリスクマネジメント．日本医学放射線学会　医療事故防止委員会．2006 年 3 月．
http://www.radiology.jp/content/files/jikoboushi_risk2006.pdf
9）ヨード造影剤問診表における質問項目と推奨度について．日本医学放射線学会 / 日本放射線専門医会・
医会　合同造影剤安全性委員会．２０１０年１０月１日．http://www.radiology.jp/member_info/
safty/20101001.html

3　放射性医薬品によるリスク

3-1　放射性医薬品の特徴

　放射性医薬品 radiopharmaceutical は，核医学検査や核医学治療などの核医学診療で用いられ，放射性同位元素（Radioisotope: RI）＊を含むため，管理区域で取り扱うことが法令で定められている。核医学診療は，in vivo と in vitro に分けられ，さらに RI はその用途や種類によって，用いられる放射性核種の特徴が異なる。

　in vivo：トレーサ＊＊として RI を特異的な性質を持つ化合物に反応（標識）させた放射性医薬品を体内に投与して検査または治療を行う。検査の場合は，投与した RI の体内分布をシンチレーションカメラや PET カメラで撮像する。CT や MRI 検査は臓器の形態を診断するが，核医学検査では臓器の機能や代謝を診断することができる。

　in vitro：採取した血液や尿にトレーサを試験管内で反応させ，試料中の目的物質（ホルモンや抗体など）を測定する。核医学領域では，目的元素や化合物に放射性トレーサを添加し，その放射能の測定により目的物質を定量するラジオアッセイ（Radioimmunoassay; RA）法が用いられる。in vivo 放射性医薬品と違い，体内への投与をしないので患者被ばくがないのが特徴である。

　診断目的で用いられる放射性医薬品は，γ線の単一光子を放出するシングルフォトン放出核種を含む製剤（以下，シングルフォトン製剤）と消滅放射線として 511 keV の γ 線を一対放出するポジトロン放出核種を含む製剤（以下，ポジトロン製剤または PET 検査薬）がある。さらに，用いられる放射性核種によってエネルギーおよび半減期が異なり，その特徴に応じた遮蔽や防護，取扱い方が必要となる。

　これらの放射性医薬品は非密封線源として用いることが多く，発注から放射線量の測定の遮蔽，汚染検査，除染，廃棄まで一貫した安全管理がなされている。さらに，in vivo 検査では必ず体内に放射性医薬品を投与するため，放射性医薬品の保管や取扱いだけではなく，調製法が放射能測定に用いる機材および物品の管理，製剤ごとの投与時の注意事項や副作用，内部被ばくなど，多岐にわたる安全管理体制と知識が求められる。近年では，in vitro 検査の頻度や設備を有する施設数が少なくなっているため，以降は in vivo 検査および核医学治療用として用いる in vivo 放射性医薬品についてのみ記す。

＊ RI（radioisotope）：質量が異なるが化学的性質が同じ元素をアイソトープ（同位元素）といい，その中でも不安定で絶えず余分なエネルギーを放出して安定な状態に変化する(壊変または崩壊)物質のことを示す。放射性核種や放射性物質と同意である。
＊＊トレーサ（追跡子）：液体などの流れや特定の物質（代謝なども含む）を追跡するために使われる微量添加物質や性質のことで，具体的にインクなどの色素や薬品，放射性同位元素などを示す。

3-2　規制法令

医療機関で放射性医薬品を使用する場合には，厚生労働省が所管の医療法の適応を受け，以下がその規制対象となる。

- ・放射性の医薬品または治療薬
- ・医療機関のサイクロトロンで製造された PET 検査薬
- ・減弱補正または重ね合わせ用 X 線 CT 装置，MRI 装置（PET-CT，PET-MRI）
- ・減弱補正または校正用線源（密封 RI）
- ・医療用放射性汚染物

また，核医学診療利用でのほとんどを占める非密封の放射性同位元素は医療法施行規則第 24 条第 7 項で以下のように定義されている。

診療用放射性同位元素

　医薬品，医療機器等の品質，有効性及び安全性の確保等に関する法律（略称，医薬品医療機器等法）に規定する医薬品

陽電子断層撮影診療用放射性同位元素

　医薬品医療機器等法に規定する医薬品

医療機関のサイクロトロンで製造されたもの

　PET 検査薬やサイクロトロンで製造されたものは医療法，さらに医薬品医療機器等法の適用であるのに対して，PET 検査薬製造用として医療機関に設置されたサイクロトロンとその原材料である放射性物質は放射線障害防止法の適用を受ける。

さらに，診療用放射性同位元素または陽電子断層撮影診療用放射性同位元素の使用では，医療法第 15 条第 3 項規定に基づいた医療法規制第 28 条・第 29 条により都道府県知事に届け出が必要となる。届出事項には，放射性同位元素の種類，形状およびベクレル〔Bq〕単位であらわした数量，放射性同位元素ごとの最大貯蔵予定数量，1 日最大使用予定数量および 3 月間最大使用予定数量，翌年に使用予定の数量などがある。これらの限度を超えることがないように使用数量や使用予定を管理する必要がある。

3-3　放射性医薬品類の発注と保管管理

2016 年 6 月に日本核医学技術学会と日本核医学会から「核医学検査を安全に行うための手引き」[1]が出され，核医学診療における総合的な安全管理指針が示された。さらに，放射性医薬品の取り扱いに関する安全管理としては，日本核医学会，日本核医学技術学会，日本診療放射線技師会，そして日本病院薬剤師会の 4 団体で作成された「放射性医薬品取り扱いのガイドライン」[2]が本法での主な指針となっている。

1）発　注

　放射性医薬品メーカーへの製剤の発注は，主に診療放射線技師や薬剤師が担当する。放射性医薬品は，検査や治療内容を確認して事前に発注する。液体状の放射性医薬品がほとんどであり，検査の手法などによってバイアルタイプとシリンジタイプでの容器を選ぶことができる。また，放射性医薬品には，規格の放射能（検定量）になる検定日が設定されている。例えば，検定日が4月1日，検定量が740 MBq の ^{99m}Tc-HMDP の場合では，4月1日正午時点で740 MBq の放射能を有する ^{99m}Tc-HMDP が検定日当日の朝に届くことになる。これらの情報を含めて必要な放射性医薬品を電話，FAX，インターネットなどで製薬会社または公益社団法人日本アイソトープ協会に注文をする。

2）納品・在庫管理

　RIS などで検査予定，発注リストおよび入庫，会計情報を連動させることで，荷受け時に照合・検品に用いることができ，調達から在庫管理のヒューマンエラー防止対策となる。放射性医薬品の納品では，発注表や調製予定表と納品書及び入荷の放射性医薬品現品，放射性医薬品名，放射能量，数量を確認する。キット製剤は，薬品システムへの入力や定期的な在庫管理を行うことで，不正使用の防止や使用期限の把握ができる。

3）保　管

　入荷した放射性医薬品は必ずその数量や種類など，発注時の内容と一致しているかを確認し，これらの医薬品情報を記録する。その後，投与を行う時間まで放射性医薬品を貯蔵室または貯蔵箱に保管する。特に，貯蔵室にて保管する場合には遮蔽を行い，部屋で作業または出入りする者の外部被曝に気を付ける。

　^{99m}Tc 標識の放射性医薬品（以下，^{99m}Tc 放射性医薬品）または一部の核医学治療製剤は，自施設で標識操作を行うことができる。これを調製といい，放射性核種を標識させたい化合物（リガンド）や還元剤などを含む標識キットバイアル製剤（以下，キット製剤）を用いる。このキット製剤自体から放射線は発生されないが，放射性医薬品と同様に発注および入荷を行う。ただし，貯蔵室や貯蔵庫で保管する必要ななく，キット製剤の添付文書の記載に従い，保管する。ほとんどのキット製剤は，遮光された暗所または冷蔵にて保管するものが多い。紫外線に当たるとキット製剤内の薬品成分が変性し，標識不良などが生じる可能があるので，注意が必要である。特に保管管理に注意が必要な ^{99m}Tc － MAA のキット製剤は，「遮光・凍結保存（－20℃）」とされている[3]。冷凍庫内の温度管理や機器のメンテナンスも重要である。

　キット製剤やテクネチウムジェネレータを含む全ての放射性医薬品類は，添付文書にあるとおりの保管ができているか，数量，保管状態，使用期限について定期的に確認する。

3-4　放射性医薬品投与の準備

　放射性医薬品を患者に投与するための準備は準備室で行う。準備には，ジェネレータシステムからのミルキング，標識操作を含めた調製，分注，放射線量（投与量）の測定，品質管理などがあげられる。患者に投与されるため投与量だけではなく，その品質を損ねることなく，また衛生的に取り扱う必要がある。放射性医薬品取り扱いのガイドライン[2] では，放射線医薬品管理者の指名が推

奨されており，2017年の日本アイソトープ協会による調査[4] によると，指名を行っている施設の約8割が放射線医薬品管理者に薬剤師を指名している。さらに，放射性医薬品を取り扱う場合，「放射線医薬品取り扱いガイドライン講習会」を5年に1度の頻度で受講することが推奨されている。

　放射性医薬品の調製にあたっては，作成または放射性医薬品メーカーや諸学会から提供されている調製手順書に従って調製作業を行い，その記録を保存することが医療法施行規則に定められている[5], [6]。放射性医薬品を準備する者は，投与を担当する医師や補助する看護師などが誤選択しないような視覚的に判別可能な対策を講ずる必要がある。放射性医薬品が入っている容器には常に被ばく防止のための遮蔽体を付けているため，シリンジの側面やプランジャーに患者名，検査名，投与量などが判別できる付箋やシールを付けることが大切である[7]。さらに，投与時刻の重複をさける，多剤を同一容器に入れないなどの工夫も誤投与の対策となる。

3-4-1　ミルキング

　過テクネチウム酸ナトリウム（$Na^{99m}TcO_4$）溶液を溶出する（ミルキングという）ことができ ^{99}Mo-^{99m}Tc ジェネレータには，ウェットタイプとドライタイプがある。どちらのタイプでも溶出された $Na^{99m}TcO_4$ 溶液の品質に相違は無いが，ウェットタイプは溶出に用いる生理食塩液が内蔵されており，ドライタイプはミルキングの際に生食食塩入りバイアルをジェネレータにセットするため，操作に若干の違いがある。各タイプのミルキング操作手順で共通することは，ゴム栓を使用直前に消毒用アルコールで拭き，溶出用注射針や空になった生理食塩液入りバイアルの交換は必要最小限にすることである（表1）[2]。

　^{99}Mo-^{99m}Tc ジェネレータには，^{99}Mo のモリブデン酸ナトリウム（Na_2 $^{99}MoO_4$）を吸着させた酸化アルミニウム（アルミナ）粉末のカラムが装着されている。親核種の ^{99}Mo は $^{99}MoO_4{}^{2-}$ のイオンで，放射平衡で生成した娘核種の ^{99m}Tc は $^{99m}TcO_4{}^-$ イオンの化学形で存在している。$^{99}MoO_4{}^{2-}$ に比べて $^{99m}TcO_4{}^-$ の方がアルミナに対する結合力が弱いため，カラムに生理食塩液を通すと生理食塩液中 の Cl^- が $^{99m}TcO_4{}^-$ と置換して $^{99m}TcO_4{}^-$ が溶出される。そのため，精製水ではなく生理食塩液で溶出する[2], [4]。

　^{99}Mo-^{99m}Tc ジェネレータのミルキングを行ってから次にミルキングするまでの時間をジェネレータエイジという。このジェネレータエイジが長くなると ^{99m}Tc の壊変で生成する ^{99}Tc が増加する（表2）。溶出液中の ^{99}Tc の割合が増えると，リガンドに標識できる ^{99m}Tc の量が減り，放射化学的純度の低下や副反応の進行を招く恐れがある。これを避けるため，ジェネレータは毎日同じ時刻または23時間以内に1度はミルキングする[4]。

　^{81}Rb-^{81m}Kr ジェネレータでは，^{81m}Kr 吸入用ガスが溶出される。^{81m}Kr 吸入用ガスを溶出する場合は湿気を含ませた酸素または空気を導入する。カラムが乾燥すると溶出率が低下するため，注射用水等の非電解質溶液を導入して，カラムの湿潤状態を回復させる。誤って生理食塩液等の電解質溶液を流すと，電解質溶液中の陽イオンがカラム内のイオン交換樹脂に強く吸着するため，^{81m}Kr の親核種である ^{81}Rb がカラムより遊離し溶液中に溶出されるので，絶対に用いてはならない[8]。

表1　^{99}Mo-^{99m}Tc ジェネレータのミルキング操作手順[2]

ウェットタイプ	ドライタイプ
① 溶出口に溶出用注射針を取り付ける。 ② 指定の真空バイアルを鉛シールドに装着する。 ③ 真空バイアルのゴム栓を消毒用アルコールで拭き，溶出用注射針に差し込む。 ④ 溶出用レバーを「開」の位置に操作して溶出回路を開き，バイアル内に溶出液を溶出させる。 ⑤ 溶出が終わったら，溶出用バーを「閉」の位置に操作して，溶出回路が閉じられていること確認してから真空バイアルを抜き，溶出用注射針にキャップを付ける。次回溶出時に溶出用注射針を交換する。	① 生理食塩液側針カバーをはずす（初回使用時のみ）。 ② 生理食塩液入りバイアルのゴム栓を消毒用アルコールで拭き，生理食塩液流入針に差し込む。 ③ 指定の真空バイアルを鉛シールドに装着する。 ④ 溶出側針カバーを取り外す。 ⑤ 真空バイアルのゴム栓を消毒用アルコールで拭き，溶出液流出針に差し込む。 ⑥ 溶出が終わったら，真空バイアルを抜き，溶出側針カバー内のニードルガードバイアルのゴム栓を消毒用アルコールで拭き，溶出液流出針に差し込む。 ⑦ 空になった生理食塩液入りバイアルは次回の溶出まで取り外さない。 注1：カラム内に生理食塩液が残留すると，次回の溶出率が低下する場合があるので，溶出中に真空バイアルは抜かない。 注2：溶出中に真空バイアルを抜いた場合には，新たな真空バイアルを溶出液流出針に差し込み，カラム内に残留した生理食塩液を完全に溶出する。

表2　^{99}Mo-^{99m}Tc カラム内の ^{99m}Tc の存在比（全 Tc 量中）（文献[4] より抜粋）

前回溶出後の日数	前回溶出後の時間数							
	0	3	6	9	12	15	18	21
0	—	0.7270	0.6191	0.5315	0.4599	0.4009	0.3520	0.3112
1	0.2769	0.2479	0.2232	0.2020	0.1838	0.1679	0.1540	0.1418
2	0.1311	0.1215	0.1129	0.1053	0.0984	0.0921	0.0865	0.0813
3	0.0766	0.0722	0.0682	0.0646	0.0612	0.0580	0.0551	0.0523
4	0.0498	0.0474	0.0452	0.0431	0.0411	0.0393	0.0375	0.0359
5	0.0344	0.0329	0.0315	0.0302	0.0290	0.0278	0.0266	0.0256
6	0.0246	0.0236	0.0227	0.0218	0.0210	0.0202	0.0194	0.0187
7	0.0180	0.0173	0.0167	0.0161	0.0155	0.0149	0.0144	0.0139

3-4-2　^{99m}Tc 放射性医薬品の調製[4]

　^{99m}Tc 放射性医薬品は製薬会社から購入した Na^{99m}TcO$_4$ 注射溶液，または ^{99}Mo-^{99m}Tc ジェネレータから溶出した Na^{99m}TcO$_4$ 溶液をキット製剤に標識反応させることで，自施設で標識させた ^{99m}Tc

表3　調製記録簿への記載事項

・^{99}Mo–^{99m}Tc ジェネレータ溶出の日時，容量（放射能量，液量）	
・製品名と規格	・使用量
・検定日	・残量
・購入日（入荷日）	・調製担当者名
・使用日	・施用者名
・患者名	・放射性医薬品管理者名

放射性医薬品を調製することが可能である。キット製剤と^{99}Mo–^{99m}Tc ジェネレータを常備することで緊急検査に対応することができる。

　調製にあたり，放射性医薬品管理者は放射性医薬品の調製，放射線管理についての専門知識を有する者の中から調製担当者を指名することが「放射性医薬品取り扱いガイドライン」により推奨されている。調製担当者は，教育・研修を定期的に受けて医薬品の品質確保及び放射線の安全管理に必要な知識を醸成していなければならないとされている。また，このガイドラインによると，調製を行う際には記録簿に表3の事項を記録し，記録簿は5年以上の保存を必要としている。

　^{99m}Tc 放射性医薬品の調製法は製剤により異なるため，キット製剤の添付文書に従い，さらにキット製剤の使用期限や保管方法などを厳守することが調製された製剤の品質担保に必要不可欠である。調製時の手順ミスなどがないように，ダブルチェックを行う仕組みや調製手順の項目リストにチェックを入れるなどの対策を講じることが大切である。放射性医薬品取り扱いガイドラインでは，日本アイソトープ協会による「標識キット方式による^{99m}Tc 放射性医薬品の調製について」の手順に従うことが推奨されている。また，ガイドラインでは調製時の一般的な諸注意として以下の項目を挙げている[2), 4)]。

①調製作業は安全キャビネット内において無菌操作で行う。
　調製に使用するシリンジ，針などは全て滅菌済みのものを使用する。
　バイアルゴム栓は消毒用アルコール綿などで消毒し，乾燥してから刺通する。
②飛散防止のためバイアル内は陰圧に保つ。
　注入量か少し多めのバイアル内の不活性ガスをシリンジに抜き取ってから針を抜く。
③バイアル内還元剤の酸化を防止する。
　必要以上にバイアル内に空気を混入しないように注意する。
　薬剤は日光に当たらない，指示された場所で保管する。
④過剰の Na^{99m}TcO$_4$ 溶液を加えない。
　用法及び用量を超えた過剰の Na^{99m}TcO$_4$ 溶液による標識では相対的に還元剤やリガンド量が不足し，標識不良が生じる恐れがある。
⑤添付文書の「用法及び用量」の標識時間及び温度を遵守する。
　冷蔵庫から取り出した直後のバイアルに Na^{99m}TcO$_4$ 溶液を加えると反応速度が低下するため，調製は常温に戻した薬剤を用いて行う。
　標識に加熱が必要な場合，添付文書に従った温度と時間で加熱する。

⑥標識後のキット製剤に Na^{99m}TcO$_4$ 溶液を追加しない。

　調製完了後は還元剤やリガンドが反応を完了しているため，追加された ^{99m}TcO$_4$$^-$ との反応が進行せずに標識低下を起こす恐れがある。

⑦調製後の溶液を希釈しない。

　調製後の溶液希釈は ^{99m}Tc 放射性医薬品の分解が起こり，放射化学的純度（標識率）が低下することがある。

　放射能量を調整するときは，真空バイアル等を使用して調製前に行う。

⑧他キットとの混同，交差汚染に注意する。

　調製時に遮蔽用鉛容器に入れたバイアルは中が見えにくいためバイアルを取り違える恐れがある。遮蔽用鉛容器の表面に製剤のシールを貼るなどの予防策を講じる。

　使用した針やシリンジは他製剤の調製に使用せず，使用が不明な場合は破棄する。

⑨他薬剤との混注はしない。

　アルカリ性薬剤との混合で還元剤として含まれる塩化スズ（Ⅱ）の加水分解反応が進行して水酸化スズコロイドの生成，また酸性薬剤との混合で沈殿を生じることがある。

　負荷薬剤などと分けて血管確保することが望ましい。

⑩薬剤の吸着に注意する。

　シリンジ，チューブ，フィルタなどの医療資材への薬剤が吸着するため，調製後はなるべく速やかに使用する。

⑪一度針を刺したキット製剤は使用しない。

　針を刺したゴム栓から少しずつ空気がバイアル内に流入することがあり，還元剤の効果が低下し，^{99m}Tc 放射性医薬品の放射化学的純度が低下する恐れがある。

　感染制御の観点からも，針を刺した製剤は使用しなくても破棄する。

3-4-3　GMP 体制による放射性医薬品の製造

　^{18}F-FDG による PET 検査が平成 14 年 4 月に保険診療として始まり，「院内製造された FDG を用いた PET 検査を行うためのガイドライン」[9] により院内製造された ^{18}F-FDG の衛生管理や品質管理，環境や設備の整備の基準が示された。さらに，医療安全担保のために「FDG-PET 検査における安全確保に関するガイドライン」[10] や検査に関するガイドライン [11],[12] なども示され，診療の質や安全性が全国的に一定の水準で担保されている。

　PET 検査薬の製造と品質管理は，講習や教育を受けた薬剤師が行う。近年では，様々な PET 検査薬の開発が進み，他施設共同の臨床研究や治験が行われている。製造業者や製造販売業者に対して「医薬品及び医薬部外品の製造管理及び品質管理の基準」である GMP（Good Manufacturing Practice，適正製造規範）省令を遵守することが定められている。医療機関で製造された PET 検査薬に対しても，その品質を担保するために GMP 基準を満たす必要がある。

3-4-4 放射性医薬品の投与量

　安全な核医学診療を実施するにあたり，国際放射線防護委員会（International Commission on Radiological Protection; ICRP）に基づき，行為の正当化と最適化を行うために ALARA（As Low As Reasonably Achievable）の精神を尊守することが大切である。特に，小児の核医学診療に関しては，日本核医学会による「小児核医学検査適正施行のコンセンサスガイドライン」[13]によって適正な投与量が示されている。このガイドラインでは，放射性医薬品の種類と体重ごとに適正な投与量を決定していくことになる。特に小児の体重は，成長や病態などにより変化しやすいため，正確な体重で投与量を算出し，放射線量をドーズキャリブレータなどで実測することがガイドラインで推奨されている。

　投与量の測定には，放射線量測定機器を用いた実測による方法と放射性医薬品の検定日と検定量を基準に放射性核種の物理学的半減期から減衰を計算する方法の2つの方法がある。実測による方法の場合は投与前と投与後で，それぞれのシリンジと輸液チューブ，針などの放射線量を測定し，差分して得られる実投与量を算出することが正確な投与量把握に有効である。これは，小児に限らず成人においても同様である。

　ICRP や国際原子力機関（International Atomic Energy Agency; IAEA）などの国際的な指針において，診断参考レベル（Diagnostic Reference Level; DRL）が診断領域の医療放射線防護における最適化のツールとされている。医療被ばく研究情報ネットワーク（Japan Network for Research and Information on Medical Exposure; J-RIME）は，全国の医療機関での放射線診療に関する実態調査を行い，日本の診断参考レベルである Japan DRLs を示した。核医学診療における DRL は実投与量で示されており，標準的な体重の成人に対する実投与量の調査結果により得られた値である。そのため，DRL の値は最大投与量ではなく，体重によって適宜増減を行ったり，自施設での設定を確認したりするためのひとつの参考値であると注意が示されている[14]。

3-4-5 放射線量の測定と記録

　一つのバイアルから投与のために必要量を取り分ける操作を分注といい，体重によって投与量を決定する場合やジェネレータからミルキングした溶出液を調製や検査に用いる場合に行うことが多い。分注や調製時，実測による投与量の測定では，放射線量を測定する。これらの放射線量の測定は，患者の内部被ばくや検査精度に関わりため，正確に測定することが大切である。そのために，ドーズキャリブレータやウェル型シンチレーター，PET 検査薬の投与に用いられる自動薬剤投与器などの放射線量測定機器の校正や定期点検を行う必要がある。特に，井戸型の電離箱式放射線量測定機器であるドーズキャリブレータは，測定する試料の深さや液量，容器の形状や材質，周辺バックグラウンドの高さなどが測定精度に影響するため，測定方法や環境にも注意が必要である[15), 16)]。

　また，放射線量測定機器と核医学検査機器との装置による計数値を補正するための計数であるクロスキャリブレーションファクター（cross calibration factor; CCF）を定期的に測定することも正確な定量値算出のために必要なことである。さらに，これらに関係する機器の時間を正確に合わせなければ正しい減弱補正を行うことができない。精度の良いかつ正確な放射線量測定が，投与量の過不足や標識不良などを防ぎ，かつ内部被ばく線量や集積程度の正確な把握に繋がり，核医学診療

での医療安全に不可欠である。

　近年では線量管理システムが多く開発されており，核医学検査装置などから出力される RRDSR（Radiopharmaceutical Radiation Structured Report）や DICOM 画像から，投与薬剤名および実投与量の情報を自動的に検出および記録を行い，かつ臓器吸収線量や実効線量を計算する機能を有するものがある。CT における実効線量計測機能を組み合わせることも可能であるため，SPECT/CT 検査や PET/CT 検査における総合的な患者の被ばく線量を管理することが可能である。

3-4-6　品質管理

　放射性医薬品メーカーから供給されている ^{18}F-FDG 製剤においては医療機関での品質管理の必要はない。院内製造の ^{18}F-FDG の品質検定に関しては日本核医学会によるガイドラインに詳細の記載があり，性状が無色あるいは微黄色透明の液体，pH が 5.0 ～ 8.0，確認試験としてガンマ線のピークと半減期，純度試験，発熱物質試験であるエンドトキシン試験，無菌試験が検定項目として定められている。これらの項目は投与前検定が基本であるが，検定結果に時間を要する無菌試験のみ事後検定が認められている。開放系での無菌操作が必要とされる作業は，クラス 100 より高い清浄度の環境で行わなければならない。また，比放射能は ^{18}F-FDG 1 mg に対し 200 MBq 以上とされており，これらの項目はロットごとにサンプル試験により確認する。

3-5　検査および治療前の説明と確認

　放射性医薬品を投与する核医学診療においては必ず患者の内部被ばくが伴うため，必ず予約前に依頼医師による検査の目的と必要性などの説明を行い，同意を得る必要がある。検査や治療によっては，治療薬の一時中断や食事制限などの前処置が必要なケースがあり，また患者の服用薬および生体データの確認も必要となる。予約時や放射性医薬品の投与前での問診票などで，これらの説明を理解して同意したか，前処置を確実に実施したかなどの確認を放射線科でも行うことが重要となる。核医学診療では放射性医薬品の投与や撮像などを分けて複数回実施するケースもあり，具体的なスケジュールや注意事項は検査や治療ごとにパンフレット等を準備し，口頭による説明と併用するなどの対応が大切である。

　検査前は他の検査と同様に感染症やアレルギーの有無などを確認する。それに加えて，検査や治療によっては，血糖値やヘマトクリット値などの生体検査データや体重などの患者情報が必要となるケースが多い。また，核医学診療前に硫酸バリウムなどの造影剤を用いた検査を行っていないか，放射線治療を行っていないかなどの他診療の確認も必要である。特に，複数の医療機関を受診している患者には十分な確認を行うことが大切である。

3-6　投与時の注意

　放射性医薬品の投与は医師が，自動投与器を使用する場合は，医師または看護師による静脈路確保が認められている。令和 3 年 2 月 2 日に厚生労働省から「良質かつ適切な医療を効率的に提供す

る体制の確保を推進するための医療法等の一部を改正する法律案」が提出され，各医療関係職種の専門性の活用に向けた方向性が示された。ここでは，令和 3 年 10 月 1 日施行を目標とした医療関係職種の業務範囲の見直し（診療放射線技師法，臨床検査技師等に関する法律，臨床工学技士法，救急救命士法）として，タスクシフト / シェアを推進し，医師の負担を軽減しつつ，医療関係職種がより専門性を活かせるよう，各職種の業務範囲の拡大等を行うことが示されている。具体的な法律案要綱[17] では，診療放射線技師法の一部改正として「診療放射線技師の業務に，放射性同位元素（その化合物及び放射性同位元素又はその化合物の含有物を含む。）を人体内に挿入して行う放射線の人体に対する照射を追加すること。（第二条第二項関係）」が示された。技能訓練や講習を含む告示研修を受けることで，放射性医薬品の投与を診療放射線技師の業務として担うことができるようになった。

3-6-1 放射性医薬品投与時の留意点

投与時の患者誤認防止：投与前に患者の氏名と検査名を確認し，検査薬の取り違えに十分注意する。患者確認は，患者本人による氏名・生年月日の自発呼称と診察券や検査予定一覧などの照会により行う。さらに，投与前に検査に対する理解度を確認し，問診票や前処置の実施状況の確認を行い，また必要に応じて説明を追加する。

1）放射性医薬品の取り違い防止

投与担当者は投与前に放射性医薬品の種類や投与量が適切であるかの最終確認を行う。このとき，放射線量を測定した時間や検定時間からの減衰も考慮して，確認を行う必要がある。投与時の補助を行う看護師や診療放射線技師も共にダブルチェックを行う対策も間違い防止対策として非常に有用となる。

2）投与時のリスク回避

放射性医薬品が準備された全量が体内に投与されることにより，目的臓器や組織に分布して核医学検査や治療を正確に行うことができる。そのため，血管外に漏出した場合には，画質や定量性の低下，治療効果の低減を引き起こす可能性がある。また，漏出部分の薬剤が放射線源になることによる局所の被ばくを増大や再検査などによる全身被ばくの増大させることとなる。そのため，針穿刺後に血液の逆流などを確認し，確実に投与できる静脈経路の確保ができているかの確認も必要である。しかしながら，^{99m}Tc-MAA のように投与前にシリンジやチューブ内に血液が混入すると^{99m}Tc-MAA が凝血塊と結合して hot spot が形成される原因となりうる。そのため，シリンジやチューブ内に多く血液を逆流させないよう留意することが大切である。

3）定量精度の低下防止

動態検査のための静脈確保では，定速で持続注入が可能な肘静脈を選択し，投与時は安定かつ再現性のある患者の体勢をとる必要がある。放射性医薬品の入ったシリンジには，三方活栓とチューブ，生理食塩液を接続した状態で準備し，放射性医薬品の投与後に適度な生理食塩液にてフラッシュを行う。チューブや血管壁につきやすい製剤については，生理食塩液でチューブやシリンジ内を共洗いすることで，準備した投与量のほとんどを投与するとこができる。

3-6-2　核医学従事者の被ばく低減対策

　外部被ばくの低減においては，放射性医薬品の取り扱う時間を短く，可能な限り距離をとり，遮へいを行う（時間・距離・遮へいの３原則）ことが重要であり，さらに放射性核種の特徴による対応とることが効果的である。ポジトロン核種はγ線のエネルギーが 511 keV と高いため，鉛やタングステンなどでの遮蔽は十分な厚みが必要となる。さらに，準備から投与後の患者接遇を含め，取り扱う時間を短くすることが被ばく低減対策となる。また，投与後の患者との接触時間を短くするため，撮像予定時刻や注意事項の説明は，投与前に済ませておくことが大切である。放射性医薬品の放射線量測定時，シリンジや針などの廃棄時などでは，鉛シールドの容器を外して，シリンジやバイアルを取り扱うことがある。この際，直接手で持たずにバイアルやシリンジを持つことのできる専用のトングを利用し，放射線源から距離を取ることが外部被ばく防止対策となる。

　ICRP は 2011 年に水晶体の等価線量限度を５年間の平均で年 20 mSv に引き下げる声明を発表し，IAEA はこの新しい水晶体の等価線量限度を取り入れた国際基本安全基準を 2014 年に公開した。核医学診療に従事しているほとんどの診療放射線技師は，平均の水晶体の等価線量が１か月あたり 0 ～ 0.5 mSv/month であったとの報告がある[18]。放射性医薬品の準備において，鉛を含む防護眼鏡や衝立などを使用することが望ましい。これらは，眼からの内部被ばくを防ぐ目的においても有効である。

3-7　核医学診療における事故や副作用等

　核医学診療を受ける患者は不安や緊張状態であることが多い。放射性医薬品の投与前での説明や会話が，患者の緊張を和らげる効果が期待できる。放射性医薬品の副作用は少ないが，血管迷走神経反応と思われる一過性の意識消失，転倒への対策として投与中の声掛けと看視を行う。患者の椅子は，肘掛や背もたれがあるものが望ましい。

　放射性医薬品に含まれる放射性物質の量は極微量であり，その多くの成分は生理食塩液である。例えば，185 MBq の ^{18}F-FDG 製剤に含まれる実際の ^{18}F-FDG の物質量は約 0.5 ng である。放射性医薬品が目的の臓器や組織に集積をする性質を利用して核医学検査や治療がなされるために，その薬剤事態に薬理作用はない。そのため，放射性薬品による副作用は調査[19] によると平均で 0.001% 未満であり，造影剤などに比べて極めて少ない発生率である。アルコール成分を含む ^{131}I- アドステロールでは過去に数例の軽度の副作用報告があるため，低速投与や希釈などの添付文書に順守することが大切である。アルコールやヨード過敏症などの既往歴の確認も重要となる。万が一，アナフィラキシーショックが生じても，マニュアルに従ったコードブルーコールや緊急処置が直ぐにできるような連携体制を構築する必要がある。

3-8　汚染拡大防止と除染

3-8-1　汚染防止対策

　管理区域に入室する際は，専用のスリッパに履き替える。ただし，車いすやストレッチャーによ

る入室やスリッパによって転倒する恐れがある患者は，履き替えをせずに入室させる。放射性物質や放射性廃棄物を取り扱う際には，黄衣などの専用の作業衣と手袋を着用する。さらに，作業台など放射性物質を取り扱う場所には，ポリエチレンろ紙を濾紙面が表になるように敷き，更にすぐに交換ができるようにバッドなども覆う。作業場所は最小限にしたり，液体が付着すると着色するポリエチレンろ紙を使用したりすることで，汚染が広範囲に及びにくい。管理区域内での飲食，化粧などは禁止し，内部被ばくを避けるようにする。医療従事者が管理区域から退出する際は，持ち出し品も必ず汚染検査を行う。

3-8-2　汚染時の処置

　汚染が生じた場合には，放射線管理責任者への報告および核医学従事者への周知を行う。汚染区域への関係者以外の立ち入りを禁止した後，GMサーベイメータなどを用いて汚染の程度と範囲を確認し，マーキングする。汚染拡大の防止措置として，汚染部位周辺をポリエチレンろ紙で覆い，またスリッパの履き替えを行う。除染は，除染剤などを用いて汚染レベルが低い領域から高い領域にふき取り除染を行う。可能な限り汚染を除去した後，その部分をポリエチレンろ紙で覆い，表面に汚染した核種と日時を記しておく。その後は，定期的に放射線測定器にて測定し，バックグラウンドと同等となった際に措置を解除する。

　放射性医薬品を投与後の患者が使用するトイレは，汚染発生とその拡大で注意が必要である。尿の飛散が軽減するように，男性であっても座位による排尿を推奨する。また，定期的に汚染の有無を確認することが望ましい。便器周辺の床をポリエチレンろ紙で覆っておくなどすると，除染や清掃がしやすい。

3-9　放射性物質の廃棄

　核医学施設で発生する放射性廃棄物には固体状，液体状，気体状があり，それぞれ廃棄の方法が異なる。固体状の放射性廃棄物は紙やなどの可燃物，プラスティックなどの難燃物，ガラスや金属などの不燃物に分別する。排気施設で生じるフィルタ類を含む固形状および放射性医薬品の残液などの一部の液体状の廃棄物は，日本アイソトープ協会に集荷を依頼し，1年に1度回収される。液体状の廃棄物の中でも排水設備によるものと気体状の排気に関しては，医療法施行規則で規定される濃度限度以下で，下水道中または大気中への排出が認められている。

　サイクロトロンおよび化学的方法により不純物を除去する機能を備えた合成装置により製造されたポジトロン放出核種（^{11}C, ^{13}N, ^{15}O, ^{18}F）については，放射線障害防止法施行規則および告示の一部改正（平成16年3月25日）によりPET廃棄物の規制が緩和された。1日最大使用数量が^{18}Fは5TBq，^{11}C, ^{13}N, ^{15}Oは1TBq以下の場合，封をした日から起算して7日以降には同位元素の原子の数が1を下回ることが確実であるため，非放射性廃棄物として取り扱われ，一般の医療廃棄物として廃棄可能となる。a線を除く他の放射性核種では，表面密度限度40 Bq/cm^{2}以下で使用室から，4 Bq/cm^{2}以下で管理区域から持ち出すことができる。

　放射性医薬品投与後の入院患者においては排泄物や血液，体液などが付着したものなどが発生し，

特別管理産業廃棄物のなかの感染性産業廃棄物に該当する。これらは日本アイソトープ協会による集荷対象外であるため，放射性廃棄物から発生する放射線が検出しなくなるまで，院外に排出することなく安全に管理する対策をとらなくてはならない。これは，ガイドライン「放射性医薬品を投与された患者さんのオムツ等の取扱いについて」に管理の必要性と管理例が記載されている[20]。オムツなどの廃棄物の管理方法は以下の3つに分類され，各施設でいずれかの方法で管理を行っている。

1）個別管理

患者ごとに病棟でオムツなどを一時保管する管理方法で，看護師の協力が不可欠である。放射性核種が特定され，また廃棄物の量も限定されるメリットがあるものの，説明や引継ぎなどが生じ，管理漏れが生じる可能性もある。

2）出口管理

集中管理ともいわれ，廃棄業者に引き渡す前に集荷された全ての廃棄物の放射線量を確認する。多くの廃棄物を測定する手間や機器の準備などが必要になるが，看護師の負担が軽減される利点がある。

3）併用管理

患者ごとに廃棄物を管理するが，廃棄業者に受け渡す前に全ての廃棄物を測定する。手間がかかるが，管理漏れなどを防ぐことができる利点がある。

3-10　緊急時の対策

核医学診療では負荷検査や長い絶食などの前処置があるため，容態が急変した時の万一の事態に備えることは重要である。日常より器具や薬剤の点検と定期的な補充を行っている緊急カートをすぐに対応できる場所に備えつけておき，必要時に使用できるよう訓練できていることが重要である。さらに，除細動器も備え付け，関連機器等の動作確認をしておくことが必要となる。

負荷検査では，薬剤または運動それぞれでの急変時を想定した緊急時対応マニュアル等を作成し，さらに患者には検査前に十分なインフォームドコンセントを行い，同意を得ることが大切である。特に，心臓負荷検査では症例に応じて負荷の方法や放射性医薬品を考慮[21]し，医師1名の他に看護師など1名以上が現場にいることが望ましい[22]。脳血流シンチグラフィの脳循環予備能評価では，限定した症例に対してのみアセタゾラミドを使用し，2015年4月に公開された「アセタゾラミド適正使用指針」[23]に従い，血管拡張剤としてアセタゾラミドを用いた時に発生するおそれのある重篤な副作用を回避する。その他の負荷検査においても副作用や急変を想定した対策を立てておくことが重要となる。

参考文献
1）日本核医学技術学会，日本核医学会．核医学検査を安全に行うための手引き．2016. http://jsnm.org/wp_jsnm/wp-content/themes/theme_jsnm/doc/kakuigakukensa-tebiki201606.pdf
2）間賀田泰寛，荒野泰，川井恵一他．放射性医薬品取り扱いガイドライン第3.1版．日本核医学会・日本核医学技術学会・日本診療放射線技師会・日本病院薬剤師会．2019.http://jsnm.org/archives/4065/

3）富士フイルム富山化学株式会社. テクネ®MAA®キット添付文書. 2020. http://fftc.fujifilm.co.jp/med/products/diagnosis/lung/maa/pack/pdf/fri_med_maa_attach.pdf

4）公益社団法人日本アイソトープ協会 医学・薬学部会放射性医薬品専門委員会. 標識キット方式による ⁹⁹ᵐTc 放射性医薬品の調製について. RADIOISOTOPES, 2004；53（3）：155-178

5）医療法施行規則第 1 条 11 2（2）ハ.

6）厚生労働省医政局長通知医政発第 0330010 号. 良質な医療を提供する体制の確立を図るための医療法等の一部を改正する法律の一部の施行について. 厚生労働省：2007.

7）医薬品医療機器総合機構（PMDA）. 医療安全情報 No.31. 注射用放射性医薬品の取扱い時の注意について. 2020. https://www.pmda.go.jp/files/000145503.pdf.

8）日本メジフィジックス株式会社. クリプトン（⁸¹ᵐKr）ジェネレータ 添付文書. 2020 年 12 月改訂（第 1 版）

9）日本核医学会. 院内製造された FDG を用いた PET 検査を行うためのガイドライン（第 2 版）. 核医学. 2005; 42（4）：1-22.

10）日本核医学会, FDG-PET 検査における安全確保に関するガイドライン（厚生労働科学研究費補助金研究班編／）. 核医学. 2005; 42（2）：1-26.

11）日本核医学会 PET 核医学委員会・健保委員会. FDG PET, PET/CT 診療ガイドライン 2020. http://jsnm.org/wp_jsnm/wp-content/uploads/2018/09/FDG_PET_petct_GL2020.pdf

12）日本核医学技術学会 学術委員会, FDG-PET 検査における撮像技術に関するガイドライン. 核医学技術. 2007；27：425-456.

13）日本核医学会 小児核医学検査適正施行検討委員会, 小児核医学検査適正施行のコンセンサスガイドライン 2020. http://www.med.nihon-u.ac.jp/department/syounikaku/GL2020.pdf

14）医療被ばく研究情報ネットワーク（J-RIME）, 医療放射線防護連絡協議会, 日本医学物理学会, 他. 日本の診断参考レベル（2020 年版）. 2020.p.11-14, http://www.radher.jp/J-RIME/report/JapanDRL2020_jp.pdf

15）公益社団法人日本アイソトープ協会 医学・薬学部会核医学イメージング・検査技術専門委員会. ドーズキャリブレータの管理及び点検のマニュアル. 2016. p.1-6. https://www.jrias.or.jp/report/pdf/dose_manual.pdf

16）井上 優介, 阿部 豊, 菊池 敬, 他. ドーズキャリブレータを用いた放射能測定に与える容器の影響 – 特に ¹¹¹In および ¹²³I の測定について –. 核医学. 2017; 54（1）：545-549

17）厚生労働省. 良質かつ適切な医療を効率的に提供する体制の確保を推進するための医療法等の一部を改正する法律案（令和 3 年 2 月 2 日提出）, 法律案要綱. https://www.mhlw.go.jp/stf/topics/bukyoku/soumu/houritu/204.html

18）藤淵俊王, 藤田克也, 五十嵐隆元, 他. 放射線診療従事者の不均等被ばく管理の実態に基づく水晶体被ばく低減対策の提案. Radiological Technology. 2021;77（2）：160-171.

19）日本アイソトープ協会医学・薬学部会 全国核医学診療実態調査専門委員会. 第 8 回全国核医学診療実態調査報告書. RADIOISOTOPES. 2018; 67: 339–387.

20）日本核医学会, 日本医学放射線学会, 日本核医学技術学会, 他. 放射性医薬品を投与された患者さんのオムツ等の取扱いについて 2001. 核医学；41（2）：155-162

21）日本循環器学会, 日本医学放射線学会, 日本核医学会, 他. 心臓核医学検査ガイドライン（2010 年改訂版）心臓核医学における負荷方法.（accessed 11.23.2015. at http://www.j-circ.or.jp/guideline/pdf/JCS2010tamaki.h.pdf.）

22）中田智明, 渡辺重行, 松尾仁司, 他. 心臓核医学検査リスクマネージメント 負荷心筋シンチグラフィに関する安全指針 WG 報告 2008. 心臓核医学；9：6-10.

23）日本脳卒中学会, 日本脳神経外科学会, 日本神経学会, 日本核医学会. アセタゾラミド（ダイアモックス注射用）適正使用指針 2015. 脳卒中；37（4）：281-297.

4　救急医療

　健康状態が急変し，何らかの医学的介入なくしては病態の悪化を阻止できない状態にある患者（救急患者）に対して，医学的介入により病態の悪化を阻止し，症状を改善させる医療が救急医療である。病態の悪化が急速なほど緊急度が高く，救急医療の現場では常に「時間性」が重要視され，手遅れになる前に診療を開始することが予後の改善につながる。救命率向上や良好な予後のために診療の質を高めると同時に時間軸の短縮，すなわち早期発見，迅速な対応が重要である[1]。**表1**に救急医療の対象となる代表的な疾患・病態を示す。

4-1　放射線診療と救急医療

　救急医療の現場においてレントゲン検査は基本診療の1つで，診断，病態把握のために画像診断は極めて重要である。また，急性心筋梗塞に対する経皮的冠動脈インターベンション（percutaneous coronary intervention：PCI），くも膜下出血に対するコイル塞栓術，急性期脳梗塞に対する血栓回収療法，出血に対するインターベンショナルラジオロジー（interventional radiology：IVR）による止血など，救急患者に対する迅速なカテーテル治療が救命の鍵を握っている。**表1**に示す多くの救急疾患の診療に放射線検査・治療が不可欠であることがわかる。一方，造影剤によるアナフィラキシーショック，カテーテル検査・治療中の心臓・血管損傷など，放射線診療行為が患者の急変を招き，時には死に至ることもある。このように放射線診療は救急疾患の診断・治療に不可欠で重要な役割を果たしていると同時に放射線診療が救急医療の原因になり得ることも忘れてはならない。放射線技師が日々の診療で救急患者に関わることはありふれた出来事であり，心肺蘇生法を始めとする救急医療の基本を習得することは，日常診療を遂行する上で必要欠くべからざるものといえる。

　本項では救急医療の中でも放射線診療で遭遇する機会の多いショックと心停止の対応（救命処置）について解説する。

4-2　ショック

4-2-1　ショックの定義

　ショックとは「生体に対する侵襲あるいは侵襲に対する生体反応の結果，重要臓器の血流が維持できなくなり，細胞の代謝障害や臓器障害が起こり，生命の危機に至る急性の症候群」と定義されている[2]。すなわち，種々の原因で全身への有効な血流量が減少することにより，臓器・組織が必要とする酸素を供給できなくなった状態で，低酸素のため嫌気性代謝が促進され，代謝性アシドーシス，高乳酸血症が進行し，心停止に至る。

表1　救急医療の主な対象疾患・病態

外因性救急疾患		内因性救急疾患	
◆**外傷** 　交通外傷，転倒，墜落・転落，刺創・切創，スポーツ外傷，クラッシュ症候群　など ◆**熱傷，化学損傷，電撃傷** ◆**急性中毒** ◆**熱中症，低体温症** ◆**溺水** ◆**異物** 　気道異物（誤嚥） 　消化管異物（誤飲） ◆**刺咬症** 　動物，海洋生物，昆虫 ◆**アナフィラキシー**	◆**中枢神経系** 　脳血管障害：脳梗塞， 　　脳出血，くも膜下出血 　てんかん 　中枢神経感染症：髄膜炎，脳炎 　脳症 ◆**呼吸器系** 　肺炎 　気管性喘息発作 　慢性閉塞性肺疾患の急性増悪 　肺血栓塞栓症 　気胸 ◆**循環器系** 　急性冠症候群 　心不全 　急性心筋炎 　致死的不整脈 　急性大動脈解離	◆**消化器系** 　消化管出血 　消化管穿孔 　腸閉塞 　急性虫垂炎 　急性胆管炎，胆嚢炎，胆石 　急性膵炎 　急性腹症 ◆**内分泌代謝系** 　甲状腺クリーゼ 　急性副腎不全 　糖尿病性ケトアシドーシス 　低血糖 ◆**腎泌尿器系** 　尿路結石 　精索捻転 ◆**重症感染症（敗血症）**	◆**産婦人科** 　異所性妊娠 　骨盤腹膜炎 　卵巣軸捻転，卵巣出血 ◆**小児科** 　腸重積 　細菌性髄膜炎 　クループ症候群 　喘息発作 　熱性けいれん 　急性脳症 ◆**精神科** 　せん妄 　悪性症候群 　セロトニン症候群

4-2-2　ショックの症状

　ショックに陥ると生体は防御機構（代償機構）を作動する。交感神経緊張による血管抵抗増加（末梢血管の収縮）と心拍数増加（頻脈）によりショックの進展を抑制する方向に働く。従来，ショックでは血圧低下が重要視され，ショックの低血圧の基準として収縮期圧 90 mmHg 未満，あるいは通常の血圧より 30 mmHg 以上の血圧低下が示されているが，血圧低下はショックが進行してから出現することが多く，初期には生体の代償機構により隠蔽されることがある。血圧低下の前段階（代償期）の症状・徴候を見極めることが早期発見につながる。そのためにバイタルサイン（体温，脈拍数，呼吸数，血圧）の測定と同時に，ショックの臨床症状として以下の5つのPを念頭に置いて，患者の変化を見逃さないようにする。

Pallor ＝蒼白：末梢血管収縮や貧血

Prostration ＝虚脱：脳血流低下による体動低下，意識消失

Perspiration ＝冷汗：末梢血管収縮と皮膚温低下

Pulseless ＝脈拍触知不能：心拍出量低下

Pulmonary insufficiency ＝呼吸不全：代謝性アシドーシス代償のため呼吸数増加（頻呼吸）から呼吸障害に進行。

　以上，バイタルサインの脈拍数（頻脈），呼吸数（頻呼吸），血圧（低血圧）と，5つのPが臨床徴候として重要であるが，いくつか例外がある。例えば，敗血症性ショックなどの血液分布異常性ショックの初期には末梢血管が拡張するため，四肢は暖かく，蒼白や冷汗を認めない。また，低カ

表2　ショックの分類と主な原因疾患

循環血液量減少性ショック（hypovolemic shock）	心原性ショック（cardiogenic shock）	血液分布異常性ショック（distributive shock）	閉塞性ショック（obstructive shock）
◆出血性ショック　外傷，消化管出血，産科出血，手術，カテーテルによる血管損傷　など　◆体外への体液喪失　嘔吐，下痢　など　◆血管外への体液喪失　広範囲熱傷　重症膵炎　など	◆心筋性　急性心筋梗塞　急性心筋炎　など　◆不整脈性　心室頻拍　高度房室ブロック　など　◆機械性　大動脈弁狭窄　閉塞性肥大型心筋症　心室中隔穿孔　など	◆敗血症性ショック　◆アナフィラキシーショック　造影剤，その他の薬剤，食物，蜂　など　◆神経原性ショック　脊髄損傷　血管迷走神経性失神　など	◆拡張期充満障害（心外からの圧迫）　緊張性気胸　心タンポナーデ　収縮性心膜炎　◆大血管閉塞・狭窄　肺血栓塞栓症

リウム血症，低体温，徐脈性不整脈，薬剤服用中（β遮断薬，カルシウム拮抗薬，ジギタリスなど），血管迷走神経性失神などでは頻脈ではなく徐脈になる。これらはショックの病態を鑑別する上で有用な所見となる。

4-2-3　ショックの分類，鑑別

　ショックは発生機序により4つに分類される（表2）。出血や体液喪失（脱水）などによる「循環血液量減少性ショック」，心臓ポンプ機能の低下による「心原性ショック」，血管抵抗低下による血液の不均衡配分による「血液分布異常性ショック」，心外からの圧迫に起因する心臓拡張障害や大血管閉塞に起因する心臓収縮障害による「閉塞性ショック」の4つである。ただし，複数の発症機序が組み合わさってショックを呈している場合も少なくない。例えば，アナフィラキシーでは血管拡張による血液分布異常が主病態だが，血管透過性亢進による血漿成分の血管外漏出（循環血液量減少）や心筋障害（心原性）も関与している。交通外傷では出血（循環血液量減少性），心臓損傷（心原性），脊髄損傷（血液分布異常性），緊張性気胸，心タンポナーデ（閉塞性）などが単独で，または複数の機序が重複して関与する。ショックの4つの病態を鑑別するために，心エコー検査の有用性が指摘され，ショック発症早期の検査が推奨されている[3]。血行動態及び心エコー所見によるショックの鑑別を図1に示す。心エコーによる心室容積，心室収縮，下大静脈径，心嚢液などから簡便に病態を推測することができる。

　放射線技師がショックに遭遇する場面として，外傷や急変患者での各種緊急レントゲン検査，出血（循環血液量循環性ショック）に対するIVRによる止血，急性冠症候群（心原性ショック）に対するPCI，造影剤によるアナフィラキシーショック，カテーテル検査・治療中の心臓・血管損傷による出血や心タンポナーデ，処置に伴う疼痛を契機とする血管迷走神経性失神などが挙げられる。

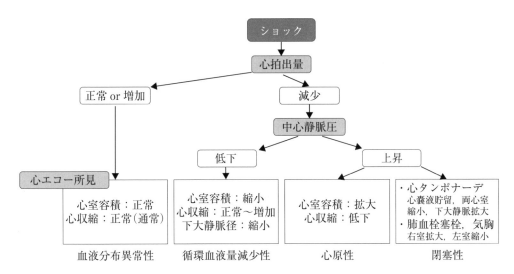

図1　ショックの鑑別（血行動態，心エコー所見）文献3）より引用改変

4-2-4　ショックの初期治療

　ショックに対する初期治療として古くから VIP rule が提唱されている[4]。

Ⅴ：ventilate 呼吸（気道確保と酸素投与）

Ⅰ：infuse 輸液（静脈路確保と初期輸液）

Ｐ：pump 循環（心血管作動薬投与）

の3本柱である。同時にバイタルサインモニタによる心電図，血圧，経皮的酸素飽和度（SpO₂）の連続的測定を開始する。

　ついで，問診（既往歴，現病歴），理学的所見，レントゲン検査，12誘導心電図，超音波検査，血液検査等によりショックの原因を診断し，病態に応じた初期治療へと進む。原因疾患別ショックの初期治療を表3に示す。

1）循環血液量減少性ショック

　出血に対しては止血と輸血を行う。止血のために緊急外科手術や IVR による動脈塞栓術が行われることもある。体液喪失に対しては等張液（生理食塩液，リンゲル液など）の急速輸液が行われる。

2）心原性ショック

　カテコラミンの持続静注を開始し，重症例では大動脈バルーンパンピング（intra-aortic balloon pumping：IABP），経皮的心肺補助装置（percutaneous cardiopulmonary support：PCPS）が適応になり，急性心筋梗塞では緊急再灌流療法が行われる。不整脈に対して抗不整脈薬が使用され，心室細動や心室頻拍に対して除細動，徐脈性不整脈（洞機能不全，房室ブロック）に対してペースメーカ治療（経皮ペーシング，経静脈ペーシング）が行われる。

表3　ショックの初期治療

分類	原因疾患	初期治療
循環血液量減少性	出血	止血，輸血
	体液喪失	輸液
心原性	急性心筋梗塞 急性心筋炎	カテコラミン 大動脈バルーンパンピング 経皮的心肺補助装置 再灌流療法（経皮的冠動脈インターベンション）
	不整脈	抗不整脈薬，除細動，ペースメーカ
血液分布異常性	敗血症	抗菌薬，ノルアドレナリン
	アナフィラキシー	アドレナリン
	血管迷走神経性失神	臥位，アトロピン
閉塞性	肺血栓塞栓症	血栓溶解療法，抗凝固療法
	緊張性気胸	胸腔穿刺・ドレナージ
	心タンポナーデ	心囊穿刺・ドレナージ

3）血液分布異常性ショック

　敗血性ショックでは起因菌に対する抗菌薬の投与と，末梢血管拡張に対して強力な血管収縮作用を有するノルアドレナリンの持続静注が行われる。アナフィラキシーと血管迷走神経性失神については後述する。

4）閉塞性ショック

　肺血栓塞栓症に対して主に抗凝固療法（ヘパリンの静注，ワーファリンの内服），血栓溶解療法（遺伝子組換え組織プラスミノーゲンアクチベータ：モンテプラーゼの静注）が行われ，重症例ではPCPSや外科的血栓摘除術が考慮される。緊張性気胸，心タンポナーデでは一刻を争う胸腔内圧，心膜腔内圧の減圧が必要であり，それぞれ胸腔穿刺・ドレナージ，心囊穿刺・ドレナージを迅速に行う。

4-2-5　アナフィラキシー，アナフィラキシーショック
1）アナフィラキシーの定義

　アナフィラキシーとは，「アレルゲン等の侵入により，複数臓器に全身性にアレルギー症状が惹起され，生命に危機を与え得る過敏反応」と定義されている。「アナフィラキシーに血圧低下や意識障害を伴う場合」をアナフィラキシーショックという[5]。

表4 アナフィラキシーの診断基準[5, 6]

以下の3項目のうちいずれかに該当すればアナフィラキシーと診断する

1. 皮膚症状（全身の発疹，痒疹または紅潮），または粘膜症状（口唇・舌・口蓋垂の腫脹など）のいずれかが存在し，急速に（数分〜数時間以内）発現する症状で，かつ以下の症状のうち，少なくとも1つを伴う。 　a．呼吸器症状：呼吸困難，気道狭窄，喘鳴，低酸素血症 　b．循環器症状：血圧低下，意識障害
2. 一般的にアレルゲンとなりうるものへの曝露の後，急速に（数分〜数時間以内）発現する以下の症状のうち，2つ以上を伴う。 　a．皮膚・粘膜症状：全身の発疹，痒疹，紅潮，浮腫 　b．呼吸器症状：呼吸困難，気道狭窄，喘鳴，低酸素血症 　c．循環器症状：血圧低下，意識障害 　d．持続する消化器症状：腹部疝痛，嘔吐
3. 確定しているアレルゲンへの曝露後急速な（数分〜数時間以内）血圧低下 　　収縮期血圧低下の定義：平常時血圧の70％未満または下記 　　　　　　　　　　　生後1ヶ月〜11ヶ月 ＜ 70mmHg 　　　　　　　　　　　1〜10歳　　　　　 ＜ 70mmHg ＋（2×年齢） 　　　　　　　　　　　11歳〜成人　　　　 ＜ 90mmHg

アナフィラキシーショック：アナフィラキシーに血圧低下や意識障害を伴う場合

2）アナフィラキシーの発症機序

　アレルギーとは，非自己を攻撃排除する防御的機構である免疫反応が，不適切，過剰に作用することにより，生体に有害となる症状を引き起こす現象で，アレルゲンとはアレルギーの原因になる物質（抗原）のことを指す。アナフィラキシーの多くはアレルギーの関与（免疫学的機序）により，一部はアレルギーが関与せず（非免疫学的機序）に発症する。誘因（アレルゲン）は食物，昆虫，医薬品，血液製剤，予防接種，ラテックスなど多岐にわたるが，放射線診療で最も重要なものは造影剤であり，その他に局所麻酔薬（塩酸リドカイン：キシロカイン®），抗生剤などもアレルゲンになりうる。典型的なアナフィラキシーの発症機序はⅠ型（即時型）アレルギー反応，すなわち肥満細胞に結合しているIgE抗体にアレルゲンが結合することにより，肥満細胞からヒスタミンを始めとする化学伝達物質が放出され，種々の症状を惹起する（IgE依存性機序）。しかし，IgEを介さず，免疫複合体や補体などを介して，肥満細胞から化学伝達物質が放出されるIgE非依存性機序もある[6]。従来，前者のみをアナフィラキシーと呼び，両者を包括する用語としてアナフィラキシー様（anaphylactoid）という用語が使用されてきたが，現在はIgE依存性の有無に関わらず「アナフィラキシー」という用語を用い，「アナフィラキシー様」は用いないことが推奨されている[7]。なお，食物，昆虫，多くの医薬品によるアナフィラキシーは，IgE依存性機序が関与し，造影剤によるアナフィラキシーは，IgE非依存性機序が主であるが，一部IgE依存性機序が関与する。

3）アナフィラキシーの診断基準，症状，重症度

　表4にアナフィラキシーの診断基準を示す[5, 6]。3項目のうちいずれかに該当すればアナフィラキシーと診断する。

　アナフィラキシーの症状は，アレルゲンに曝露後急速に（数分〜数時間），主として皮膚，呼吸器，

表 5　アナフィラキシーによる徴候・症状出現頻度 [8]

徴候・症状	頻度
皮膚症状	90%
蕁麻疹, 血管性浮腫	85-90%
顔面紅潮	45-55%
発疹のない掻痒	2-5%
呼吸器症状	40-60%
呼吸困難, 喘鳴	45-50%
喉頭浮腫	50-60%
鼻炎	15-20%
循環器症状	
めまい, 失神, 血圧低下	30-35%
消化器症状	
嘔気, 嘔吐, 下痢, 腹痛	25-30%
その他	
頭痛	5-8%
胸痛	4-6%
けいれん発作	1-2%

循環器, 消化器に発現する。徴候・症状の出現頻度を**表5**に示す [8]。皮膚症状の出現頻度が最も高く, 皮膚の観察が大切であり, 皮膚症状を認めた場合, 呼吸器症状, 循環器症状, 消化器症状がないか直ちに確認する。アナフィラキシーの症状で蕁麻疹などの皮膚症状, 気道狭窄による呼吸器症状はよく知られているが, 消化器症状はあまり認知されていない。アナフィラキシーの早期発見のためにも, 消化器症状が初発症状になり得ることを認識すべきである。

　アナフィラキシーを疑った場合, 迅速に臨床所見による重症度判定を行う (**表6**)。重症度は最も重い臓器の症状で評価し, グレード 3 (重症) ではアドレナリン筋注の適応になる。診断に検査は不要で, 症状から速やかに診断し, 初期対応を行うことが救命につながる。

　なお, 蜂毒, 食物及び薬物などによるアナフィラキシー既往患者に対して, 医療機関で治療を受けるまでの補助治療薬としてアドレナリン自己注射薬 (エピペン®, 成人用 0.3 mg, 小児用 0.15 mg) が保険適用となった。アナフィラキシー発症時に患者本人または保護者, 保育士, 教職員などが医療機関受診前にアドレナリンを筋注することが可能になり, アナフィラキシー治療の改善をもたらしている。

4) 造影剤によるアナフィラキシー

　造影剤による重い副作用 (呼吸困難, 血圧低下, 痙攣, 意識消失, 腎不全, ショックなど) の頻度は, 非イオン性血管内投与造影剤で 2.5 万例に 1 例, ガドリニウム造影剤で 1.9 万例に 1 例, 死亡例はそれぞれ 40 万例に 1 例, 83 万例に 1 例と報告されている [9]。その大部分はアナフィラキシーショックと考えられ, 造影剤投与 20 分以内に発症する。造影検査に携わる者は, 常にアナフィラキシー発症を念頭に置くべきであり, 疑わしい場合に迅速な対応・治療ができる知識・技術の習得

表6　臨床所見によるアナフィラキシーの重症度分類[5]

		グレード1（軽症）	グレード2（中等症）	グレード3（重症）
皮膚・粘膜症状	紅斑・蕁麻疹・膨疹	部分的	全身性	—
	搔痒	軽い搔痒（自制内）	強い搔痒（自制外）	—
	口唇・眼瞼腫脹	部分的	顔全体の腫れ	—
消化器症状	口腔内，咽頭違和感	口，のどのかゆみ，違和感	咽頭痛	—
	腹痛	弱い腹痛	強い腹痛（自制内）	持続する強い腹痛（自制外）
	嘔吐・下痢	嘔気，単回の嘔吐・下痢	複数回の嘔吐・下痢	繰り返す嘔吐・便失禁
呼吸器症状	咳嗽，鼻汁，鼻閉，くしゃみ	間欠的な咳嗽,鼻汁,鼻閉，くしゃみ	断続的な咳嗽	持続する強い咳込み，犬吠様咳嗽
	喘鳴，呼吸困難	—	聴診上の喘鳴，軽い息苦しさ	明らかな喘鳴，呼吸困難，チアノーゼ，呼吸停止，SpO2 ≦ 92％，締めつけられる感覚，嗄声，嚥下困難
循環器症状	脈拍，血圧	—	脈拍（＋15回／分），血圧軽度低下，蒼白	不整脈，血圧低下，重度徐脈，心停止
神経症状	意識状態	元気がない	眠気，軽度頭痛，恐怖感	ぐったり，不穏，失禁，意識消失

重症度は最も重い臓器の症状で評価する。

血圧低下：	血圧軽度低下：
・1歳未満＜70mmHg	・1歳未満＜80mmHg
・1〜10歳＜70mmHg＋（2×年齢）	・1〜10歳＜80mmHg＋（2×年齢）
・11歳〜成人＜90mmHg	・11歳〜成人＜100mmHg

と体制の整備が不可欠である。

5）アナフィラキシーの治療

　アナフィラキシーに対する初期対応の手順を図2に示す[5,6]。ショックの初期治療で述べたVIPを念頭に置いて対処する。すなわち，①気道確保と酸素吸入，②静脈路確保と初期輸液，③循環（心血管作動薬投与＝ここではアドレナリン：ボスミン®）の3本柱が治療の中心となる。

（1）バイタルサインの確認

（2）助けを呼ぶ

　アナフィラキシーを疑ったら最初の行動は，バイタルサインの確認と応援の依頼である。

1) バイタルサインの確認
循環（脈拍数, 血圧）, 呼吸, 気道, 意識状態, 皮膚, 体重を評価する。

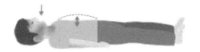

2) 助けを呼ぶ
蘇生チーム（院内）を招集する。

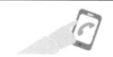

3) アドレナリンの筋肉注射
0.01mg/kg（成人 0.3 ～ 0.5mg, 小児最大量 0.3mg）, 必要に応じて 5 ～ 15 分ごとに再投与する。

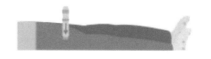

4) 患者を仰臥位にする
仰向けにして 30cm 程度足を高くする。呼吸が苦しいときは少し上体を起こす。嘔吐しているときは顔を横向きにする。突然立ち上がったり座ったりした場合, 数秒で急変することがある。

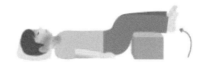

5) 酸素投与
必要な場合, フェイスマスクか経鼻エアウェイで高流量（6 ～ 8L/ 分）の酸素投与を行う。

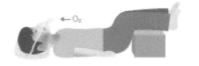

6) 静脈ルートの確保
必要に応じて 0.9%（等張／生理）食塩水を 5 ～ 10 分の間に成人なら 5 ～ 10mL/kg, 小児なら10mL/kg投与する。

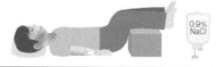

7) 心肺蘇生
必要に応じて胸骨圧迫法で心肺蘇生を行う。

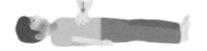

8) バイタルサイン測定
頻回かつ定期的に患者の血圧, 脈拍, 呼吸状態, 酸素化を評価する。（各種モニタの装着）

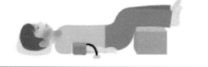

図 2　アナフィラキシーに対する初期対応の手順　文献 5）より引用改変

（3）アドレナリンの筋肉注射

　アナフィラキシー治療の第一選択はアドレナリンの筋肉注射（筋注）である。アドレナリンは α_1 アドレナリン受容体に作用して血管収縮, 血圧上昇, 粘膜浮腫軽減, β_1 アドレナリン受容体に作

表7 医療事故の再発防止に向けた提言（注射剤によるアナフィラキシー）[10]

【アナフィラキシーの認識】 提言1 アナフィラキシーはあらゆる薬剤で発症の可能性があり，複数回，安全に使用できた薬剤でも発症し得ることを認識する。
【薬剤使用時の観察】 提言2 造影剤，抗菌薬，筋弛緩薬等のアナフィラキシー発症の危険性が高い薬剤を静脈内注射で使用する際は，少なくとも薬剤投与開始時より5分間は注意深く患者を観察する。
【症状の把握とアドレナリンの準備】 提言3 薬剤投与後に皮膚症状に限らず患者の容態が変化した場合は，確定診断を待たずにアナフィラキシーを疑い，直ちに薬剤投与を中止し，アドレナリン0.3mg（成人）を準備する。
【アドレナリンの筋肉内注射】 提言4 アナフィラキシーを疑った場合は，ためらわずにアドレナリン標準量0.3mg（成人）を大腿前外側部に筋肉内注射する。
【アドレナリンの配備，指示・連絡体制】 提言5 アナフィラキシー発症の危険性が高い薬剤を使用する場所には，アドレナリンを配備し，速やかに筋肉内注射ができるように指示・連絡体制を整備する。
【アレルギーの情報把握・共有】 提言6 薬剤アレルギー情報を把握し，その情報を多職種間で共有できるようなシステムの構築・運用に努める。

用して心収縮力増大，心拍数増加，β_2アドレナリン受容体に作用して気管支拡張，炎症性メディエーター放出軽減をもたらし，アナフィラキシーの循環器症状（血圧低下），呼吸器症状（気道浮腫・狭窄，喘鳴，呼吸困難）に効果を発揮する。

　造影剤や抗生剤などの注射剤によるアナフィラキシーを疑った場合は，原因と考えられる薬剤の投与を直ちに中止し，ためらわずにアドレナリンの筋注を行う。アドレナリン0.01 mg/kg（体重1 kgあたり0.01 mg，成人0.3〜0.5 mg，小児の最大量：0.3 mg）を大腿部中央前外側に筋注する。アドレナリン製剤は0.1%のため1 mg/mLで，0.3 mgは0.3 mLに相当する。効果不十分の場合は5〜15分で同量を反復投与する。アドレナリンの投与で注意すべき点は迅速，確実な筋注を行うことである。皮下注射では吸収に時間がかかり有効血中濃度が得られない。一方，静脈内注射では急激な血中濃度上昇により，重篤な心筋虚血，不整脈，肺水腫等を起こす可能性がある[10]。ただし，後述する心停止の際はアドレナリンの静脈内投与を行う。

　日本医療安全調査機構から公表された，「注射剤によるアナフィラキシー死亡例の分析から得られた医療事故の再発防止に向けた提言」を表7に示す。アナフィラキシーによる死亡の多くはアドレナリン投与の遅延が関与するとされ，迅速な（アナフィラキシーを疑ったら，ためらわずに）アドレナリン筋注を強調している[10]。

　アドレナリンはβ_1受容体を介して心収縮力を増強させるため，心不全，不整脈，高血圧，虚血性心疾患などでβ遮断薬を服用している患者ではアドレナリンの心筋収縮増強作用が抑制され，効

果が不十分になる場合がある。その際はβ受容体を介さずに心筋収縮増強作用を有するグルカゴン（成人：1〜2 mg，小児：0.02〜0.03 mg/kg，5分以上かけて静注）をアドレナリン筋注に併用する。

（4）患者を仰臥位にする

心臓への静脈還流を増加させるため仰臥位，下肢挙上の体位をとる。嘔吐している場合，誤嚥を避けるため，顔を横向きにする。急な立位や座位への体位変換は急変を引き起こすため，臥位を保持する。

（5）酸素投与

呼吸促迫を呈し，アドレナリンを複数回投与した症例，喘息，慢性呼吸器疾患，心血管疾患を合併している症例，低酸素血症を認める症例では，フェイスマスクまたは経鼻エアウェイによる高流量の酸素投与（流量6〜8 L/分）を行う。喉頭浮腫や口腔粘膜の浮腫（舌，咽頭の腫脹）により気管内挿管が困難になることがあり，緊急外科的気道確保（輪状甲状靭帯穿刺・切開）を要する場合がある。

（6）静脈ルートの確保

アナフィラキシーでは，末梢血管拡張による血液分布異常性ショックを呈するとともに，毛細血管透過性亢進による血漿成分の血管外漏出を来し，循環血液量減少性ショックの病態も呈する。そのため，積極的な輸液療法が必要であり，迅速な静脈ルート確保と生理食塩水の急速静注（成人で5〜10 mL/kg，小児で10 ml/kgを5〜10分で）を行う。

造影検査の際，造影剤を注入した静脈ルートは患者急変時に輸液や薬剤静注用のルートとして用いることもあるため，検査終了後には必ず患者の状態やバイタルサインに異常のないことを確認してから抜去する。なお，アナフィラキシーの原因となった薬剤を投与していた静脈ルートを使用する場合は，輸液セットを交換し，注射内に残った薬剤を吸引した後に輸液，薬剤投与ルートとして使用する。

（7）心肺蘇生

心停止を来した場合は，直ちに後述する心肺蘇生（一次救命処置）を行う。

（8）バイタルサイン測定

頻回かつ定期的なバイタルサイン測定を行う。各種モニタを装着し，心電図，血圧，酸素飽和度を連続的に測定する。

（9）その他の治療

その他のアナフィラキシー治療薬として，H1抗ヒスタミン薬（皮膚症状，粘膜症状の軽減），β2アドレナリン受容体刺激薬（気管支拡張の促進），グルココルチコイド（アレルギーの遅発相反応の軽減）が用いられる。

初期治療成功後，アレルゲンに曝露がないにもかかわらず，数十分〜数時間後に症状が再燃し，初回発作より重篤化することがあり，二相性アナフィラキシーといわれ，5〜28％に出現する。アナフィラキシー治療後は最低8時間，できれば24時間の入院経過観察が推奨されている[11]。

4-2-6　血管迷走神経性失神

失神は「一過性の意識消失の結果，姿勢が保持できなくなり，かつ自然に，また完全に意識の回

復が見られること」と定義される。その病態は「脳全体の一過性低灌流」であり，一般に脳循環が6〜8秒間の中断，あるいは収縮期圧60 mmHg以下の低下で失神を来す。原因は種々あるが，その1つに「血管迷走神経性失神」がある。長時間の立位，痛み刺激，不安・緊張・恐怖などの精神的ストレス，睡眠不足，過労，空腹などが誘因となり交感神経抑制による血管拡張（低血圧）と迷走神経（副交感神経）緊張による心拍数低下を生じる結果，失神を来す。発症機序は，種々の誘因による交感神経緊張に対して迷走神経が過度に反応し，延髄の血管運動中枢の抑制と迷走神経心臓抑制中枢の興奮を来すため，と考えられているが，同時に，脳血管抵抗上昇の関与も推測されている。失神は通常1分以内に回復し，転倒による外傷がなければ予後良好である[12]。

　日常診療において，精神的ストレスや疼痛は避けられない面もあり，血管迷走神経性失神が起こりやすい環境であることに留意すべきである。例えば，医療行為による疼痛として，予防接種，採血，静脈路確保，意識下での種々の外科処置，カテーテル検査・治療時のシース挿入や抜去などが誘因となり得る。また，インフォームド・コンセントの際，緊張・不安が原因と考えられる失神に遭遇することもある。

　前失神状態として突然の顔面蒼白，めまい，悪心・嘔吐，生あくびなどがあり，前兆として腹部不快感や身体が暖かくなる感覚などを自覚する場合がある。これらを認めた場合には，直ちにその場にしゃがむ，あるいは臥位をとることが失神回避および外傷予防に有効である。また，患者の不安・恐怖を軽減する説明や，患者や家族を安心させる医療従事者の対応・態度も発作予防に大切である。血管造影やIVR等を実施中の迷走神経反射（徐脈，低血圧）に対しては，副交感神経遮断薬である硫酸アトロピン0.01 mg/kg（成人で1アンプル = 1 mL = 0.5 mg）の静脈内投与を行う。

4-3　心停止

4-3-1　心停止の原因

　心停止を来す代表的な原因疾患や病態を緊急時に想起し，鑑別できるように英語の頭文字を用いた「4H4T」が臨床現場で用いられている（**表8**）。

　成人の心停止は，急性心筋梗塞と続発する心室性不整脈（心室細動・心室頻拍）など心臓に原因があることが多い（心原性心停止）。一方，小児の場合は，呼吸状態の悪化や呼吸停止に引き続いて心停止にいたることが多い（呼吸原性心停止）。窒息などにより呼吸停止が起きると低酸素血症から徐脈となり，心停止へと進行する。そのため呼吸停止を予防する，あるいは呼吸停止の段階で発見し，対処することが重要である。

　救急医療からは少し外れるが，小児に対するMRI検査時鎮静はこの点からも看過できない。MRI検査では騒音下の長時間検査になるため，乳幼児では深い麻酔が必要となり，呼吸抑制，呼吸停止がしばしば問題となる。MRI検査時鎮静による有害事象を過去2年間に小児科専門施設の25％で経験し，その内訳は低酸素血症22％，呼吸停止7％，徐脈2％，心停止0.6％であった[13]。小児のMRI検査時鎮静に際しては，目視やモニタによる厳重な監視と，緊急時の迅速な対応の準備（酸素，呼吸補助，薬剤，人員配置，バックアップ体制）が不可欠である。なお，日本小児科学会，日本小児麻酔学会，日本小児放射線学会から「MRI検査時の鎮静に関する共同提言」が発表されて

表8　心停止の主な原因：4H4T

Hypoxia	低酸素症
Hypovolemia	循環血液量減少
Hypo/Hyperkalemia/metabolic	低／高カリウム血症，代謝性アシドーシス
Hypothermia	低体温
Tension pneumothorax	緊張性気胸
Tamponade, cardiac	心タンポナーデ
Toxins	急性中毒
Thrombosis（coronary, pulmonary）	心筋梗塞，肺血栓塞栓症

いる[14]。MRI 検査に関わる全ての人々に一読をお薦めする。

4-3-2　救命の連鎖（図3）

　心停止が発生したときの行動（いつ，誰が，何を，どこで行うか）を院内で発生した場合（院内心停止）と，自宅や街中などの病院外で発生した場合（院外心停止）に分けて，救命の連鎖として図3に示す[15]。突然発症した心停止患者を救命するためには，5つの手順（鎖）が円滑に行われる必要がある。

　院外心停止では，多くは予期しない心停止をバイスタンダー（その場に居合わせた人）が認識し，119番通報し（鎖1），一次救命処置（basic life support：BLS），すなわち心肺蘇生（鎖2）と自動体外式除細動器（automated external defibrillator：AED）を用いた除細動（鎖3）が行われ，救急隊，救急救命士に引き継がれる。救急隊は BLS を継続し，必要な応急処置（気道確保，静脈路確保，薬剤投与など）を行い，患者を病院の救急部に搬送する（鎖4）。その後，心臓カテーテル室，ICU での集中治療（二次救命処置（advanced life support：ALS），心拍再開後の治療）へと移行する（鎖5）。

　一方，院内心停止では，対象が何らかの疾患のため検査・治療を受けている場合が多く，予め患者の病態・重症度，急変の可能性などが把握できていることが多い。事前に監視，予防されていることが多く（鎖1），心停止の認識，院内救急対応システムへの出動要請（院内一斉放送のコードブルーなど）（鎖2），心肺蘇生（鎖3），除細動（鎖4）の初期対応は，最初から医療従事者により行われる。その後，院内蘇生（ALS）チーム（コードブルー）に引き継がれ，心臓カテーテル室，ICU での集中治療（ALS および心拍再開後の治療）へと移行する（鎖5）[15]。院内救急対応システムと蘇生チームの体制は，多くの病院で確立しているが，その機能は患者の心停止や急変の後に始まる。近年，心停止や急変を未然に防ぐシステムとして rapid response system（RRS）が注目されている。図2の院内心停止の最初の鍵（監視及び予防）を重視したものである。入院患者の特定

院内心停止

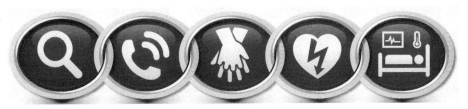

| 監視及び予防 | 認識および救急
対応システムへの
出動要請 | 即時で質の高い
CPR | 迅速な除細動 | ALS および
心拍再開後の
治療 |

医療従事者　蘇生（ALS）チーム　心カテ室　ICU

院外心停止

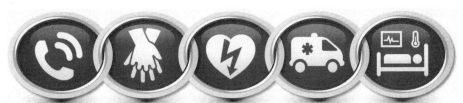

| 認識および救急
対応システムへの
出動要請 | 即時で質の高い
CPR | 迅速な除細動 | 救急医療サービス
（BLS および ALS） | ALS および
心拍再開後の
治療 |

バイスタンダー　救急隊　救急部　心カテ室　ICU

図3　救命の連鎖　文献 15）より引用改変

CPR：心肺蘇生，BLS：一次救命処置，ALS：二次救命処置，ICU：集中治療室

のバイタルサインなどの変化に警報基準を設け（早期警告スコアリングシステム），専門チームが患者の急変を事前に予見し，対応する仕組みで，院内心停止予防のために，心停止リスク患者を抽出するシステムと適切な治療介入システムの構築が重要である [16]。

　院内心停止と院外心停止の心肺蘇生の比較を**表9**に示す [17]。基本的な手順，処置に大きな違いはないが，院内心停止では，最初から医療従事者が心肺蘇生にかかわる，直ちに院内蘇生チームの応援要請が可能，各種モニタ，蘇生用の医療機器や医薬品が常備されている，など心肺蘇生に有利な環境が整っている。より確実な救命のためには普段から緊急時に備えた院内体制の構築と周知，医療器具・医薬品の配備・点検，すべての病院職員を対象とした BLS の定期的訓練が重要である。一方，院外心停止では，バイスタンダーによる迅速で適確な BLS が救命に不可欠であり，一般市民に対する BLS の啓発・普及に社会全体で取り組む必要がある。

　本項では主に院内心停止の処置について論述する。ただし，BLS の本幹は院内・院外心停止のどちらも同じである。院外で急変した人に遭遇した場合にも，躊躇せず，率先して救命処置に参加し

表9　院内心停止と院外心停止の心肺蘇生の比較　文献 17）より引用改変

	院内心停止 （医療従事者による心肺蘇生）	院外心停止 （一般市民による心肺蘇生）
通報・依頼	緊急コール（蘇生チーム要請）・除細動器または AED 依頼	119 番通報・AED 依頼
呼吸の確認	気道を確保して呼吸を確認する。	気道確保を行う必要はない。普段通りの呼吸をしているかどうか観察する。
循環の確認	熟練者は呼吸の観察と同時に頸動脈の拍動を確認する。医療従事者であっても熟練していない者は，一般市民と同様でよい。	脈拍の触知にこだわるべきではない。呼吸の確認のみで判断する。
胸骨圧迫	強く，速く，絶え間なく実施する。病院内のベッドでは，背板（バックボード）の使用を考慮する。	強く，速く，絶え間なく実施する。
人工呼吸	30：2で胸骨圧迫に人工呼吸を加える。人工呼吸ができない場合は胸骨圧迫のみを行う。人工呼吸を行う場合は，バッグ・バルブ・マスクなど呼吸補助器具を用いる。	30：2で胸骨圧迫に人工呼吸を加える。人工呼吸がためらわれる場合は胸骨圧迫のみを行う。
蘇生の引き継ぎ	蘇生チームに引き継ぐまで，または，患者に呼吸や目的のある仕草が認められるまで胸骨圧迫を継続する。	救急隊に引き継ぐまで，または，患者に呼吸や目的のある仕草が認められるまで胸骨圧迫を継続する。

BLS：一次救命処置，ALS：二次救命処置，AED：自動体外式除細動器

てほしい。

4-3-3　一次救命処置（basic life support: BLS）[18]

　BLS は心停止患者に対する心肺蘇生（cardiopulmonary resuscitation：CPR），すなわち胸骨圧迫と人工呼吸，および AED の使用により呼吸と循環をサポートする一連の処置で，誰もがすぐに行うことができる。迅速な処置が心停止患者の救命，社会復帰に大きな役割を果たす。図4 に医療用BLS アルゴリズムを示す[19]。

1) 反応の確認と緊急通報

　倒れている患者や検査・入院中に急変した患者を見たり，異常に気づいた場合，直ちに周囲の安全を確認し，患者の肩を叩きながら大声で呼びかけ，反応を確認する。モニタ装着中の患者ではアラームにより急変に気づくことが多いが，必ず患者の反応を確認する。反応がなければ，その場で大声やナースコール等を用いて応援を依頼し，院内緊急通報，AED あるいは除細動器（マニュアル操作），救急カートの手配をする。このときに患者には必ず誰かが付き添い，患者を1人にしない。

2) 心停止の判断

　患者の反応がない場合，次に呼吸を観察する。

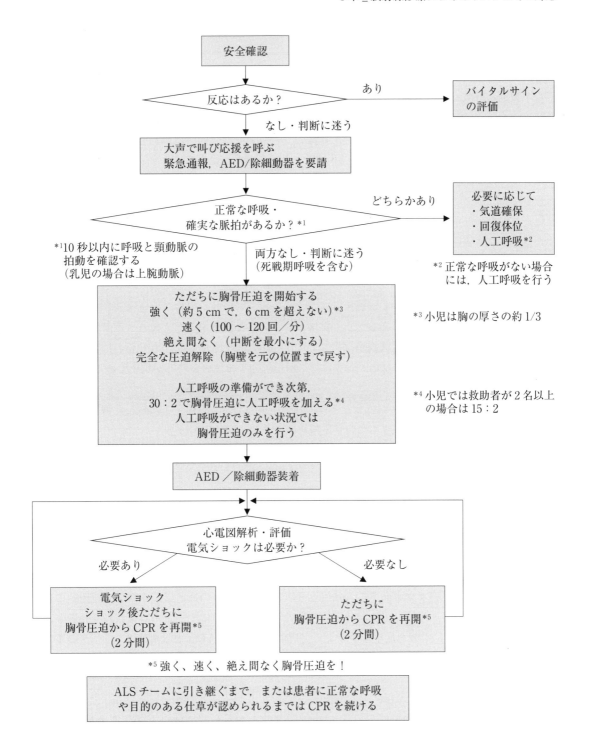

図4　医療用 BLS アルゴリズム（JRS 蘇生ガイドライン 2020）[19]

BLS：一次救命処置，ALS：二次救命処置，CPR：心肺蘇生，AED：自動体外式除細動器

　一般市民によるBLSでは，気道の確保は必要なく，呼吸の観察のみを行い，普段どおりの呼吸をしている場合：気道を確保して応援・救急隊の到着を待つ。気道確保については後述する。

　普段どおりの呼吸をしていない場合（呼吸をしていない，または死戦期呼吸＝しゃくりあげるような不規則な呼吸），または呼吸の異常の判断がつかない場合：心停止と判断して直ちに胸骨圧迫を開始する。

　蘇生に熟練した救助者は，患者の気道を確保し，呼吸の観察と同時に頸動脈の拍動の有無を確認する。呼吸と脈拍の確認は迅速に行い，10秒以上かけないようにする。

・患者に正常な呼吸を認める場合：気道を確保して蘇生チームの到着を待つ。

・患者に呼吸はないが，脈拍を認める場合：気道を確保し，1分間に約10回の人工呼吸を行い，蘇生チームの到着を待つ。到着までの間，少なくとも2分間隔で脈拍を確認し，心停止になった場合は，直ちに胸骨圧迫を開始する。

・患者に呼吸はなく，脈拍も触知しない，または触知するかどうかはっきりしない場合：心停止と判断して直ちにCPRを開始する。

　検査中，治療中や入院患者で心電図モニタが予め装着されている場合，心電図波形，心拍数表示は患者急変の早期検出に有用であるが，心電図モニタのみを過信すると，後述する無脈性電気活動を見落とす危険性がある。心電図波形は出ていて，心拍数表示もあるが，有効な心拍動はなく，脈は触れない場合がある。患者の反応，呼吸状態，脈拍触知を確認することが重要である。

3）胸骨圧迫（図5）

　CPRの中で最も重要かつ最初に行うことは，胸骨圧迫である。心停止と判断した場合，あるいは疑われる場合は，ためらわずに直ちに胸骨圧迫を開始する。胸骨圧迫は，

部位：胸骨の下半分（胸の真ん中）を，

深さ：約5cm（ただし，6cmを超えない）の深さで，

速さ：1分間に100〜120回の速さで，

片方の手掌基部（手のひらの根元）を胸壁に置き，その上にもう一方の手を重ね（重ねた手の指を組むと良い），肘を伸ばし，真上から体重をかけて強く圧迫する。毎回の胸骨圧迫の後には，胸が完全に元の位置に戻るように圧迫を解除する。

　人工呼吸の準備ができるまでは，胸骨圧迫のみのCPRを継続する。病院のベッド上で胸骨圧迫を行う場合は，背板（バックボード）の使用を考慮するが，背板の挿入による胸骨圧迫開始の遅れや中断は最小限にする。疲労による胸骨圧迫の質の低下を最小限にするため，複数の救助者がいる場合は，1〜2分ごとに中断を最小に手際よく交代する。また，AEDや除細動器，モニタの装着などの各種処置の間もできるだけ中断を少なく，圧迫を続けることに努める。「強く」「速く」「絶え間なく」を忘れずに実践する。

　以前はCPRの手順としてA-B-C：気道確保（air way：A），人工呼吸（breathing：B），循環＝胸骨圧迫（circulation, compressions：C）の順に行うとされていたが，胸骨圧迫の重要性が強調され，2010年のJRC蘇生ガイドライン以降はC-A-Bの順に変更された。

4）人工呼吸（図6，図7）

　通常，病院でのCPRの人工呼吸はバッグ・バルブ・マスク（bag valve mask：BVM）が使用さ

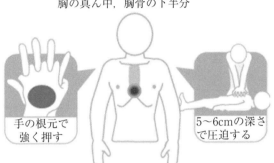

圧迫する位置

胸の真ん中，胸骨の下半分

手の根元で強く押す

5〜6cmの深さで圧迫する

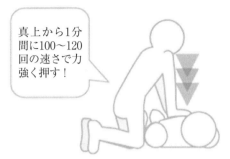

圧迫の方法

強く，速く，絶え間なく圧迫

真上から1分間に100〜120回の速さで力強く押す！

図5　胸骨圧迫の方法

日本循環器学会ホームページ　コール＆プッシュ誰でもできる胸骨圧迫＋AEDの蘇生法　から引用改変

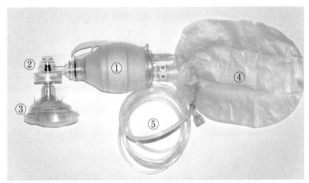

①バッグ　②バルブ　③マスク　④リザーバー
⑤酸素延長チューブ　写真は小児用のセット

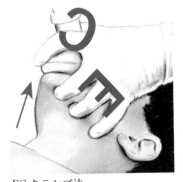

ECクランプ法
・親指と人差し指でマスクを顔面に固定（「C」の形）
・残りの3本の指であごを持ち上げる（「E」の形）

図6　バッグ・バルブ・マスクを用いた人工呼吸

れる。自己膨張式で圧迫を解除すると自然に膨らむバッグ，患者に送り出された空気が戻らないようにするバルブ，患者の鼻と口を覆うマスク，の3つで構成されている（**図6**）。バッグの容量とマスクの大きさは，それぞれ新生児から成人用まで数種類あるので，体格にあったものを選択する。急変が予想される場合は，迅速に使用できるように，患者のそばに適切な大きさのBVMを準備しておく。また，CPR中の人工呼吸では可能な限り高濃度酸素吸入が推奨され，そのためにバッグにリザーバーを装着しておく。

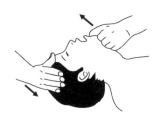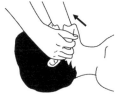

頭部後屈－あご先挙上法　　　　　下顎挙上法

図7　気道確保

　胸骨圧迫開始後，人工呼吸の準備ができしだい，人工呼吸を開始する。人工呼吸開始前に気道確保が必要である。気道確保の方法として2種類あり（図7），主として頭部後屈－あご先挙上法（片手で患者の額を押さえ，もう片方の手で顎の先端を持ち上げる）を行う。救助熟練者は頸椎損傷が疑われる場合などには，必要に応じて下顎挙上法（親指を除く両手の指で患者の下顎を挙上する）を用いてもよい。十分な気道確保が得られなければ，さらに頭部後屈を加える。

　人工呼吸は2回続けて行い，以降，胸骨圧迫と人工呼吸の比率は30：2にする。送気は約1秒かけて患者の胸の上がりを確認できる程度に行う。換気量が多すぎると胸腔内圧の上昇から静脈還流量の減少を来し，胸骨圧迫による心拍出量の低下と冠灌流圧の低下を招き，救命率の低下につながる。胸骨圧迫と人工呼吸を連動する場合，胸骨圧迫施行者が圧迫の回数を発声し，人工呼吸とのタイミングを計る。

　BVMの使用方法は，1人で人工呼吸をする場合，親指と人差し指でマスクを顔面に固定（Cの形），残りの3本の指で顎を持ち上げる（Eの形）（ECクランプ法，図6）。バッグを圧迫して換気するが，マスクの脇から空気が漏れないようにしっかりと固定する。複数の救助者が担当する場合は，一人が両手でマスクを固定し，もう一人がバッグの換気をすることでマスクと顔面の密着がより確実になる。BVMの操作はマスクの固定，バッグの圧迫に慣れが必要である。コツを掴むため，普段からBVMに触れて操作の練習をしておくことが望ましい。

5）除細動（図8）

　心停止の心電図波形は4つに分類される（図9）。①心室細動，②無脈性心室頻拍，③無脈性電気活動（心電図上波形を認めるが有効な心拍動がなく，脈拍を触知しない。種々の波形がある），④心静止で，このうち除細動が有効なのは，心室細動と無脈性心室頻拍である。院外，院内心停止のいずれもおよそ20％が心室細動または心室頻拍である[16]。冠動脈造影中に発症した心室細動に対して除細動を行った際の心電図の変化を図10に示す。心室細動では波の幅も高さもバラバラで，心室筋は無秩序な収縮のためポンプ機能を果たしていない。直流通電により心筋細胞の不規則な電気回路を脱分極（リセット）し，正常な電気活動（洞結節から心房，心室への正常な興奮伝導＝洞調律）の再開に導く。一方，無脈性電気活動と心静止に対する除細動は無効なだけでなく，心筋傷害や迷走神経刺激により蘇生率の低下をもたらすため禁忌である。

　AEDまたは除細動器が到着したら，直ちに電極パッドと，除細動器の場合は心電図の電極を貼

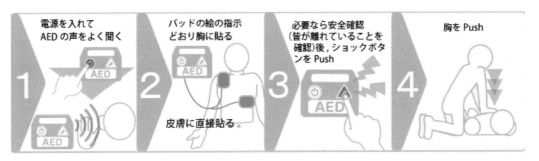

図8　AEDの操作方法

日本循環器学会ホームページ　コール&プッシュ誰でもできる胸骨圧迫＋AEDの蘇生法　から引用

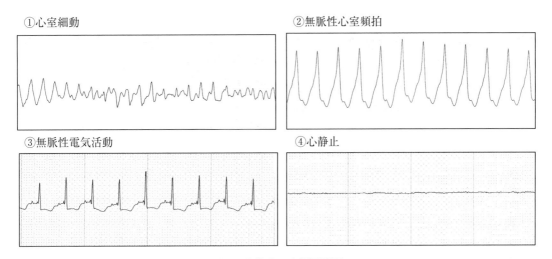

①心室細動

②無脈性心室頻拍

③無脈性電気活動

④心静止

図9　心停止の心電図波形

心室細動と無脈性心室頻拍が除細動の適応になる　無脈性電気活動は種々の波形がある

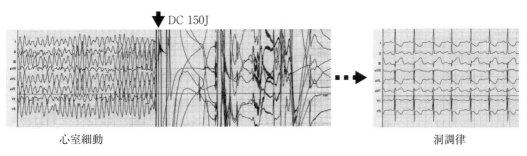

DC 150J

心室細動

洞調律

図10　除細動前後の心電図の変化

135

付する。AED は電源を入れると音声メッセージが流れるのでその指示に従う。電極パッドは心臓を挟むように右前胸部（右鎖骨下）と左側胸部（左腋の下）に装着する。体が濡れている場合は拭いてから，電極パッド装着部位に貼られている貼付剤・湿布薬は剥がしてから，ペースメーカ植込み患者では機器の直上にかからないよう，電極パッドを装着する。AED は自動で心電図波形を解析し，除細動の要否を判断し，除細動が必要な場合は手動でスイッチを押すことにより電気ショックが作動する。救助者は AED の音声メッセージに従って行動すれば良い。除細動器の場合は心電図を確認し，ショックの適応があれば，出力を設定（通常成人で 150 ～ 200 ジュール）し，パドルをパッドに当てて通電する。ショック実施の際は患者に誰も触れていないこと，周囲の安全を確認してから行う。もし救助者が患者の身体やベッドに接触して通電すると，救助者が感電し，最悪の場合は心室細動（心停止）を来す危険性がある。

　心電図解析，ショック後は直ちに胸骨圧迫から心肺蘇生を再開し，胸骨圧迫の中断をできるだけ最小限にする。AED は 2 分ごとに心電図の自動解析を繰り返すので，指示に従い行動する。除細動器の場合は 2 分ごとに心電図波形を確認し，適応があればショックを実施する。

　蘇生（ALS）チームに引き継ぐまで，または患者に正常な呼吸や目的のある仕草がみられるまで，以上の BLS を継続する。なお，心拍が再開し，CPR を中断しても，再度急変する危険性はあり，AED の電源は切らず，電極パッドは装着したままにする。

6）小児の一次救命処置 [20]

　一般的に「小児」とは，出生後から思春期（およそ中学 3 年生）までの期間を指すことが多く，なかでも 1 歳未満は「乳児」と呼ばれる。小児に対する BLS も成人と基本的には同様で，図 3 に示すアルゴリズムに沿って行われる。成人と小児の BLS の比較を表 10 に示す。以下に成人と小児の BLS の違いについて処置ごとに述べる。

（1）心停止の判断

　熟練した救助者の場合，成人患者では呼吸の観察と同時に「頸動脈」の拍動を確認するが，1 歳以降の小児では「頸動脈か大腿動脈」，乳児では「上腕動脈」の拍動を確認する。

（2）胸骨圧迫

　成人では「約 5 cm で，6 cm を超えない」であるが，小児では「胸の厚さの約 1 ／ 3」，乳児では「2 本指」で胸骨圧迫を行う。

（3）人工呼吸

　成人では胸骨圧迫と人工呼吸の比は「30：2」であるが，小児では救助者が 2 人以上の場合は「15：2」，救助者が 1 人の場合は「30：2」で行う。小児では呼吸原性心停止が多いため，早期の人工呼吸開始に努める。

（4）AED

　未就学の小児（小学校入学前）では，小児用モードあるいはエネルギー減衰付き小児用パッドが装備されている場合は，そちらを用いるが，ない場合は成人用パッドを用いる。胸壁に 2 枚のパッドを貼るスペースがない場合は，胸部前面と背部に貼付する。小学 1 年生以降では成人用パッドを用いる。成人に対して小児用モード／パッドを使用してはならない。

（5）気道異物への対応

表 10　一次救命処置（成人と小児の比較）

	成人	小児
心停止の判断	熟練した救助者は呼吸の観察と同時に頸動脈の拍動を確認する。	熟練した救助者は呼吸の観察と同時に小児では頸動脈，または大腿動脈の拍動，乳児では上腕動脈の拍動を確認する。
胸骨圧迫	CPR は胸骨圧迫から開始して，強く（約5cm で，6cm を超えない），速く，絶え間なく実施する。	CPR は胸骨圧迫から開始して，強く（胸の厚さの約 1/3），速く，絶え間なく実施する。乳児の場合は，2 本の指で圧迫する。
胸骨圧迫と人工呼吸の比	30：2	2 人の救助者が行う場合は，15：2 救助者が 1 人の場合は 30：2
AED	成人に対して小児用モード／パッドを使用してはならない。	未就学の小児では，小児用モードまたは小児用パッドを用いる。小児用パッドがない場合，成人用パッドを用いる。
気道異物への対応	意識があれば，患者の後ろに回って，背部叩打法や腹部突き上げ法を実施する。	乳児では，意識があれば頭部を下げて，背部叩打法と胸部突き上げ法を実施する。腹部突き上げ法は実施しない。

　成人では背部叩打法，腹部突き上げ法（Heimlich 法）が行われるが，乳児では腹部突き上げ法は内臓損傷の危険性のため禁忌であり，乳児を抱えて頭部を下げた体位での背部叩打法か胸部突き上げ法（胸骨圧迫と同じ要領）が行われる。

4-3-4　二次救命処置（advanced life support: ALS）[19]

　ALS は，BLS のみでは心拍が再開しない患者に薬剤，医療機器を用いて心拍再開に導く一連の処置（狭義の ALS）で，広義の ALS には心拍再開後の集中治療も含む。図 11 に心停止後のアルゴリズム，すなわち BLS から ALS，心拍再開後の一連の流れを示す[19]。

　BLS で心拍の再開が得られない場合，質の高い胸骨圧迫を継続しながら患者の移動が可能な場合は，救急部，ICU，心臓カテーテル室に搬送し，ALS に移行する。心拍が再開した場合も，心拍再開後のモニタリングと管理のため，患者は ICU などで集中治療を継続する。これらの検査や治療において放射線技師が関わる場面は多く，どのような診療が行われているのか，概略を述べる。

1）可逆的な原因の検索と是正

　蘇生のすべての段階において，質の高い CPR を継続しながら，心停止の原因検索と是正に努めなければならない。心停止を来す代表的な疾患・病態として表 8 に示した 4H4T も念頭に置き，原因検索を進める。心停止に至った状況，既往歴，身体所見に加え，CPR を中断することなく実施でき，迅速に結果が得られる動脈血ガス分析，電解質測定，超音波検査が原因検索に有用である。

2）静脈路／骨髄路確保

　すでに末梢静脈や中心静脈のルートが確保されている場合は，それらを利用して血管収縮薬や抗不整脈薬，心停止の原因を是正する薬剤，輸液製剤，血液製剤などの投与を開始する。血管ルート

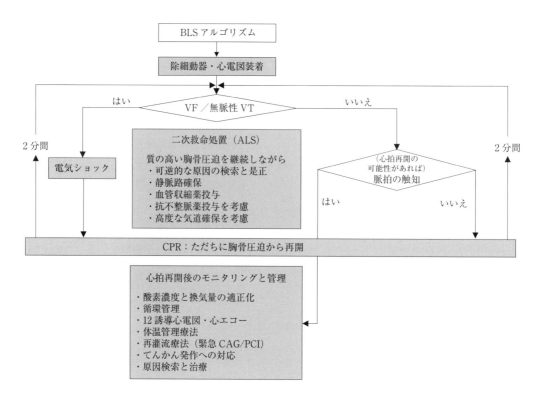

図 11　心停止アルゴリズム（JRC 蘇生ガイドライン 2020）[19]
BLS：一次救命処置，VF：心室細動，VT：心室頻拍，CPR：心肺蘇生，
CAG：冠動脈造影，PCI：経皮的冠動脈インターベンション

が確保されていない場合は，質の高い CPR を継続しながら，すみやかに末梢静脈路を確保する。末梢静脈路の確保が困難な場合は，骨髄路を確保する。脛骨近位端の平坦面（膝関節の下方前面やや内側）に骨髄針を留置する。骨髄路からは静脈内に投与可能な薬剤，血液製剤は静脈路と同様（同じ投与量，同じ投与速度）に投与することができる。

3）血管収縮薬

アドレナリン 1 回 1 mg を静脈内（静脈路または骨髄路から）投与し，3～5 分間隔で追加投与する。心電図がショック非適応波形（無脈性電気活動，心静止）の場合，できるだけ速やかに投与する。ショック適応波形（心室細動，無脈性心室頻拍）の場合，少なくとも 1 回のショック後に，心室細動または無脈性心室頻拍が持続していることを確認してから投与する。アドレナリン投与により心拍再開率と短期の生存率は改善するが，生存退院率や神経学的転帰の改善については確認されていない。

4）抗不整脈薬

電気ショックで停止しない難治性，あるいは再発する治療抵抗性の心室細動，無脈性心室頻拍に

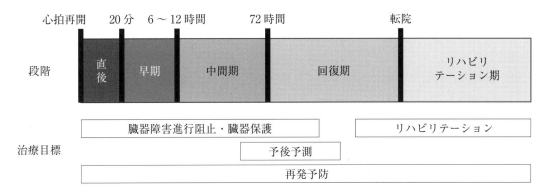

図 12　心停止後症候群の段階と治療目標　文献 21）より引用改変

対して，アミオダロン 300 mg を静脈内投与する。アミオダロンが使用できない場合は，効果は劣るがリドカイン（1 〜 1.5 mg/kg）あるいはニフェカラント（0.3 mg/kg）を静脈内投与する。抗不整脈投与により心拍再開率は改善するが，生存退院率や神経学的転帰の改善については確認されていない。

5）高度な気道確保

　気管挿管あるいは声門上気道デバイス（喉頭マスク，食道閉鎖式エアウェイなど）により気道確保を行う。これらの処置の際も胸骨圧迫の中断は最小限にする。BVM による人工呼吸が確実に行われている場合は，必ずしもこれらの気道確保を急ぐ必要はない。少なくとも最初の電気ショックまでは BVM による換気を行い，胸骨圧迫と早期の電気ショックに専念する。

　気管チューブの位置確認には，胸壁の動き，聴診器による左右呼吸音の聴取などの身体所見に加え，呼気二酸化炭素モニタを用いる。気管挿管が行われた後は，胸骨圧迫と人工呼吸は非同期でそれぞれ独立して行うことができる。胸骨圧迫は 1 分間に 100 〜 120 回のテンポで継続し，人工呼吸は 1 分間に 10 回（6 秒に 1 回）のペースで行う。

4-3-5　心拍再開後のモニタリングと管理

　BLS から ALS の一連の救命処置により心拍が再開した後に，心停止による臓器の虚血（低灌流，低酸素）と再灌流障害による全身の臓器障害が発生し，心停止後症候群と総称される（図 12）。心停止後症候群では呼吸・循環管理，体温管理などを行い，臓器・組織への十分な血流と酸素の供給により臓器障害の進行を防ぐこと，ならびに心停止の原因検索と治療による再発を予防することが治療目標になる [21]。

1）呼吸管理（酸素濃度と換気量の適正化）

　人工呼吸器を用いて酸素化と換気量を適切に保つ。酸素化は動脈血酸素分圧（PaO_2）または動脈血酸素飽和度を指標に用い，これらが確実に測定されるまでは 100 ％吸入酸素濃度で換気をする。測定開始後は，これらの測定値が適正になるように吸入酸素濃度を調整する。低酸素症のみならず高酸素症も正常酸素症に比べ，生存率が低くなる可能性が指摘されている。換気量は動脈血二酸化

炭素分圧（$PaCO_2$）を指標に調整する。低換気では高二酸化炭素血症となり，過換気では低二酸化炭素血症となる。$PaCO_2$ が正常範囲になるように分時換気量（1回換気量×換気回数）を調整する。

2）循環管理

　輸液，心血管作動薬（カテコラミン）や抗不整脈薬などの薬剤，大動脈バルーンパンピング（IABP），経皮的心肺補助装置（PCPS），ペースメーカなどの医療機器を用いた治療を組み合わせて，循環動態の安定化と臓器灌流の適正化を目指す。心血管作動薬で心機能の改善が得られない場合は，IABP や PCPS の導入を検討する。徐脈性不整脈に対しては緊急ペーシング（経皮ペーシング，経静脈ペーシング）を行う。

3）12誘導心電図，超音波検査

　心停止の原因として急性冠症候群（急性心筋梗塞）や致死的不整脈の頻度が高く，心拍再開後はできるだけ早く12誘導心電図，心エコー検査を行い，急性冠症候群が疑われる場合は，後述する再灌流療法に進む。

　近年，超音波診断装置の性能向上，小型化によりベッドサイドで医療従事者が手軽に検査を行うことができるようになり，ポイントオブケア超音波検査（point of care ultrasound：POCUS）と呼ばれる。救急医療でも急速に普及し，外傷，ショック，心停止などの原因・病態解明に威力を発揮している[22]。POCUS は，いつでも，どこでも，侵襲なく，リアルタイムに，患者の症状から的を絞って検査を行えば短時間で実施することが可能で，表11に示す多くの臓器の検査や手技の補助に大変有用であり，救急医療において不可欠な検査になった。

4）体温管理療法（低体温療法など）

　心停止後の脳障害軽減のため，低体温療法を行う。低体温により脳の酸素消費量が抑制され，脳代謝が低下し，脳神経細胞を保護する。心拍再開後，従命に意味のある反応のない昏睡患者に対して，血管内冷却装置や体表面冷却装置を用い，目標体温32～34℃で，少なくとも24時間継続する。また，心拍再開後に高体温を呈する患者の転帰は不良であり，低体温療法の適応のない患者でも36℃前後の体温管理が必要である。

5）再灌流療法（緊急冠動脈造影／経皮的冠動脈インターベンション：PCI）

　成人の心停止の原因として，急性冠症候群とそれに伴う致死的不整脈（心室細動・心室頻拍）は頻度が高い。心停止前の既往歴や胸痛などの症状，心拍再開後の12誘導心電図，心エコー，血中心筋バイオマーカー（トロポニンなど）から急性冠症候群が疑われる場合は，積極的に緊急冠動脈造影と PCI を行う。急性冠症候群に伴う不整脈は心筋局所の虚血と再灌流障害により生じるため，できるだけ早期に行うことが予後の改善につながる。

6）てんかん発作への対応

　てんかん発作は心停止による脳障害の結果であるとともに，発作の持続，反復は脳障害を増悪させる要因となるため，抗けいれん薬による早期頓挫を図る。てんかんは大脳から発生する過剰な電気活動（発作波）による反復性の発作で，けいれんを伴うけいれん性てんかん発作とけいれんを伴わない非けいれん性てんかん発作がある。後者はけいれんを認めないため，持続的脳波モニタリングが診断に有用である。

表11　救急医療における超音波検査

臓 器	疾患・病態
心臓・血行動態	心嚢液，心タンポナーデ，心損傷，弁逆流，肺高血圧，心機能，心室壁運動，心容積，下大静脈径
血管	大動脈瘤・解離，深部静脈血栓
肺・気道	胸水，気胸，肺水腫，肺炎，気管挿管の確認
消化管・腹部	腹水，気腹，虫垂炎，腸閉塞，憩室炎，ヘルニア，腸重積，肥厚性幽門狭窄
肝・胆道	肝外傷，胆石，急性胆嚢炎
泌尿器	腎外傷，水腎症，尿路結石，膀胱容積，精巣捻転
軟部組織・筋骨格	骨折，腱損傷，感染，異物，関節液
眼球	眼外傷，網膜剥離，硝子体出血，視神経鞘径（頭蓋内圧亢進）
妊娠	子宮内妊娠，異所性妊娠，胎児心拍，妊娠週数
エコーガイド下手技	血管確保（中心静脈，末梢静脈，動脈），胸腔穿刺，心嚢穿刺，腹腔穿刺，関節穿刺，輪状甲状靭帯穿刺・切開

7）原因の検索と治療

　ALSから引き続き，心拍再開後も心停止の原因検索は重要で，原因に対する治療を行うことにより，全身状態の安定化と心停止の再発予防につながる。原因検索と治療を進める上で放射線診療の果たす役割は極めて大きく，そこは放射線技師にとって八面六臂の活躍の場である。ICU，救急部などでのポータブルX線撮影，CT検査，MRI検査，血管造影検査，緊急PCI，止血のためのIVR，脳血管内治療など枚挙にいとまがない。

4-3-6　放射線検査・治療室に常備すべき薬剤・医療備品

　救急医療のために必要な医薬品（表12），医療備品（表13）の一覧を示す。薬剤は救急カートに常備し，緊急時にすぐに使用できるようにしておく。喉頭鏡，各種モニタ，除細動器，AEDなどは定期点検を行い，常に確実に使用できる状態を保つことが肝要である。また，緊急時の医療スタッフの対応をマニュアル化し，定期的に教育訓練を実施する。患者急変時に慌てないように緊急コール番号やスタッフの対応手順を示したポスター（図13）を検査室に掲示し，日ごろから緊急対応を意識しておくことが重要である。

おわりに

　心停止に遭遇することはそれほど多くはないかもしれない。しかし，遭遇したとき，その瞬間の

表 12　放射線検査・治療室に常備すべき薬剤

- 輸液製剤（生理食塩水，リンゲル液など）
- カテコラミン
  アドレナリン（エピネフリン），ドパミン，
  ドブタミン，ノルアドレナリン，イソプロテレノール
- 冠拡張薬（ニトログリセリン，硝酸イソソルビドなど）
- 硫酸アトロピン
- 抗不整脈薬（アミオダロン，キシロカインなど）
- グルココルチコイド（ヒドロコルチゾン，プレドニゾロン，メチルプレドニゾロンなど）
- 抗ヒスタミン薬
- β 刺激薬（吸入）
- グルカゴン
- 炭酸水素ナトリウム：代謝性アシドーシスの補正
- 抗けいれん薬（ジアゼパム，ミダゾラムなど）

表 13　放射線検査・治療室に常備すべき医療備品　文献 5）より引用改変

治療のための医療機器	測定のために必要な機器
- 酸素 - バッグ・バルブ・マスク（リザーバー付き） - 酸素マスク，鼻カニューラ - 経鼻エアウェイ - 吸引用医療機器：吸引器，吸引チューブ - 挿管用医療機器：喉頭鏡，気管チューブ， 　スタイレット，固定用絆創膏 - 静脈ルート，輸液のための備品 - 心肺蘇生用バックボード - 除細動器，AED - 手袋	- 聴診器 - 血圧計 - バイタルサインモニタ：心電図および非侵襲的 　血圧の連続的測定 - パルスオキシメーター - 記録用フローチャート - 緊急時対応プロトコール - 時計，ストップウォッチ

対応・行動が目の前の患者の命を救い，良好な転帰をもたらす可能性がある。そのためにも日頃からBLSが確実にできるように準備をしておこう。頭では理解していても，突然の状況下では咄嗟の行動が取れず，声が出ない，体が動かないことも多い。定期的なBLS講習会（院内で行われることも多いと思う）に積極的に参加し，緊急時にすぐに大きな声で指示を出し，体が動くようにしておきたい。

　本項では最新の救急医療に関するガイドラインを参照し論述してきたが，ガイドラインはほぼ5年ごとに改定される。新しいバージョンが発表されたときには変更点を確認していただきたい。

　院内・院外を問わず，急変した人を見たときには躊躇せず，率先して救急処置に参加してほしい。医療従事者の一人として，苦しんでいる人を助けるという気概を常に持ち続けてほしい。

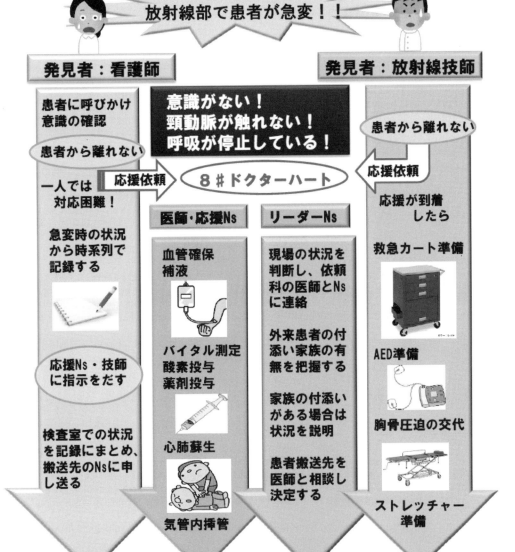

図13　患者急変時の対応手順

参考文献

1 ）横田順一朗．救急医療体制．日本救急医学会監修．標準救急医学第 5 版．東京：医学書院．2014．p. 8-16

2 ）高須　修．ショック概論．日本救急医学会監修．救急診療指針改訂第 5 版．東京：へるす出版．2019．p. 72-77

3 ）Vincent JL, De Backer D. Circulatory shock. N Engl J Med. 2013; 369: 1726-34

4 ）Weil MH, Shubin H. The "VIP" approach to the bedside management of shock. JAMA. 1969; 207: 337-340

5 ）日本アレルギー学会 Anaphylaxis 対策特別委員会．アナフィラキシーガイドライン．日本アレルギー学会．2014

6 ）Simons FER, Ardusso LRF, Bilo MB, et al. World allergy organization guidelines for the assessment and management of anaphylaxis. WAO journal. 2011; 4: 13-37

7 ）Johansson SGO, O' B Hourihane J, Bousquet J, et al. A revised nomenclature for allergy. An EAACI position statement from the EAACI nomenclature task force. Allergy. 2001; 56: 813-824

8 ）Lieberman P, Kemp SF, Oppenheimer J, et al. The diagnosis and management of anaphylaxis: An updated practice parameter. J Allergy Clin Immunol. 2005; 115: S483-523

9 ）鳴海善文，中村仁信．非イオン性ヨード造影剤およびガドリニウム造影剤の重症副作用および死亡例の頻度調査．日本医学放射線学会雑誌．2005; 65: 300-301

10）医療事故の再発防止に向けた提言第 3 号　注射剤によるアナフィラキシーに係る死亡事例の分析．医療事故調査・支援センター　一般社団法人　日本医療安全調査機構．平成 30 年 1 月

11）佐々木淳一．アナフィラキシー．日本救急医学会監修．救急診療指針改訂第 5 版．東京：へるす出版．2019．p. 555-559

12）日本循環器学会．循環器病の診断と治療に関するガイドライン（2011 年度合同研究班報告）：失神の診断・治療ガイドライン（2012 年改訂版）．

13）山中　岳，勝盛　宏，草川　功，他．小児科専門医研修施設における MRI 検査時鎮静の現状．日本小児科学会雑誌．2017; 121: 1920-1929

14）日本小児科学会・日本小児麻酔学会・日本小児放射線学会．MRI 検査時の鎮静に関する共同提言．2020 年 2 月 23 日改訂版．日本小児科学会雑誌．2020; 124: 771-805

15）Kronick SL, Kurz MC, Lin S, et al. Part 4: Systems of care and continuous quality improvement. 2015 American Heart Association guidelines update for cardiopulmonary resuscitation and emergency cardiovascular care. Circulation. 2015; 132: S397-S413

16）Andersen LW, Holmberg MJ, Berg KM, et al. In-Hospital cardiac arrest. A review. JAMA. 2019; 321: 1200-1210

17）平出　敦．一次救命処置．日本救急医学会監修．標準救急医学第 5 版．東京：医学書院．2014．p. 29-37

18）日本蘇生協議会．一次救命処置．JRC 蘇生ガイドライン 2020．東京：医学書院．2021．p. 17-46

19）日本蘇生協議会．成人の二次救命処置．JRC 蘇生ガイドライン 2020．東京：医学書院．2021．p. 47-150

20）日本蘇生協議会．小児の蘇生．JRC 蘇生ガイドライン 2020．東京：医学書院．2021．p. 151-229

21）Nolan JP, Neumar RW, Adrie C, et al. Post-cardiac arrest syndrome: Epidemiology, pathophysiology, treatment, and prognostication. A scientific statement from the International Liaison Committee on Resuscitation; the American Heart Association Emergency Cardiovascular Care Committee; the Council on Cardiovascular Surgery and Anesthesia; the Council on Cardiopulmonary, Perioperative, and Critical Care; the Council on Clinical Cardiology; the Council on Stroke. Resuscitation. 2008; 79: 350-379

22）Ultrasound Guidelines. Emergency, Point-of-Care and Clinical Ultrasound Guidelines in Medicine. Ann Emerg Med. 2017; 69: e27-e54

第4章

画像診断装置と治療装置の安全利用

---

1 放射線診断装置

1-1 一般撮影

2000（平成14）年「医療安全対策のための医療法施行規則一部改正について」が厚生労働省医政局総務課医療安全推進室より発出され，医療機関の特性に応じた医療安全管理体制の確保が管理者に対して義務付けられた。それは，医療に係る安全管理のための指針の整備，医療に係る安全管理のための委員会の開催，医療に係る安全管理のための職員研修の実施，医療機関内における事故報告等の医療に係る安全確保を目的とした改善のための方策を講ずることであった[1]。

放射線技術領域における事故は起こさない，また，不幸にして起こった場合には，関係する患者の安全対策を優先するとともに，その事故原因を調査し，その教訓を当該医療施設だけでなく関係者が共有することによって再発防止に取り組むことが必要であることはいうまでもない。

わが国の医療界では，未だにパターナリズム（父権主義）が根強く，患者と医療従事者の関係の未熟性から医事紛争が発生しやすい。さらに，安全性の確保の文化の遅れから分析，対応が遅れ，放射線技術領域においても基本的な医療事故が繰り返し発生している。

医療事故事例を提示するとともに，事故の背景を分析し，事故が発生した背後要因を検討することによって問題点を考察する。

事例 1-1　一般撮影室における落下事例

某県市立病院で 2007 年，生後 7 か月の男児が撮影台から転落して手足に重い後遺障害が残った。男児と両親は市に損害賠償を求める訴訟を起こし，2016 年，事故と障害の因果関係を認め，市に約 1 億 1 千万円の支払いを命じる地裁判決。市は控訴したが，高裁が和解を勧告し，市は「これ以上の長期化は望ましくない」として 2020 年 1 億 8 千万円の和解金の支払いで和解が成立した。

原告は和解成立後，「裁判が始まってから非常に長かった。」というコメントを出した。7 カ月で

受傷してから男児は中学生となっており，その間の身体的かつ精神的苦痛を医療従事者は肝に銘じるべきである [2]。

原因

小児股関節撮影の時，フィルム現像のために撮影室から退出した後，寝返りをして 70 cm の撮影台から落下した。7 カ月の乳児は動かないだろうという思い込みと，患者から眼を放さないという基本を守らなかったことに起因する。

改善策など

独歩で撮影室に来た患者に限らず，車椅子やストレッチャーの患者に対しては「動かないでお待ちください」の声掛けをする。ところが，歩かない乳児の場合は寝かせておいても大丈夫という思い込み，配慮不足は否めない。患者の状態把握という視点で注意・観察しなければならない。

RCA（Root Cause Analysis）Tools，根本原因分析ツールを用いた職域研修は有用である。

RCA とは，問題解決の一つの分類で，アクシデントなどの事例を系統的に分析してその根本原因・寄与因子・背後要因を同定し，対策を立案・実施して，再発の予防を図るプロセスである。

特に重要な分析プロセスは，起きた出来事の流れを時間の経過に沿って把握することと，繰り返し「なぜ」起きたのかという疑問を持つことである。分析ツールを利用することによって，系統的な分析が可能となり，見落としの少ない分析，より効果の高い対策が立てられる。また分析の結果をマニュアルの形で残すことにより，第三者の助言を得たり，同様に事例が発生したときに分析を行ったりする際に有用である [3]。

RCA ツールは，医療人としての Ryosin（良心）で Care（ケア）して Assist（アシスト・支援）するツールであると確信している。RCA は医療安全において最もポピュラーな分析方法の 1 つとして，多くの医療機関に浸透しているので，その概要のみを以下に列記する。

a）インシデント（ヒヤリハット）・アクシデントの事例を報告する。
b）RCA を実施するか検討する（トリアージ）
c）RCA を実施するチームを招集する
d）出来事流れ図を作成する
e）なぜなぜ分析を行い，根本原因を追究する
f）情報を精査する（現場への調査・当事者へのヒアリング）
g）因果関係図の作成と根本原因を確定する
h）対策を立案する　⇒　「対策立案表」を作成する
i）管理者への報告と対策を実施する承認を得る
j）分析の結果をフィードバックする
k）関係各部署の責任者に連絡して対策を実施する
l）実施した対策を追究して評価する

事例 1-2　一般撮影における患者情報確認

整形外科領域では，インプラントを体内に埋め込む術式によって日常生活に影響を及ぼす。1 例として，変形性股関節症で人工股関節を後方進入法の術式で施行された場合は，屈曲・内転・内旋

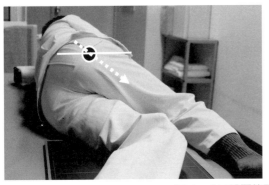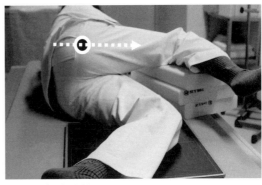

図1　人工股関節置換（THA）術後例

左　THA術後で，左膝関節側面を撮影する時，対側（写真では右脚）の股関節は内転・屈曲
　　位となり脱臼のリスクが増加する。
右　内転位を減らし，安定を確保した撮影法。

位の撮影体位により脱臼を誘発する恐れがある。

原因

　患者の疾患と手術等の処置履歴の確認漏れにより，四肢撮影時に脱臼する。

改善策など

①診療科と協議し，撮影指示票の記載や電子カルテの掲示板等に注意書きをアップする。

②撮影技術の修得（患者とコミュニケーションをとり，無理な整位は行わない）

　人工股関節置換（THA）術後例では，撮影中・撮影後の脱臼に注意する[4]。

1-2　ポータブルX線撮影

　移動型のX線装置は，通称ポータブル装置といわれるが，病棟や手術室において機動性と簡単な操作で撮影できるX線装置は回診用X線装置であり，主に在宅医療で用いられるX線装置は携帯型X線撮影装置である。本稿では，通称のポータブル装置の名称を用いる。

　放射線診断における医療事故は，熊谷孝三等の行った「放射線業務における医療事故防止に関する学術調査」報告や，公益財団法人日本医療機能評価機構の医療事故情報収集事業の年報を見ても，一般X線撮影と病棟におけるポータブルX線撮影における医療事故件数が多い。

　ポータブルX線撮影は，撮影装置を移動させて行う業務であるため，搬送中に危険が伴う。発生頻度の高いリスク事例の内訳は，「人との衝突」21.7%，「患者取り違え」19.7%，「撮影ミス」17.8%，「チューブ類の引っかけ」14.0%，「物品の落下」11.5%，「物品との衝突」7.0%，「その他」8.3%となっている[5]。病室が狭い，あるいは廊下に物品が置いてあるなど衝突を起こしやすい環境での作業であるといえる。ポータブル装置のスピードの出しすぎや技師の不注意，安全確認不足などが主な要因となっている。したがって，病室では危険を回避するため慎重な行動を心がける。狭いところでは装置からではなく自分が先に立つといったことや，また廊下に物品を置かない，廊下のコー

表1　危険予知トレーニング（KYT）

ラウンド	問題解決の4ラウンド	危険予知の4ラウンド	危険予知訓練
1 R	事実をつかむ （現状把握）	どんな危険が潜んでいるか	参加者の話合いで，潜在的な危険要因と，その要因を引き起こす現象を想定する。
2 R	原因をさぐる （本質追究）	これが危険のポイントだ	発見した危険要因のうち，重要だと思われる危険を把握してさらに絞りこむ。
3 R	対策をたてる （対策樹立）	あなたならどうする	重要危険を解決するにはどうしたら良いか考え，具体的な対策を考える。
4 R	行動計画を決める （目標設定）	私たちはこうする	対策のうち重点実施項目を絞り込んで印をつけ，それを実施するためのチーム行動目標とワンポイント項目を設定する。

ナーにはミラーを設けるなど組織全体での取り組みも必要である[6]。

　医療事故発生件数が多いことから，職場における安全対策として危険予知訓練（KYT）を職域研修で取り入れることが推奨される。危険のK，予知のY，訓練のTの頭文字を取ってKYTと称するが，KYTの基本的な考え方は，エラーや事故は日常的に何も起こりそうにない場面でも，ある環境・状況や，ある行為が相互作用を起こした結果として誘発されるとしている。産業界では，中央労働災害防止協会の提唱する「ゼロ災害」を目標に進められている。

　ビデオや写真を用い，潜在しているエラーや事故の起こる可能性を，想像力と洞察力を使い徹底的に炙りだす。4ラウンド法と呼ばれ，第1ラウンド：現状把握，第2ラウンド：本質追究，第3ラウンド：対策樹立，第4ラウンド：目標設定によって本音のミーティングを全員参加で重ね，作業環境や手順などの要所要所で危険予知を行う。指差し確認で自問自答することで自己啓発につなげ，「ぼんやりしていた」などの人間特性に基づくヒューマンエラーを回避させる[7]。

　事前に「危険」または「危険因子」を的確に予測し，それが顕在化しないように常に注意を払って事故防止対策を講じた結果が「安全」ということである。安全な職場とは，事故がなかった職場ではなく，事故が起こりえない職場のことをいう。

事例2-1　ポータブルX線撮影時における物品の落下事例

　患者の上で操作を行っていたところ，天井から吊り下げ式の点滴架を患者に落としてしまった。
原因
・患者に気をとられ天井の方を見逃していた。
・周囲をよく確認せず，不用意にアームを動かしてしまった。
対策
　患者の上では作業を行わない，患者の動きに気を配るなど基本的な安全作業を身につける。

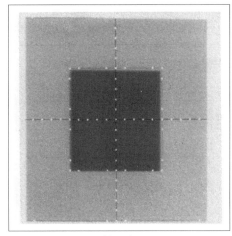

図2　照射野確認テスト

改善策など

　ポータブル装置が点滴スタンドに接触したりする事例は多い。

　危険予知訓練（KYT）の4ラウンド法を推奨

事例2-2　ポータブルX線撮影時における撮影ミス事例

　撮影時に照射野は確認したが，光照射野と実照射野がずれており，目的部位の欠損により再撮影をした。

原因

　光照射野と実照射がずれていた。

対策

　始業・終業点検と定期安全点検の実施

　（ポータブルは頻繁に実施する）

改善策など

　装置管理担当者を決め，日常の装置や器具の不具合状況を報告，改善するシステムを確立する。

事例2-3　ポータブルX線撮影時における物品の衝突事例

　カセッテ挿入時，硬膜外チューブを引っかけ切断してしまった。

原因

　患者の背中側をよく確認せず，強引に押し込んだ。

対策

　①十分な患者観察

　②安全作業の修得（看護師とのコミュニケーションを図り複数の眼で確認を行う）

改善策など

　ポータブル装置前面のバンパーで導尿管を引っかけるなどの事例は多い。

危険予知トレーニング（KYT）の４ラウンド法を推奨。

1-3　マンモグラフィ撮影

　マンモグラフィ撮影（乳房Ｘ線撮影）は，放射線検査の中でも女性受診者にとって精神的ストレスが大きい。したがって，診療放射線技師として専門知識や技術を習得しておくことはもちろんのこと，医療人としてのマナーや対応のテクニックを含んだコミュニケーションも，検査に重要な役割を果たす。

　マンモグラフィ撮影のポジショニングでは，受診者と技師の身体が接近し，裸の乳房を技師の手で保持し，引き寄せたり，薄く伸展させたり，押さえたりという行為が必要となる。また高画質の画像の取得と被ばく低減のために乳房圧迫を行う。検査前に，受診者にこの必要性を説明し協力を要請しておくことが，より良い撮影へのカギとなる。

　受診者は，診療放射線技師に２つの側面，すなわち医療情報の十分な提供者であることと，親身な態度で接することを期待している。羞恥心と若干の痛みを伴うこの検査においては，受診者が不快感を感じない対応を考え，コミュニケーションの方法を身につけたうえで確かな医療技術を提供しなければならない [8]。

　また2020（令和２）年，新型コロナウイルスの感染拡大を受け，各地のがん検診がストップした。新型コロナウイルスは，空気中を漂う微粒子（エアロゾル）によって感染が広がる可能性がある。

　エアコンと換気扇だけでは微粒子が滞留し，ドアを１か所明けてもさほど効果はみられず，２か所明けて微風を流すと，約９割の微粒子を排除できるというシミュレーションもある [9]。また施設内のレイアウトやマンモグラフィ装置の配置により，ウイルスを含むかもしれない風が更衣室や待合室のある出入り口に流れる恐れもあり，十分な感染対策の検討が必要である。

　日本総合健診医学会や日本対がん協会などの８団体は，健診（検診）時のコロナ対策の注意点を以下のようにまとめているので参考になる [10]。

①密閉，密集，密接をできる限り避ける環境を確保し，受診者が触れる場所を検査ごとに消毒する。

②マスクを着用してもらい，発熱やせきなどがあれば受診を控えてもらう。

③室内の換気は，機械式換気装置がない場合，「１時間に２回以上，定期的に窓やドアを開ける」などとし，巡回型の検診車では，「１度に乗車する人数を適正な数にし，十分な換気を行う」こと。

事例 3-1　マンモグラフィ撮影における患者への説明

　マンモグラフィ撮影前の説明で，インプラント（豊胸術）の確認をしたところ，「そのようなことは医師にも聞かれていない」と不機嫌，険悪な表情になる。インプラントが挿入されていると撮影方法など通常と変わることも多く，医師に確認する旨を話し席を外した間に，患者は帰宅した。

原因

　マンモグラフィ検査を依頼した診察時の医師の説明不足が考えられる。

改善策など

　インプラントやペースメーカー埋設側乳房の検査を行わない施設が多い。乳房内にあるシリコン

が破れる可能性があり，通常の圧迫はかけずに撮影を行う等，施設によって異なるが，検査説明のパンフレット等を事前に患者に渡し，検査前の注意事項の理解を得る。

また，胸部周辺の手術により埋め込まれているペースメーカ，シャントチューブ，皮下埋め込み型ポート等について撮影時に必ず確認を行うことや，情報が確実に伝わる体制，人工物抜去の予定があれば，検査を延期するなど柔軟な対応ができる機運を促進する。

医療安全の目的は，患者に満足してもらえる医療を行うこと，予定通りに診療目的が達成されること，時間的，精神的，肉体的，経済的な損失を予防すること，信頼を損なわないことなどである。

事例 3-2　マンモグラフィ撮影時の患者からの質問

マンモグラフィ撮影時に，特に気になる症状がないが，乳がん検診を受ける必要性を担当技師に聞いたところ，「そのことは医師や看護師に聞いてください。」との対応で気分を害した。

原因

症状がある場合は保険診療の対象で受診するが，がん検診は症状が無い方が受ける。そのため，検診の意義を理解していない受診者も多いが，診療放射線技師もマンモグラフィ検査の必要性を説明するなどの研修が不足していた。

改善策など

定期的に受けるがん検診では，検査を担当する診療放射線技師によって異なる説明をすると受診者の不信感が生じる。がん検診における早期発見のメリット等を説明するスキルを身につける。特に，「早期発見による 10 年生存率は 90%以上」等の数字を示す場合は，共通の研修資料を使用して，他の技師と同様の説明をするように注意する。

事例 3-3　新型コロナウイルス感染防止

がん健診（検診）における新型コロナウイルス感染対策はとして，空気中を漂う微粒子（エアロゾル）によって感染が広がる可能性がある。

原因

ウイルスを含むかもしれない風が更衣室や待合室のある出入り口に流れる恐れもあり，撮影装置・器具の消毒や清掃だけでは防止できない。

改善策など

日本総合健診医学会や日本対がん協会などの 8 団体がまとめた健診（検診）時のコロナ対策の注意点を参考に，施設内のレイアウトやマンモグラフィ装置の配置を再検討し，十分な感染対策の検討を行う。

参考文献
1）天内廣，山森和美，泉孝吉等，放射線業務の安全の質管理指針，日放技学誌，2007；63；546-556.
2）医療ニュース：共同通信社，2020 年 7 月 16 日配信
3）種田憲一郎：国立保健医療科学院 医療放射線監視研修資料，あなたの患者と仲間を救う RCA Tools 根本原因分析ツール，平成 23 年 11 月 8 日.
4）吉田和則を "診るサブノート，医療科学社，2011，p70.
5）熊谷孝三・他：放射線業務における医療事故防止に関する学術調査，第 1 報～第 4 報，日放技学誌，2004，60，676-685，787-795，927-938，1072-77.

6）熊谷孝三編著：医療安全学，医療科学社，2005，146.

7）天内 廣編集：診療放射線業務の医療安全テキスト，文光堂，2009，114-22.

8）服部昭子：乳房 X 線撮影の精度管理について，日放技学誌，2001，57，1479-86.

9）ユーチューブ：【新型コロナ肺炎感染対策】乳がん検診者：マンモグラフィ検査室でのエアロゾル飛散シミュレーションと対策法，シミュレーション動画（https://youtu.be/I_-rQmXyeCE）．2022 年 6 月 18 日確認

10）日本総合健診学会，日本人間ドック学会等：「健康診断実施時における新型コロナウイルス感染症対策」の改訂について．令和 4 年 3 月 18 日

2　X線透視造影・血管撮影

　X線透視造影・血管撮影での検査や治療では，「安全・安心で高度や医療」を提供するため，放射線部門の他の検査や治療と同様に患者確認，患者対応，検査・治療内容の確認，X線装置の管理などが重要となる。また，X線透視を用いる検査・治療は，造影剤を使用することから医薬品による副作用，侵襲的な検査や治療を行うことがあることからインフォームド・コンセントと同意書の必要性，多職種との協同を行うことからチーム医療の重要性を理解しなければならない。

2-1　X線透視造影検査，血管撮影検査でのリスク要因

　X線透視造影検査，血管撮影検査でのリスク要因[1]と考えられるリスク因子を表1，2に示す。日常の臨床時にどのようなリスクが潜んでいるかを意識することにより，リスクからの回避や対応行動，能力を身に付けることが可能となる。日常臨床における事故をできる限り減らすためにもリスク要因を事前に把握することが重要である。特に，X線透視造影検査，血管撮影検査で使用する装置は，装置自体が可動して検査を行う。X線TV装置は撮影台が起倒し，立位から臥位そして頭低位と大きく移動することから患者の転倒・転落事故が頻回し，死亡事例も発生していることから注意を要する。また，血管撮影装置ではC-アームが患者近辺を移動し撮影を行うため接触に注意が必要となる。

表1　X線透視造影検査

リスク内容	状況
患者間違い	患者取違い 装置への患者情報入力ミス
転倒・転落	装置への患者移動時の転倒 撮影台起倒時に転倒 撮影台からの転落 撮影台の頭低位（逆傾斜）時の転落
装置操作ミス	圧迫操作により患者怪我 撮影台移動時での患者指挟み 装置故障
造影剤副作用	誤嚥 便秘

表2　血管撮影検査

リスク内容	状況
患者間違い	装置への患者情報入力ミス
転倒・転落	撮影台からの転落
装置操作ミス	造影剤注入器の設定ミス 撮影プロトコール設定ミス Cアーム移動時接触 装置故障
造影剤副作用	患者の急変
その他	放射線被ばくによる皮膚障害 術者手技による合併症 感染症対応，清潔操作対応

　X線透視造影検査，血管撮影検査でのリスク要因は，患者とのコミュニケーション不足，検査の説明不足，診療放射線技師の不注意や技量の未熟さなど人的要素，医療機器の故障などによる装置的要素，検査や治療の特徴・高度化や複雑性などによる医療的要素から事故に繋がる。また，これらのリスク要素が複雑に絡み合い事故が発生することがある。

　日常臨床において，小さなリスクに気が付き，その対応を行うことにより，事故を未然に防ぐことが可能となる。リスク要因を把握・分析し，リスクに対応できる能力を身に付けること，持続的にリスクを評価し対応することが重要である。

2-2　リスク要因への対応

　X線透視造影検査，血管撮影検査でのリスク要因を人的要素，装置的要素，医療的要素に分けて対応を示す。

2-2-1 人的要素について

　リスクを回避するための人的要素として重要な点を図1に示す。

> 1）患者の理解と協力を得るためのコミュニケーションが重要。
> 2）患者確認による患者取違い防止と装置の患者情報を確認。
> 3）検査中での注意不足や状況確認不足に気を付ける。
> 4）検査・治療時の標準的な手順書を作成。
> 5）チーム医療を推進し「安全で安心な高度な医療」を目指す。

図1　リスク回避のための人的要素

1) 患者の理解と協力を得るためのコミュニケーションが重要

　X 線透視造影検査，血管撮影検査・治療を安全に行うためには，患者の理解と協力を得ることが必須である。そのためには，患者とのコミュニケーションにより信頼関係を築くことが大切である。X 線透視造影検査では患者自身による体位変換が不可欠であり，血管撮影検査では DSA（digital subtraction angiography）など患者の息止めが検査の質に大きく関わることから，検査前に分かりやすく説明することが重要である。検査前の短時間ではあるが，患者とのコミュニケーションにより検査内容，検査時の注意事項，協力してもらう事項を説明し，お互いに情報共有することが良い検査・治療の達成に繋がる。短時間での接遇となるため，清潔感がある第一印象も重要な要素となる。なお，コミュニケーションは一方的に患者へ説明することではなく，双方向の伝達であり，患者が説明を理解していることである。

2) 患者確認による患者取違い防止と装置の患者情報を確認

　患者確認は，患者とのコミュニケーションにより行い患者取違いを防止する。患者確認時は，「患者自らに自身のフルネームを名乗ってもらう」あるいは「患者装着のリストバンドを確認する」ことを徹底し，装置への患者情報入力を確実に行う。

3) 検査中での注意不足や状況確認不足に気を付ける

　検査中での診療放射線技師の不注意や状況確認不足により事故が発生する。特に，X 線 TV 装置では検査時の透視画像確認に注力し，患者の確認を怠っている状況での撮影台起倒は非常に危険であり，過去に事故事例も報告されている。また，血管撮影装置での C- アームは可動域が大きく，患者への接触には十分に気を付けて操作しなければならない。撮影台の起倒，C- アーム移動など装置を動かす際には，周囲の器材や点滴台なども確認しながら注意不足とならないように操作を行う。

4) 検査・治療時の標準的な手順書を作成

　診療放射線技師の技量の均てん化を図り，医療安全を実践するためには検査・治療時の標準的な手順書を作成する[2]。病院などの医療機関では，医療安全管理指針の作成および医療安全管理マニュアルの整備が行われているが，個別の具体的な検査や治療に対応したマニュアルではないため，X 線透視造影検査や血管撮影検査に適応できる手順書の作成・整備が安全な検査・治療の実現には有効となり，図 2 に必要事項を示す。

5) チーム医療を推進し「安全で安心な高度な医療」を目指す

　X 線透視造影検査や血管撮影検査・治療では，多職種にて協力して手技を施行するチーム医療が求められる。診療放射線技師もチーム医療の一員として自覚と役割を果たさなければならない。チーム医療とは「医療に従事する多種多様な医療スタッフが，各々の高い専門性を前提に，目的と情報

　1）経験が浅い診療放射線技師でも理解できる内容にする。
　2）手順書に従い実施すれば，標準的な検査・治療の流れに対応できる。
　3）図や写真を用いるなど工夫し，分かりやすい記載にする。
　4）手技の変更，手順書の間違いなどがある場合は修正する。
　5）作成した手順書を遵守する。

図 2　手順書に必要な事項

> 1) 診療放射線技師としての専門性を身に付ける。
> 2) 各職種の役割を理解し，補間し合う。
> 3) 職種間でのコミュニケーションの重要性を理解する。
> 4) チーム内での情報を共有する。
> 5) チーム内での他職種をリスペクトする。

図3　チーム医療の推進に必要な事項

> 1) 受入試験
> 2) 日常点検（始業点検・終業点検）
> 3) 定期点検
> 4) 医療法による線量管理および記録
> 5) 周辺機器の整備

図4　リスク回避のための装置的要素

を共有し，業務を分担しつつも互いに連携・補完し合い，患者の状況に的確に対応した医療を提供すること」とされ[3]，チーム医療を推進することにより，「安全で安心な高度な医療」が提供可能となり，医療安全の実践に有効となる（図3）。

　特に，血管撮影検査・治療では，複雑な手技や高度な IVR を行うことがあるため，各職種でのそれぞれの専門性を発揮して安全で最良の診療が行える体制を整える。このためにはチーム内での診療方針や情報共有が不可欠となり，検査直前に行われるタイムアウト（ショートカンファレンス）において，医師からの治療方針や手技内容の説明，また，各職種よりの注意事項と患者情報などの共有が，これから行われる検査・治療の安全確保に有用となる。

2-2-2　装置的要素について

　X 線透視造影検査，血管撮影検査・治療では，重症の症例や緊急検査の症例など生命に関わる重篤な診断や治療を実施する。特に，血管撮影装置（循環器用 X 線透視診断装置）では，急性心筋梗塞の治療，外傷や疾患に伴う出血に対する塞栓術，脳動脈瘤の塞栓術や脳梗塞急性期に対する血栓除去術など，施行する際に透視が使用できない，装置が動かないなどの故障が起こった場合，大きなアクシデントが発生する。このような，リスクを回避するための X 線装置と周辺機器における装置的要素を図4に示す。

　X 線透視造影検査に用いられる装置は JIS Z 4751-2-54：2017（医用電気機器－第 2-54 部：撮影・透視用 X 線装置の基礎安全及び基本性能に関する個別要求事項），血管撮影検査・治療に用いられる装置は JIS Z 4751-2-43：2012（IVR 用 X 線装置－基礎安全及び基本性能）において装置の基礎安全，基本性能，装置管理に必要な規格が詳細に示されている。

1）受入試験

　受入試験は，X 線透視診断装置，血管撮影装置（循環器用 X 線透視診断装置）の新規導入時に行う必要があり，機器の仕様内容を購入装置が満たされているかを確認する。機器メーカ技術者とユーザが協力して性能評価し，メーカ側が試験結果を責任もってユーザに報告し，ユーザは内容を確認する。

　受入試験の結果は導入装置の初期性能データとなり，今後の装置維持管理に必要なデータとなるため，ユーザ側は報告結果を受入報告書として必ず記録する。機械的安全性，電気的安全性に加え，透視・撮影画質の確認，X 線出力線量と装置表示線量値の確認など，診療に影響を及ぼす画質と線量についての初期時確認は装置管理に重要となる。

2）日常点検

　日常点検は，検査開始前に行う始業点検と検査後に行う終業点検がある。始業点検は，検査前に行うことで装置トラブルによる検査への影響を最小限に抑え，安全で安心な検査を施行する上で重要となる。装置のウォーミングアップを含め，機器の動作，付属品の固定状況，X 線出力の確認など短時間で行えるように手順を工夫し，点検項目を選択する。なお，点検内容は装置の添付文章，取扱説明書に重要と記載されている項目，あるいは日本画像医療システム工業会（JIRA）などの団体や学会などが提案しているリストを参考に自施設に適する点検内容を作成する。表 3，4 に JIRA が公表している点検表の一部を示す[4]。

　終業点検は装置の清掃を含め翌日の検査に備えるために行う。検査中に不具合が発生した場合は，その箇所を点検し，問題がある際には修理を依頼する。

　始業点検，終業点検を行う日常点検は，毎日の状況を確認し，記録として保管する。

3）定期点検

　定期点検は，装置の性能維持確認，安全性を担保するために消耗品交換や点検による調整，異常部品の交換を行う。このため，日常点検とは異なり，詳細な点検や性能評価を行うことから長時間を要し，年間数回程度の頻度で実施する。また，専門的な知識と技術が必要となるため，一般的には保守契約にて装置メーカが実施し，機械的安全性，電気的安全性についても点検する。保守点検を実行する場合，①医療機器名，②製造販売業者名，③型式，④保守点検予定時期を記載した計画を策定し，点検実施後に点検日時，概要，修理記録などの結果を記載して記録を保管する。

　定期点検は，装置導入時の受入試験の結果が維持されているかの確認であり，初期性能データとの比較を行うことから不変性試験となる。

4）医療法による線量管理および記録

　医療法施行規則の一部が改正され「診療用放射線に係る安全管理」の体制整備が求められている[5]。この中で，診療用放射線の安全利用を目的として血管撮影装置（循環器用 X 線透視診断装置）は検査時の線量記録と線量管理が義務付けられている。特に，線量記録に関しては，装置の表示線量値（患者照射基準点での空気カーマ）の記録を行うため，装置の維持管理を行う上で表示線量値の精度管理となり，日常点検，定期点検時の確認，調整に利用する。

5）周辺機器の整備

　X 線透視造影検査，血管撮影検査・治療では，検査中の患者状況の確認など装置本体以外の周辺機器が正常に作動しなければ検査・治療を行うことができない場合がある。特に，血管撮影検査では，

表3　X線透視装置の始業点検項目（JIRA　透視装置始業終業点検表一部改変）4)

医療機器	機器の外観・動作	透視台・付属品に、危険な破損・変形・針等異物混入がないこと
		各ユニットが清掃され、血液、造影剤除去消毒がされていること
		ケーブル類に挟み込み、折れ、被覆破損などがないこと
		透視台の上下動・水平動・起倒動が正常に動作すること
		肩当て、踏み台、握り棒等が正常な状態であること、その他備品に異常がないこと
		圧迫筒が正常に動作すること
		支持アームが正常に動作すること
		X線絞り装置や照射野ランプが正常に動作すること
		機器のインターロックが正常に動作すること
	システム起動	システム電源 ON 後のコンソールが正常に動作すること
		検査室の「使用中灯」が点灯していること
		異常音、異臭がないこと
		ハードディスクの残り容量が充分であること（DR装置のみ）
		X線管ウオームアップ動作は正常であること
		ファントムを透視し、画像が正常であること
		ファントムを撮影し、撮影条件の変動や画像にムラがないこと
		ファントムを撮影し、た画像にアーチファクトがないこと（DR装置のみ）
	付属機器	造影剤注入器の動作及び異常音がないこと
		HIS-RISシステムを立ち上げて、異常がないこと
		イメージャ、現像機の動作が正常であること
		X線プロテクターの枚数が揃っており正常使用状態であること

表4　血管撮影装置の始業点検項目（JIRA　血管撮影装置始業終業点検表一部改変）4)

医療機器	機器の外観・動作	寝台・付属品に、危険な破損・変形・針等異物混入がないこと
		各ユニットが清掃され、血液、造影剤除去消毒がされていること
		ケーブル類に挟み込み、折れ、被覆破損などがないこと
		寝台の上下動・水平動が正常に動作すること
		支持アームが正常に動作すること
		イメージ部が正常に動作すること
		X線絞り装置や照射野ランプ、フィルタが正常に動作すること
		寝台のインターロック、緊急停止ボタンが正常に動作すること
		患者周辺部の保護機能（タッチセンサー等）が正常に動作すること
	システム起動	システム電源 ON 後のコンソールが正常に動作すること
		検査室の「使用中灯」が点灯していること
		異常音、異臭がないこと
		ハードディスクの残り容量が充分であること
		X線管ウオームアップ動作は正常であること
		ファントムを透視し、画像にムラなどなく正常であること
		ファントムを撮影した画像にアーチファクトがないこと
	付属機器	造影剤注入器の動作及び異常がないこと
		HIS-RISシステムを立ち上げて、異常がないこと
		イメージャ、現像機の動作が正常であること
		その他、検査・治療に関わる関連装置が正常に動作すること
		安全具、補助具類が正しく取り付けられているか確認すること
		各固定用補助具、その他検査に関わる備品を確認すること

インジェクタ（造影剤注入装置），ポリグラフなど検査に不可欠な機器，除細動器，大動脈内バルーンパンピング（IABP），経皮的心肺補助装置（PCPS）などの患者急変時に必須となる機器の整備は重要である。

・インジェクタ

　血管造影を行う際に造影剤を正確に血管内へ注入するため，注入量，注入速度をコントロールする機器にて，血管撮影には不可欠となる。設定した造影剤の注入量，注入速度，注入圧が正確に反映されるように機器を整備・点検する。

・ポリグラフ

　主に心臓カテーテル検査，治療時に患者の心電図波形，心拍数，血圧，カテーテル先端の圧波形などの状態をリアルタイムに表示，記録する機器であり，血行動態をモニタリングする。ポリグラフが故障すると心臓カテーテル検査・治療を行うことは困難となり，手技中に故障した場合は，検査・治療を中断あるいは中止しなければならない。このため，日常点検，定期点検などにより装置を管理する。

・除細動器

　検査，治療時に致死性不整脈および頻拍性不整脈が発生した場合，不整脈を停止させる目的にて除細動を行い，正常なリズムとなる洞調律へ戻すために用いられる機器である。使用時は緊急時であり，迅速な除細動は救命処置にきわめて重要であるため，正常に動作しなければならない。このため，日常点検は必須となる。

・大動脈内バルーンパンピング（IABP）

　心臓への負荷軽減，冠動脈への血流増加など心臓のポンプ機能を補助する目的にて用いられる機器である。大動脈内バルーンパンピングは，急性心筋梗塞や心臓カテーテル検査・治療時にて心臓の血行動態が不安定となった時などに緊急で用いられ，胸部下行大動脈内へ大きなバルーンを留置し，心臓の収縮・拡張期に合わせバルーンを収縮・拡張する。緊急時に安心して使用できるように点検する。

・経皮的心肺補助装置（PCPS）

　体循環と肺循環の補助を行い，心臓と肺の機能をサポートすることにより循環血液量を保つ装置である。心臓カテーテル検査・治療時での重症例への対応，重症心不全，緊急心肺蘇生後の対応など緊急時に使用する。このため，安全で確実に動作するように日常点検，定期点検を行う。

2-2-3　医療的要素について

　リスクを回避するための医療的要素として重要な点を図5に示す。

1）インジェクタ操作を確実に実施
2）造影剤使用に伴う副作用に対応
3）放射線被ばくの管理
4）術者手技に伴う合併症への対応
5）清潔操作に対する注意
6）感染症への対策

図5　リスク回避のための医療的要素

　X線透視造影室，血管撮影・心臓カテーテル検査室では，検査および治療を行う。低侵襲で高い治療効果が得られることから，治療の手技は高度化，複雑化し，適応の範囲が広がっている。このため，安全で安心して治療手技を術者が行うためには，医療行為に伴うリスクを回避することが重要となる。

1）インジェクタ操作を確実に実施

　血管撮影検査では血管内へ造影剤を注入し，造影剤の流れを撮影する。造影剤の注入には，インジェクタあるいは術者による手注入が行われ，多くはインジェクタによる自動注入を用いる。インジェクタの設定には，注入速度，注入量，耐圧などがあり，これらの設定を誤ると血管破裂，カテーテル損傷などの重篤な医療事故に繋がる可能性もあり，また，撮影不良が起こることもある。このため，正確な設定が不可欠となり，設定値の入力時は術者と診療放射線技師によるダブルチェックが必要である。なお，検査前にインジェクタ内に造影剤をセットする際には，指定された造影剤の種類を2人以上で確認し，間違いなく準備しなければならない。

2）造影剤使用に伴う副作用に対応

　造影剤は薬剤であるため，一定の割合で副作用が発生する。副作用は軽微な症状から重篤な症状までさまざまであり，患者の状態に応じた対応が必要となるため，各施設の対応マニュアルに従い迅速に対処する。緊急時の行動手順を訓練すること，薬品カートや緊急用医療機器の設置場所を確認することなど，日頃から準備を行うことが重要となる。血管内へ注入し使用するヨード系造影剤と消化管検査に用いられるバリウム系造影剤など用途により種類が豊富であり，検査目的に合致した造影剤，また，医師から指示された造影剤の種類を正確に使用する。

3）放射線被ばくの管理

　手技中の放射線被ばく管理はX線透視造影検査，血管撮影検査・治療において重要となる。IVRなどの血管系治療では，患者皮膚線量がしきい線量を超え皮膚障害を起こした事例がたくさん報告[6,7]されていることから，手技中の線量記録と管理は重要となり，「診療用放射線に係る安全管理」に関する法令[5]においても規定されている。また，X線透視を用いる検査・治療では，従事者が患者近傍で手技を行うことが多く，従事者の被ばく線量を管理する。特に，眼の水晶体線量については，術者（医師）が高い線量値を示し，水晶体線量限度が引き下げられたため[8]，手技時の線量を測定する。

4）術者手技に伴う合併症への対応

　X線透視造影室，血管撮影・心臓カテーテル検査室で施行される治療手技は，低侵襲であることから件数は増加傾向にあるが，反面，高度化・多様化しているため術者手技に伴う合併症も起こる。その際には，チーム医療の一員として状況に応じ対応する。

5）清潔操作に対する注意

　血管撮影検査・治療では，カテーテルやガイドワイヤ，治療器具等を血管内へ挿入することから，清潔での手技操作となる。このため，清潔領域と不潔（一般）領域を区別し，対応しなければならない。インジェクタや画像関連機器などの周辺機器を含め，清潔を保つ必要のある部分については，注意を払い扱わなければならない。

6）感染症への対策

　患者の血液や体液には，肝炎ウイルスなどの感染性微生物が含まれる可能性があり，また COVID-19 のような飛沫感染への対応が必要な患者も検査・治療の対象になる。このため，医療従事者は手技中に飛散する血液等には直接触れることが無いよう，手袋を用いるなど注意が必要となる。なお，必要に応じて標準予防策（スタンダードプリコーション）を実施する。診療放射線業務においては，手袋，エプロン，ガウン，マスク，ゴーグルなどの個人防護具を着用し，適切に感染予防の対策を行う。また，使用器具，器材による針刺しや損傷などには気を付けて，感染対策に努める。

参考文献

1 ）熊谷幸三，天内廣，太田原美郎，他：放射線業務における医療事故防止に関する学術調査　第二報，日本放射線技術学会誌，2004; 60: 787-795

2 ）濱田智広，石川栄二：血管造影検査，佐藤幸光，東村享治，医療安全管理学，東京：オーム社；2017. 182 ～ 199.

3 ）チーム医療の推進に関する検討会報告：厚生労働省（平成 22 年 3 月 19 日）（https://www.mhlw.go.jp/shingi/2010/03/s0319-9.html）

4 ）日本画像医療システム工業会（JIRA）HP　安全管理情報　画像診断機器の点検表（http://www.jira-net.or.jp/anzenkanri/top/index.html）

5 ）医療法施行規則の一部を改正する省令（厚生労働省令第 21 号）（平成 31 年（2019 年）3 月 11 日）　（https://www.jastro.or.jp/medicalpersonnel/notification/0312_7.pdf）

6 ）Koenig TR, Wolff D, Mettler FA, et al. Skin injuries from fluoroscopically guided procedures: Part 1, Characteistics of radiation injury. AJR Am J Roentgenol 2001; 177（1）: 3-11.

7 ）Koenig TR, Mettler FA, Wagner LK : Skin injuries from fluoroscopically guided procedures : Part 2, Review of 73 Cases and Recommendations for Minimizing Dose Delivered to Patient.AJR Am J Roentgenol 2001; 177: 13-20.

8 ）電離放射線障害防止規則の一部を改正する省令（厚生労働省令第 82 号）（令和 2 年 4 月 1 日）（https://www.mhlw.go.jp/content/11300000/000689525.pdf）

3　CT

3-1　X線CT装置の安全を確保するための規則とガイドライン

1）X線CT検査と医療安全の現状

　世界保健機関（World Health Organization：WHO）は，医療システム・環境の複雑化がヒューマン・エラーを助長すると報告している[1]。G.N. Hounsfield によって1972年に医用X線CT装置が開発されて以降，検出器をはじめとした関連機器の急速な技術革新は，検査対象領域，スキャン方法，画像再構成法等を多様化した。さらに，造影理論を考慮した至適造影法を決定する必要性もあることからX線CT検査は複雑化しヒューマン・エラーが起こりやすい検査環境である。このような現状において「Patient Safety」を達成するためには，厚生労働省が公表した10の要点[2] などを参考に組織的な取組みを実施すると良い。

2）日本産業規格（Japanese Industrial Standards：JIS）4751-2-44

　10の要点[2] には，施設内の整理・整頓・清潔・清掃・躾や精度管理の重要性が示されている（環境整備）」。X線CT装置の精度管理に関しては，2019年7月に日本工業規格より改称した日本産業規格が国際電気標準会議（International Electrontechnical Commission：IEC）60601-2-44[3] をもとにCT装置の基礎安全及び基本性能を確立すること並びにCT装置の要求事項への適合性を実証する方法について確立することを目的に JIS Z 4751-2-44[4] を規定している。照射される電離放射線に関する規定事項は，質や量の観点から，その再現性，直線性，安定性，精度について安全のために必要な制限を加えている。

3）IEC60601-2-44

　IEC60601-2-44[3] はX線CT装置の技術的な進歩に合わせて定期的に改訂されている。特に，線量管理に関する事項はその頻度が高い。この規格はX線CT装置の出力に関する精度を管理する指標として CTDI（CT Dose index）を定義している。また，Edition2.0（2001年）以降は，スキャンプロトコルから推定算出した $CTDI_{vol}$（volume CTDI）及び DLP（Dose Length Product）を操作卓に表示することを義務付けている。CTDI の定義や操作卓への表示に関する変遷は非常に複雑であるため，取扱いに注意が必要である（表1）。また，設定スライス幅の z 方向における幾何学的効率（Geometric Efficiency：GE）が70%未満となる際，患者に対する被ばく線量の増加が懸念されるため，GE と警告を操作卓に表示する事を義務付けている。

4）XR 25 CT Dose-Check と Dose check guidelines

　アメリカ電気工業会（National Electrical Manufacturers Association：NEMA）は，2010年，「XR 25 CT Dose-Check」[5] にて操作卓への警告表示に関する2つの重要な定義（Notification Value と Alert Value）を規定し，これを受けて米国医学物理学会（The American Association of Physicists

表 1　IEC 60601-2-44 の変遷

年	Edition	勧告
1990	1.0	
2001	2.0	操作卓に最大値で CTDI を表示すること
2002	2.1	操作卓に平均値で DLP を表示すること
2009	3.0	操作卓に平均値で CTDI を表示すること CTDI の定義変更
2012	3.1	CTDI の定義変更
2016	3.2	

in Medicine：AAPM）が「Dose check guidelines」[6] として勧告した。Notification Value は通知を目的とした基準値であり，一般的には診断参考レベルを基準値として設定することが多い。スキャンプロトコルから予想される $CTDI_{vol}$ や DLP が基準値を超過する際，操作者に対して注意喚起が促される。Alert Value は警告を目的とした基準値であり，アメリカ食品医薬品局（Food and Drug Administration：FDA）は初期皮膚紅斑の組織反応が発症するといわれる 2 Gy の半分の値として 1 Gy を推奨している [7]。この基準値を超過する際，警告が表示され，スキャンの実施に係る正当な理由の入力が求められると同時にその理由が線量とともに記録・管理される。

3-2　X 線 CT 装置の管理と X 線 CT 検査業務の管理

1）引渡し試験

医薬品・医療機器等の品質，有効性及び安全性の確保等に関する法律（医薬品医療機器法）第 68 条の 2 において，製造販売業者は医療機器の適正使用情報や安全確保情報を添付文書（医薬品医療機器法第 63 条の 2 により義務付けられた当該医療機器に係る情報提供文書）で提供することを定めている。また，日本画像医療システム工業会（Japan Medical Imaging and Radiological Systems Industries Association：JIRA）の「CT 装置引渡しにおけるガイドライン」[8] において，X 線 CT 装置の据付者・取扱説明者は，機器の保守点検が医療機関の責任で実施（健康政策局長通知第 263 号第 3. 2. 6（1）ウ：保守点検の実施主体）しなければならない旨を説明することを定めている。従って，診療放射線技師は，取扱説明書や添付文書を熟読し記載内容を熟知した後に装置を扱い，また，これを管理することに努めなければならない。

2）受入試験

受入試験は，据付けられた機器の特性が JIS Z 4752-3-5 [9] が定める基準値の許容範囲以内にある

ことを実証するための試験である。そのため，医療機関の責任のもと，画質，患者に対する線量，位置決めに影響する仕様に関して適合性を検証する。その際，画像表示装置の性能は，他の測定性能に影響するため画像評価等に先立って実施するべきである。また，経時的な変化を不変性試験として評価する必要があるため，試験で用いる機器や試験器具の配置を含むすべての条件を記録しておく必要がある。

3）保守点検（日常点検と定期点検）

　保守点検には，日常点検と定期点検がある。日常点検は，始業前（始業点検）と終業後（終業点検）に環境の整備（清掃），X線CT装置等の外観確認（外観点検），関連機器に対して異常の有無（機能点検）等の点検を実施することで事故を未然に防止するための大切な業務である。

　定期点検は，医療機関側の簡易な点検に加え，消耗品等の部品交換，内部清掃，各種安全点検，動作確認と調整，可動部の注油，システム更新等，高度な専門知識を必要とする作業に分けられる。医療法施行規則第9条の12を根拠法令としてX線CT装置の安全で安定な動作と性能の維持に関する点検を外部業者に委託することも多い。

4）不変性試験

　不変性試験はJIS Z 4752-2-6 [10] に準拠して画質，患者に対する線量，及び，位置決めに影響する各評価項目に対して，基礎値（受入試験の結果）と比較した変化を早期に発見するために実施される。試験の頻度は，受入試験の実施日から数えて所定の期間ごとに実施しその装置が使用されている期間はすべての試験結果の記録を保存しておかなければならない。しかし，故障が疑われるとき，試験の対象になる性能パラメータに影響すると考えられる保守（ハードウェア，ソフトウェア，パラメータ等の変更）を行った直後，試験の結果が設定基準から外れた場合にも実施することが望ましい。受入試験と不変性試験は，JIS Z 4923 [11] に規定されたファントムを用いる。

5）自己診断と振返り

　医療機関に勤める診療放射線技師が医療安全活動の必要性を理解し自己評価を通して医療安全行動の質の向上を図るためには自己診断による振返りが効果的である。日本放射線技師会，日本放射線技術学会，日本画像医療システム工業会の3団体から構成される放射線業務の安全管理指針策定合同プロジェクト班が報告した「放射線業務の安全の質管理マニュアル」[12] は，自身の安全行動スキルを再確認するために活用できる。

3-3　X線CT検査特有の危険因子

1）植込み型心臓ペースメーカ，除細動器等の相互作用

　ペースメーカ等に用いられる半導体集積回路のPN接合部は，X線が入射することで不規則に変動する電流が発生し，トランジスタで増幅され意図しない出力信号を発生する現象が確認されている。初期のメドトロニック社製CRT-P（InSync8400®）とThera DR-i®は，この現象によってCT検査の実施時にリセットされることが確認された [14] ため医政総発0924第3号によって各医療機関に注意喚起された。両機種とも現在は販売されていないがペースメーカー手帳や除細動器手帳の検査前確認を怠ってはならない。

2) 植込み型心臓ペースメーカ，除細動器等への対策

　X 線 CT 検査の X 線は，ペースメーカー本体内部の半導体集積回路に影響を与えること等により
オーバーセンシングを引き起し，結果としてペーシングパルス出力が一時的に抑制されることがあ
る。そのため，本体植込み部位に X 線束を 5 秒以上連続照射しないようにしなければならない。5
秒以上の連続照射を照射しなければならないような状況においては患者に"両手挙上"をさせる等
してペースメーカ位置を照射部位からずらすことができないか検討する。それでも避けられない場
合には，検査中，競合ペーシングをしない状態で固定ペーシングモードに設定するとともに脈拍を
モニターする。又は，一時的体外ペーシングを準備してこれを行うことも有用である。また，
TheraDR-i 等は X 線 CT 検査においてリセットする可能性があることから，刺激閾値が 3.5 V 以上
の患者または刺激閾値が不明の患者に対しては X 線 CT 装置等による X 線照射は原則行わない。
診療上やむ得ず本体植込み部位への X 線照射を行う際には，脈拍をモニターするとともにプログラ
ムによりリセットの解除等を速やかに行える専門医等の立ち会いのもと検査を実施するようにす
る。

3) 植み型心臓除細動器への対策

　植込み型ペースメーカと同様の作用にてペーシングパルス出力が一時的に抑制されたり，不適切
な頻拍治療を行うことがある。そのため，本体植込み部位に X 線束を照射しないようにする。やむ
えず，本体植込み部位に X 線束を照射する検査を実施する場合においては患者に"両手挙上"をさ
せる等して除細動位置を照射部位からずらすことができないか検討する。それでも避けられない場
合には，検査中，頻拍検出機能をオフした後，脈拍をモニターする。又は，一時的体外除細動器や
体外ペーシングを準備してこれを行うことも有用である。

3-4　造影検査に関する管理

　X 線 CT 検査では造影検査時にヨード造影剤を体内投与して検査を実施する。その薬理効果等か
ら生じる副作用等のリスクに関しては第 3 章 2（91 頁〜）に記す。

1) 造影剤注入用針

　静脈に留置する造影剤注入用針は JIS T 3305[14) に接合部強度や気密性，無菌性の保証について
の要求事項が規定されている。注入針は薬事法第 23 条の 2 第 1 項にもとづき，厚生労働大臣が定
めた基準に適合するものであれば製造販売の承認が与えられていた。その結果，製造販売業者が独
自で外套を表すカラーコードを定めたことから同一規格でも色が異なり医療安全の観点から問題が
あった。これを受けて厚生労働省告示第 112 号は，国際標準化機構（International Organization
for Standardization：ISO）6009 規格[15) で定るカラーコードに統一した。現在，X 線 CT 検査に用
いられる代表的な外套の色は 18G（深緑），20G（ピンク），22G（濃紺）である。その他，感染対策
予防のために一次包装は使用前に容易に破れるおそれがなく，微生物の侵入を防止することができ，
通常の取扱いや輸送及び保管中に内容製品を適切に保護することができ，一度開封したら包装は簡
単に再シールできず開封されたことが明確にわかるようになっている。表示として製造番号又は製
造記号が滅菌年月日を表している場合は，改めて滅菌年月日を表示する必要がない。また，滅菌年

月日の代わりに使用期限を表示しても良いこととなっている。

2）造影用耐圧チューブと血管造影用活栓

　造影剤注入用針と造影剤を繋ぐためには造影用耐圧チューブ（クラスⅡ）と血管造影用活栓（クラスⅡ）が用いられる。造影用耐圧チューブは造影剤などの薬液の流路となる導管で 1.5 MPa 程度の耐圧性を持ち合わせる必要があり，JIS T 3252 [16] において，気密性と耐圧性に関する要求事項が定められている。但し，この規格は体外で接続するものに適用し，血管造影カテーテル及び電動式造影剤注入装置には適用していない。

3）多（単）相電動式造影剤注入器（インジェクター）

　医食発第 0720022 号通知にて特定保守管理医療機器として定められている多相電動式造影剤注入装置もしくは単相電動式造影剤注入装置（クラスⅡ）は，インジェクターとも呼ばれており，CT 検査画像を提供するために適切な注入速度，注入量にて造影剤を血管へ注入する必要があるため，保守点検（医療法施行規則 第九条の七）をはじめ日常点検や定期点検をしなければならない。その性能評価方法は日本画像医療システム工業会規格（Japanese Engineering Standards of Radiological Apparatus：JESRA）TI-0003-2004 [17] で規格化されている。これらの試験項目には，JIS T 0601-1 [18] を適応し，注入量，注入速度，制限注入圧力が記されている。また，X 線 CT 装置と造影剤注入装置の連動には ISO にて標準化されたシリアル通信プロトコル（Controller Area Network：CAN）規格クラス 4 を利用して制御している。

3-5　業務拡大

　医師法（第 17 条）において医師は医行為を反復継続する意思をもって行うものとしている。医行為には，医師のみが実施できる絶対的医行為と医師の管理・指導・指示のもと医療関連職種が実施できる相対的医行為がある。保健師助産師看護師法（第 5 条）において，看護師は相対的医行為に当たる診療の補助業務を行うものとしている。そのため，CT 検査に合わせて実施される確保された静脈路への造影剤の接続と造影剤の血管内投与，抜針・止血の検査関連行為は，医師もしくは看護師の業務範囲であった。しかし，2014 年の診療放射線技師法（第 24 条 2 項）の改正にともない診療放射線技師の業務範囲が拡大されたことによってこれらの検査関連業務の実施が認められる運びとなった。従来，診療放射線技師に任された業務と性質が異なるため人体に影響を及ぼす程度が比較的高いこれらの業務は慎重に実施されなければならない。

1）静脈注射

　静脈注射法は，静脈内に直接造影剤などの薬剤を注入する方法であり，現在，診療放射線技師に業務が認められていない。その手技は，検査種別に適した留置針（18-22G）を選択し患者体位を座位か臥位とする。穿刺部位は，表在性の静脈は全て適応となるが通常は最も造影効果が期待できる右正肘静脈が第一選択となる。感染防止のために手袋を着用し，穿刺部位より中枢側に駆血帯を締める。その際，患者には拇指を中にして手を握ってもらうと良い。静脈が十分に浮き出ていることを確認し，アルコール綿で穿刺部位を消毒する。静脈が逃げないように親指で皮膚を末梢側に軽く引っ張り針の切り口を上方に向け，皮膚表面に対して約 15 ～ 20°の角度で素早く穿刺する。静脈

内に針が入ると針先の抵抗が軽くなるのを感じ血液の逆流を認める。静脈内に針が入ったら外套針を更に進めた後，駆血帯を外し血液が逆流してこないように針の先端部を軽く押さえて金属針を抜去する。事故抜去を防止するため穿刺部位をループを作り固定する。

2）造影剤の注入関連業務

　事前に確保された静脈路に接続された耐圧チューブや造影剤の接続部には，溜まった空気が存在する。血管内への空気混入は空気塞栓を引き起すため，接続時に必ず気泡除去を行う。造影剤注入時は，三方活栓の開放流路の誤りとインジェクターの注入速度や注入量の誤りが無いことを確認する。注入時は，患者状態の変化を早期に捉えるためにも患者の傍らにて，せん妄のある患者等による静脈路の自己抜去，寝台移動に伴う静脈路の事故抜去，不完全な静脈路確保や血管の破綻に付随する血管外漏出，造影剤の副作用によるアナフィラキシー様症状等の発症が無いかを注意深く目視にて観察する。同時に，造影剤の注入圧もモニタリングする必要がある。

3）抜針・止血

　造影検査終了後，抜針前確認として，患者の既往歴（アルコールなどの禁忌薬剤や血液感染症）や止血機能（ワルファリン：血液凝固阻止剤の服用など）を確認する。患者からは表情や会話などをとおして造影剤による副作用の兆候（発疹，咳，くしゃみ，動悸等）を探り異常が見られた場合には抜針を中断し医師や看護師に報告し判断を委ねる。穿刺部位に血管外漏出が生じた場合には疼痛緩和のため消炎鎮痛剤内用や皮膚障害軽減のため冷罨法，ステロイド剤の外用・内用，水疱が持続する場合においては穿刺廃液を行う。一方，抜針時には医療従事者も感染防止のために血液暴露に備える必要がある。特に，抜針後の針は血液汚染物であるため，リキャップは絶対禁忌であり，速やかに廃棄容器に入れることを心がける，もしくは，針刺し防止機能のある針を運用する。実際の抜針から止血の手技は，初めに刺入部の固定物を外す。その際は，事故抜去や皮膚の脱落を生じやすいため細心の注意が必要である。次に，刺入部をアルコール綿で覆い針を持って水平に一気に引き抜き，それに合わせて圧迫止血を開始する。静脈留置針は刺入点より中枢（上流）で血管内に挿入されているため圧迫領域は皮膚穿刺部から血管穿刺部まで行う（**図1**）。1～2分後，穿刺部位にガーゼ付きの絆創膏を貼り付け，圧迫部位周辺の状態確認と止血確認する。同時に，患者に対して再出血の注意と止血方法の説明をする[19]。

3-6　線量管理

1）診断参考レベル（Diagnostic reference lever：DRL）

　1991 年に勧告された ICRP publication 60 [20] では，防護の最適化を行う手段として DRL が提案され，1996 年の ICRP publication 73 [21] でその利用が勧告された。2015 年に 15 関連学会からなる医療被曝研究情報ネットワーク（Japanese Network for Research and Information on Medical Exposure：J-RIME），初めて日本の DRL を公表し[21]，5 年後の 2020 年に ICRP publication 135 [22] を参考にした改訂版が公表された。CT 検査では DRL として CT 装置の操作卓に表示される $CTDI_{vol}$ と DLP の推定値が採用されている。評価対象となる標準体格は体重 50～70 kg であり，前回調査時の 50～60 kg よりも上限が 10 kg 増加しているが，アンケート調査をもとに集計した

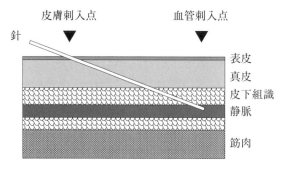

図1　圧迫止血部位

表2　X線CT検査のDRLの報告

プロトコール	DRLs 2020		DRLs 2015	
	CTDL$_{vol}$ [mGy]	DLP [m Gy.cm]	CTDI$_{vol}$ [mGy]	DLP [mGy.cm]
頭部単純ルーチン	77	1350	85	1350
胸部1相	13	510	15	550
胸部～骨盤1相	16	1200	18	1300
上腹部～骨盤1相	18	880	20	1000
肝臓ダイナミック	17	2100	15	1800
冠動脈	66	1300	90	1400
急性肺血栓塞栓症＆深部静脈血栓症	14	2600	n/a	n/a
外傷全身CT	n/a	5800	n/a	n/a

75％タイル値は僅かに減少傾向を認めた（**表2**）。DRLを取扱う上で留意すべき事項は，線量限度ではなく，ましてや診療行為の是非を分ける境界ではないということである。

2) 線量管理システム

　2020年の医療法施行規則の一部改正にともない放射線診療を受けるもの被ばく線量の管理及び記録が義務付けられた。対象となる医療機器は他の放射線診療と比較して医療被ばくの線量が多い装置が対象となり，全身用X線CT装置も対象である。線量管理システムにおいて線量情報を収集するための手法は，照射線量構造化レポート（Radiation Dose Structure Report：RDSR）を用いる方法，画像データを光学文字認識（Optical Character Reader：OCR）を用いて二次保存（Secondary Capture：SC）する方法，モダリティ実施済手続きステップ（Modality Performed Procedure

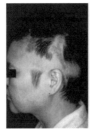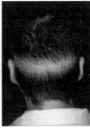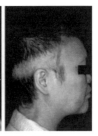

図 2　脳血流 CT 検査による組織反応 [24]

Step：MPPS）を用いる方法などがある。線量に紐づく撮影検査を示すオーダコードには JJ1017 コード [24] がある。これを RDSR のタグ情報に含めることにより，自施設だけでなく国内の他施設間で線量情報を比較することが可能となる。従って，不用意にプロトコルを改変しながら別領域を撮影すると収集データに大きな外れ値が生じる可能性もあるため注意が必要である。

3-7　X 線 CT 検査にともなう放射線障害の事例

　2009 年，FDA [23] は脳血流 CT 検査を受けた約 385 名のうち数名の患者に一過性の脱毛や初期皮膚紅斑などの組織反応が発症したことを報告した（図 2）。原因は推奨されないプロトコルを用いてダイナミックスキャンを実施したことにより過剰照射が生じたものとされている。これより，X 線 CT 装置は，取り扱いによって患者に組織反応を起こしうる能力を備えていることを伺うことができるため，安全に配慮して検査に臨むべきである。また，X 線 CT 装置は Interventional Radiology：IVR-CT，Positron Emission Tomography：PET-CT，Single Photon Emission CT：SPECT-CT などのように複合して検査が実施されることもある。X 線 CT 装置が操作卓に表示する Notification Value や Alert Value だけでは対応できない潜在的な被ばくを他モダリティから受けている可能性も十分に考慮して検査を実施する必要がある。

参考文献
1 ）IAEA & WHO.Bonn call for action. Joint position statement by the IAEA and WHO. 2012.
2 ）厚生労働省医政局医療安全対策検討会議ヒューマンエラー部会．厚生労働省 10 の要項．2003.
3 ）JIS Z 4751-2-44.医用電気機器－第 2-44 部：X 線 CT 装置の基礎安全及び基本性能に関する個別要求事項．2018.
4 ）IEC 606061-2-44.Medical electrical equipment - part 2-44: Particular requirements for the basic safety and essential performance of X-ray equipment for computed tomography. 2009.
5 ）NEMA XR-25.Computed Tomography Dose Check.2010.
6 ）AAPM.Dose check guidelines.2011.
7 ）FDA.Letter to Medical Imaging Technology alliance regarding CT recommendations.2010.
8 ）JIRA.CT 装置引渡しにおけるガイドライン．2016.
9 ）JIS Z 4752-3-5. 医用画像部門における品質維持の評価及び日常試験方法 - 第 3-5 部：受入試験 - 医用 X 線 CT 装置．2008.
10）JIS Z 4752-2-6. 医用画像部門における品質維持の評価及び日常試験方法 - 第 2-6 部：不変性試験 - 医用 X 線 CT 装置．2012.
11）JIS Z 4923.X 線 CT 装置用ファントム．2015.
12）日本診療放射線技師会，日本放射線技術学会，日本画像医療システム工業会．放射線業務の安全の質管理マニュアル Ver. 2.1．2018.

13）日本循環器学会. 循環器病の診断と治療に関するガイドライン. 2012.

14）JIS T 3305. 造影剤注入様針. 2013.

15）ISO 6009. Hypodermic needles for single use - colour coding for identification.1992.

16）JIS T 3252. 血管造影用活栓，チューブ及び付属品. 2013.

17）JESRA TI-0003-2004. 多相電動式造影剤注入装置及び単相電動式造影剤注入装置の性能試験方法. 2004.

18）JIS T 0601-1. 医用電気機器 - 第 1 部：基礎安全及び基本性能に関する一般要求事項. 2017.

19）日本放射線技師会. 業務拡大テキスト.

20）ICRP publication60. Recommendations of the International Commission on Radiological Protection. 1991.

21）ICRP publication73.Radiological Protection and Safety in Medicine.1996.

22）J-RIME. 日本の診断参考レベル（2020 年版）. 2020.

23）ICRP publication135. Diagnostic reference levels in medical imaging. 2017.

24）日本放射線技術学会. HIS，RIS，PACS，モダリティ間予約，会計，照射録情報連携指針 <JJ1017 指針 >. 2020.

4　直線加速器による外部放射線治療

　放射線治療の多くは，一般に，腫瘍，特に悪性腫瘍の治療に用いられている。癌の原因は，遺伝子の変異による組織の異常増殖であり，長寿化に伴い遺伝子の異常をきたす機会が多くなり増加する。したがって，高齢化社会にいる日本人には避けられない疾患であり，治療成績向上のため色々な治療法が試行されてきた。放射線は人体に有害であり，診断用の放射線の利用においては，低線量域における発癌が問題視されるが，放射線治療では，その有害性を利用して癌細胞を撲滅する。しかし高線量を病巣に照射するため，そこに人為的エラーが生じた場合は，とりわけ大きな問題が生じる。現在,外部放射線治療装置として最も利用されているのは直線加速器(ライナック,リニアック)であり，ここでは直線加速器による外部放射線治療において，診療放射線技師が心得るべき医療安全管理について概説する。

4-1　外部放射線治療における線量決定

　もし，癌細胞が正常組織と離れて存在すれば，治療することは簡単で，癌細胞すべてが死滅する大線量を照射すればよい。しかし，現実には癌は正常細胞より発生するのであるから，周囲の正常組織にも放射線が照射されることになり，外部照射により必ず照射される，正常組織の不可逆的な有害事象(不可逆的壊死等)を生じる線量未満,すなわち耐用線量以下でしか照射できない。したがって，基本的に癌細胞のほうが，正常組織よりも放射線感受性が高い場合でないと，放射線治療は不可能である。つまり正常組織よりも放射線感受性の高い癌では，放射線治療に向いていることになるが，固形癌の代表格である扁平上皮癌などは，正常組織と比較して放射線感受性があまり変わらない。しかし扁平上皮癌のように正常組織に比較して感受性がわずかに高い癌においても，放射線治療の臨床結果から，放射線照射を分割すると正常組織の放射線障害が減少し，しかも癌細胞との感受性の差が大きくなることがわかり，通常の照射法では1日約2 Gy，総線量60 Gy-70 Gyで照射する方法が経験的に採用されている[1]。このように，通常の放射線治療の最大線量は，多くの場合，周囲正常組織の耐用線量により決定されており，したがって，この耐用線量を超える線量を正常組織に照射すると，正常組織に障害を及ぼすため，避けなければならない。

　図1に喉頭癌の治療成績を示す[2]。この図は,喉頭癌に対し4 MV X線を使用して3週間にわたり，総線量を52.5 Gy，55.0 Gy，57.5 Gy照射した場合の成績である。総線量増加に伴い，正常組織の晩発障害や壊死がわずかに増加するが，ここで顕著なのは，T3症例において，52.5 Gyでは再発率が60%を超えていることである。このように,放射線治療において,適正な至適線量に達しない場合は,腫瘍が顕著に再発する。したがって，放射線治療の臨床においては，技術的エラーや錯誤による過小照射も大きな問題である。これらの研究から，腫瘍線量が5.0%変わると再発率，晩発反応，壊

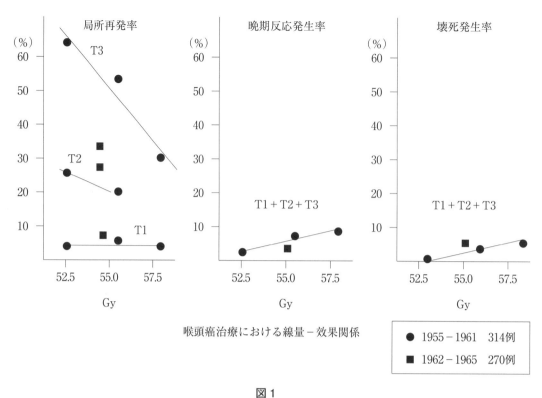

喉頭癌治療における線量 – 効果関係

図1

死が大きく変化することが示唆され，吸収線量は±5％の精度で投与されなければならないとされている[3]。

　このように，物理学的に定義される線量という基準で，癌を治療するのが放射線治療の最大の特徴であり，医療においてこれだけの定量的厳格性を有して，患者の治療に臨める手法は多くはない。一般化しつつある定位放射線治療や強度変調放射線治療などの高精度放射線治療では，腫瘍塊に集中して照射が可能で，腫瘍塊の線量を増加することが可能になってきている。しかし，これら高精度放射線治療においては，正常組織と腫瘍塊の境界の線量差は急峻であり，照射位置のずれが従来の放射線治療に比較して問題となりうるため，さらに高精度の照射技術および管理が必要になる[4]。

4-2　外部放射線治療の手順と診療放射線技師の関わり

　外部放射線治療の流れおよび主な担当者を**表1**に示す[5]。この表から分かるように，診療放射線技師は治療計画，治療補助具の作成，そして実際の治療において，大きな役割を担っている。また，**表1**には表れないが，これらの臨床業務の前段階として，直線加速器の品質保証（QA：quality assurance）・品質管理（QC：quality control）に対しての役割と責務は重大である。診療放射線技師の業務は照射技術の管理，治療機器の管理，治療計画装置の管理，医療安全の管理，放射線安全

表 1　放射線治療の流れ

段階	治療手順	内容	担当者
1	治療前の評価	初診時の種々の診断法による評価 腫瘍の病理学的評価 病期の判定 既往治療の評価 放射治療方針の決定	医師
2	治療内容の決定	治療目的の選択 治療法の選択	医師，看護師， 診療放射線技師
3	標的体積の設定	腫瘍の病変範囲と進展経路の確認 リスク臓器の確認	医師
4	治療計画	照射技術の選択 線量計算と精度の照合 線量・時間・体積関係の決定	診療放射線技師， 医師 医学物理士
5	治療のシミュレーション（位置決め）	固定具の選択 照射野の X 線写真による記録 患者の測定 患者体輪郭の取得 照射野形状の決定	診療放射線技師， 医師 医学物理士
6	治療補助具の作成	遮蔽ブロックと補償フィルタ	診療放射線技師
7	治療	患者のセットアップの確認 治療の再現性の確認 装置性能の定期点検 線量測定と線量データ保存の定期点検	診療放射線技師
8	治療中の評価	腫瘍の反応の評価 治療への耐用性の評価	医師
9	治療後の評価	腫瘍制御の評価 治療による有害事象の評価	医師

の管理など多岐にわたっている。品質管理や治療計画の業務は医療行為であり，安全確保のために一連の放射線治療手順を把握している診療放射線技師が行う。

4-3　医療安全管理上，診療放射線技師が関わる事項

上述したように診療放射線技師は放射線治療において，いろいろな作業を通じて貢献している。ここでは，その中で，外部放射線治療上，特に重要と思われる項目について解説する。

4-3-1　品質保証（QA：quality assurance）・品質管理または質的管理（QC：quality control）

　QA とは JIS において「消費者の要求する品質が十分に満たされていることを保証するために生産者が行う体系的活動」である。これを放射線治療の場に置き換えれば，「患者およびその家族にその治療に要求されるすべての行為および装置の十分な質を保証するために医療側が行う体系的活動」となる。一方，QC とは JIS では「買い手の要求に合った品質の品物またはサービスを経済的に作り出すための手段の体系」と定義している。医療では，患者に対する診療行為および関連する医療手段の全ての管理を意味する[6]。

　放射線治療装置の QA・QC は大きく分けて，装置導入時の試験，治療開始後の保守点検に大別される。放射線治療装置導入時には，受け入れ試験そしてコミッショニングおよびコミッショニング試験を経て，放射線治療が可能になる（図2，3）[7]。受け入れ試験とは，ユーザーの立ち合いの下，納入業者が主体となり，納品する機器が仕様書に合致した性能，精度，安全性を有することを確認するための試験である。一方，コミッショニングとは「試運転」と訳され，臨床での使用が想定されるさまざまな条件で，ユーザー自身が装置の性能評価を行い，臨床導入に必要となる品質を担保する。そして，コミッショニング試験とはユーザーが，臨床でその機器を使用する上で十分な性能，精度，安全性を有することを確認する試験である。すなわちコミッショニングの段階では，臨床使用できる精度を保証できるように，ユーザーが放射線治療装置を調整する必要がある。特に，このコミッショニングによる作業の確実性が，治療計画装置による計算および照射の精度に直結する。コミッショニングの人員としては，診療放射線技師（品質管理業務経験者が望ましい）1名＋放射線治療品質管理士・医学物理士・放射線治療専門技師1名が必要である[7]。また，ビームモデリングとは，治療計画装置にビームデータや照射装置の幾何学的情報等を登録し，線量計算アルゴリズムの計算パラメータを調整することにより線量計算結果をビームデータに合わせ込む作業である。モデリング作業は納入業者が実施する場合と，使用者が実施する場合等があるが，最終的にモデリングされた結果を承認するのは使用者である。したがって，納入業者が行った場合は，その結果を必ず確認して最適なモデリング処理がなされたことを確認する必要がある。ここでの質的保証は，入力したビームデータ（PDD，OAR）と計算された同一条件でのデータを比較し，その差分を検証する作業となる。コミッショニングによりビームモデリング精度の確認が行われ，その最終責任は使用者にある[8,9]。

　医療機器の保守点検は，医療機器の性能を維持し，安全性を確保することによって，疾病の診断，治療等が適正に行われることを期待して実施されるものであり，医療の質の向上すなわち患者に対する医療サービスの向上が期待されるものである。更に，保守点検が適正に行われた場合には，医療機器の寿命すなわち使用年数の延長，故障率の低下などの経済的なメリットも期待される。保守点検には医療機器を使用する際に安全に動作することを確認するために行う“日常点検”と，一定期間使用された医療機器を詳細に点検して，機器の性能を確認するとともに，製造販売業者が推奨する消耗部品を定期的に交換することで，次回の点検までの性能の維持を確保するために行う“定期点検”に分類される。いずれもユーザーの責任のもとで管理を行う必要がある[7]。

　始業点検はその日の治療業務が支障なく円滑に行えることを目的に，機器各部の動作及び安全に

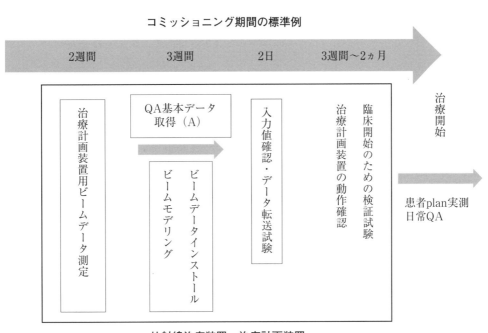

放射線治療装置導入手順

2ヶ月	1ヵ月	1ヶ月	2ヶ月～3ヶ月

前装置撤去・治療室内改修工事（床水平・壁遮蔽強化・補強）

治療装置搬入・組み立て

治療装置調整

受け入れ試験（アクセプタンステスト）

放射線治療装置，治療計画装置システムのコミッショニング試験

治療開始

患者plan実測
日常QA

図 2

コミッショニング期間の標準例

2週間	3週間	2日	3週間～2ヵ月

治療計画装置用ビームデータ測定

QA基本データ取得（A）

ビームモデリング

ビームデータインストール

入力値確認・データ転送試験

治療計画装置の動作確認

臨床開始のための検証試験

治療開始

患者plan実測
日常QA

放射線治療装置，治療計画装置
システムのコミッショニング試験

図 3

175

関する確認を中心に行う。したがって，日常点検では点検項目を少なくし，実際の放射線治療の手順で，治療装置の各部が可動可能であるかの確認項目が多く，患者の位置決め精度に影響をおよぼす可能性のある放射線照射野とレーザー指示器，線量精度を左右するモニタ線量計の不変性が含まれている。最出力測定（不確定度3%）は，毎月の校正に使用される電離箱線量計に比べて，精度の低い測定器を用いて実施されることも多い。しかし臨床的にみて5%の不確定度のレベルを超過した場合は，放射線機器保守管理責任者に連絡して問題点の検討を行う必要がある。定期点検では日常点検に比べて高い精度が要求され，それに費やす時間も増加する。例えば，1か月の出力測定では，校正された電離箱線量計が使用され，許容誤差（2%）は厳密になる。また，1か月点検には患者におよぼす影響が日常点検より少ないものや変化の小さいもの，例えば光と放射線照射野の一致，ならびにさらに精密な点検を要するパラメータ，例えばビーム軸を示す十字などが含まれる（図4，5）[10]。

4-3-2　照射パラメータの設定と照合

　日常の放射線治療は，適切な治療計画に基づいて決定された照射パラメータにより，正確に再現性よく照射を繰り返して行わなければならない。計画の実施における誤差は系統誤差と確率誤差に分けられる。

　モニタユニットの計算ミス，照射録へのパラメータ記載ミス，自動照合・記録システムへの入力ミスなど最初の設定時の誤差が繰り返されるものが系統誤差で，これらは主として人的エラーである。これらを回避するためには担当者の署名と第三者による確認が必要である。自動照合・記録システムを用いる場合は，入力パラメータが患者に設定されて確認されてから利用する。

　毎回の照射を反復繰り返す中で生じるパラメータおよび患者の設定誤差が確率的誤差であり，パラメータ設定の人的エラーを減少するためには自動照合・記録システムの利用が有効である。自動設定・照合・記録システムの利用が望ましいが，これだけでは人的エラーをなくすことはできない。複数の技師により確認しながら照射を実行し，照射記録と治療スケジュールの定期的な確認が必要である。不幸にして人的エラーが発生した場合は，担当医および責任者に事故報告を行い，誤差による障害への対応と誤差要因を明確にして再発防止対策を確立する。

　エラーを未然に防ぎ，計画を精度よく実施するためには次の手順の確認作業が推奨されている[11]。
　（1）照射パラメータ決定と照射録作成・入力段階
　　　①線量分布計算からモニタユニットの計算⇐第三者による計算の確認
　　　②照射録に照射パラメータの記載⇐記録内容充実と記録確認
　　　③装置への入力（自動設定・照合・記録機能の装置の場合）⇐第三者による入力の確認と患者設定後の確認
　（2）治療の実施において
　　　①患者と照合記録（カルテ）の一致⇐患者の応答の確認
　　　②照射パラメータの設定（手動）⇐複数技師による作業確認
　　　③照射パラメータの設定（自動設定／照合システム）⇐照合結果の確認
　　　④固定具，補助具の設定⇐照射記録内容の充実

頻　度	項　　　目	許容誤差	
		JASTRO	AAPM
始業点検	線量測定		
	X線出力の不変性	3%	3%
	電子線出力の不変性	4%	3%
	装　　置		
	レーザ指示位置	2mm	2mm
	距離指示器（ODI）	2mm	2mm
	安全性		
	ドアインタロック	－	機能
	視聴覚モニタ	－	機能
週毎の点検	線量測定		
	X線モニタシステムの校正	2%	M
	電子線モニタシステムの校正	3%	M
	線量対称性の簡単なチェック	X線　1.03	M
		電子線　1.05	
月毎の点検	線量測定		
	基準線量計のチェック	1%	使用時
	電子線ビームの平坦度	3%又は2mm	3%
	安全性		
	緊急停止		機能
	ウェッジ，トレー，電子線コーンの留め具	－	機能
	機械的チェック		
	光／放射線照射野の一致	2mm	2mm又は1%
	照射野指示器	2mm	2mm
	ウェッジ位置	－	2mm
	トレー位置	－	2mm
	アプリケータ位置	－	2mm
	十字の中心	2mm	2mm
	治療台位置の指示	2mm	2mm/1度
	光照射野の強度	－	機能

AAPM：American Association of Physicists in Medicine　　　　　　M：毎月

図4

⑤患者のセットアップ⇐複数技師による作業確認

⑥照射中の患者および装置の運転状況監視⇐複数技師による作業確認

⑦照射の記録（手書き）⇐記録の都度確認，毎週確認

⑧照射の記録（自動記録システム）初回および変更確認

照合写真（またはポータル画像取得），患者実測⇐週1回撮影，位置確認

頻　　度	項　　　　目	許容誤差	
		JASTRO	AAPM
年毎の点検　　線量測定			
	X線／電子線モニタの校正（精密な点検）	－	2%
	X線／電子線モニタの直線性	変動係数，0.5%	－
	モニタ線量計の直線性	X：2% e：3%	1%
	モニタ線量計の1日の安全性	X：2% e：3%	－
	X線の照射野係数の不変性	2%	2%
	電子線照射野係数の不変性	－	2%
	X線ビームの平坦度	1.06	－
	電子線ビームの平坦度	90%領域から15mm	
	運動照射の安全性　　　　　線量：3%，停止位置：5%又は3度		－
	中心軸パラメータ（PDD，TAR）の不変性	2%	2%
	軸外係数の不変性	－	2%
	アクセサリーの透過係数の不変性	－	2%
	ウェッジ透過係数の不変性	－	2%
	X線出力の架台角依存性	3%	2%
	電子線出力の架台角依存性	3%	2%
	軸外係数の架台角不変性	－	2%
	回転モード	－	メーカ仕様
安全性			
	製造メーカの試験手順による	－	機能
機械的チェック			
	コリメータ回転のアイソセンタ	2mm	2mm直径
	架台回転のアイソセンタ	2mm	2mm直径
	アイソセンタにおけるコリメータ，架台，治療台軸の一致	2mm	2mm直径
	放射線と機械的アイソセンタの一致	2mm	2mm直径
	治療台天板の剛性	5mm	2mm
	治療台天板の垂直な上下	2mm	2mm

X：X線　e：電子線

図 5

（3）照射法またはパラメータ変更
　　①初期計画，随時変更の的確な指示⇐口頭単独指示を避け，照射録に記載，指示棒等で指示
　　②前記（1），（2）を実行

4-3-3　患者の固定法

　高精度化した外部放射線治療において，患者の固定精度は，正常組織および腫瘍の線量分布に大きな影響を与える。治療中の患者の固定は，照射位置の再現性に重要な要素であるため照射部位に応じた固定方法を採用し，部位によっては固定具を使用する。固定具は治療計画に先立って作成し，

シミュレータ，治療計画画像の取得および治療期間中を通じて同じ固定具を，使用すべきである[12]。

固定具としては頭部，頭頸部の照射ではシェル，バイトブロック，専用枕，テープでの固定などが用いられる。乳房接線照射では手を挙上した状態で照射するため，腕全体を支えるような固定方法を用い，体幹部の照射ではシェル，発砲スチロールなどを使用した固定が用いられる。固定具は患者個々に作成する場合と共通に使用する場合があるが，共通に使用する場合は固定具に番号をつけて毎回の照射時に同じものを使用することや，写真を撮っておくことも再現性向上に役立つ。

体幹部などの治療で特別な固定具を使用しない場合も，治療台のマットならびに患者の衣服を一定にする。治療中に話しかけて患者の緊張をとるなどの点に注意し，患者に無理な姿勢を強要することは体動につながるため避ける工夫が必要である。治療室に色々な形の発砲スチロール，枕，砂嚢などの簡単な補助具などを用意しておくことも固定に役立つ。

これらにより，治療中の動きを頭部および臀部では 2 ～ 3 mm 程度に抑えることが可能である。しかし，体幹部の内部臓器，特に胸部および骨盤ではかなりの動きが生じることがあるため，照射の照合が不可欠である。

4-4　放射線治療における医療事故

英国では，放射線治療に特化してインシデントを分析した結果が報告されている[13]。また WHO では，インシデント例を治療段階に分けて分析した結果が 2008 年に報告されている[14]。わが国における放射線治療に関連した医療事故は，公益財団法人日本医療機能評価機構の医療事故情報収集等事業[15] にて報告されており，検索することも可能である。2010 年 1 月から 2020 年 3 月の間で放射線治療に関わる事例報告は 80 件あり，そのうち直線加速装置に関わる事例は 40 件だった。これらの中で，WHO の治療段階および国立大学附属病院医療安全管理協議会にて定められた医療事故による影響度分類（**表2**）に従い分類を行った結果を示す（**図6**）

全 40 件のうち，レベル 4 以上に該当する事例は無かった。患者のセットアップ時によるもので11 件（27.5%）あり，治療段階で分類した際に最も多かった。患者の思いもよらない行動に起因するものが含まれており，介助が必要ない患者に対してもすぐさま対応できるような距離間を保つなどの対策が必要となる。影響度分類においてもレベル 3a および 3b の占める割合が 7 割以上あり，骨粗鬆症のような基礎疾患の有無により，容易に重篤度が増すため，より注意が必要である。また治療計画で 8 件（20%），治療施行で 7 件（17.5%）の報告があった。影響度分類で特徴的なのは，レベル 2 が含まれることである。これらの段階でのエラーは過小照射や過剰照射，照射部位の誤りが含まれており，過剰照射の中でも正常組織の耐容線量を超えて照射されていた事例は 2 件あった。一方は，治療途中で照射プランを変更する必要があったが，それに気付かずに照射を継続してしまったことにより発生し，もう一方は，治療計画時の目標体積の一部分に，処方線量より高い線量が付与される領域にリスク臓器（organ at risk：OAR）が含まれていたために起こった。線量にもよるが，放射線の影響は即座に現れない場合もあるため，患者の経過をより注意深く観察する必要がある。これら 2 件の改善策としては，専門医師，医学物理士および放射線技師によりダブルチェックを行

表2　医療事故による影響度分類

影響のレベル	傷害の継続性	傷害の程度	内容
レベル0	―	―	エラーや医薬品・医療用具の不具合が見られたが，患者には実施されなかった
レベル1	なし	―	患者への実害はなかった（何らかの影響を与えた可能性は否定できない）
レベル2	一過性	軽度	処置や治療は行わなかった（患者観察の強化，バイタルサインの軽度変化，安全確認のための検査などの必要性は生じた）
レベル3a	一過性	中等度	簡単な処置や治療を要した（消毒，湿布，皮膚の縫合，鎮痛剤の投与など）
レベル3b	一過性	高度	濃厚な処置や治療を要した（バイタルサインの高度変化，人工呼吸器の装着，手術，入院日数の延長，外来患者の入院，骨折など）
レベル4a	永続的	軽度～中等度	永続的な障害や後遺症が残ったが，有意な機能障害や美容上の問題は伴わない
レベル4b	永続的	中等度～高度	永続的な障害や後遺症が残り，有意な機能障害や美容上の問題を伴う
レベル5	死亡	―	死亡（原疾患の自然経過によるものを除く）

うことが挙げられる。

　放射線治療では，正常組織への線量を小さく，そして腫瘍塊への線量を最大にすることが肝要であり，この目的を達成するために，定位放射線治療や強度変調放射線治療のような照射方法が開発され，より高精度な管理が要求される。これらの管理はガイドラインにより定められており，高精度放射線治療のシステム面から生ずる，大きな医療事故の報告はみられない。医療事故報告の多くが人的エラーによるものであり，WHOの報告によれば，人間が決めるものや行うものすべてにニアミスやインシデントが起こるリスクがあるとされている[14]。したがって，これらを回避するために組織的にリスクマネジメントを導入し，それぞれの防止策を形骸化させずに運用することが重要である。

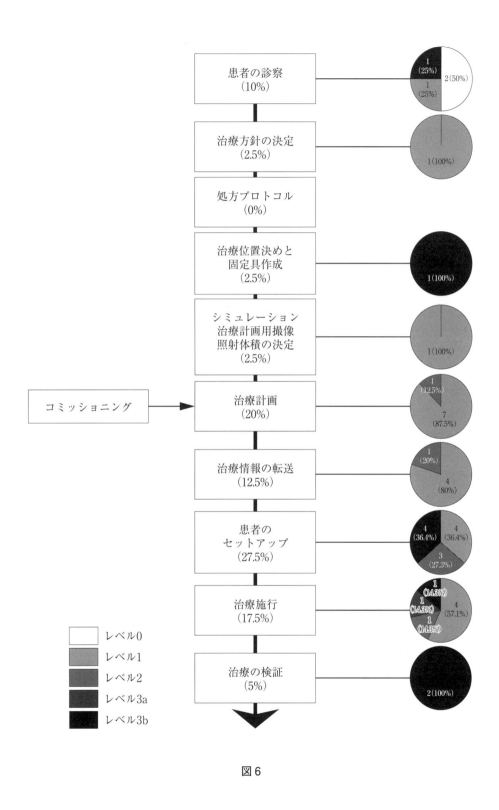

図 6

参考文献

1）細川洋一郎. 最近の放射線治療の動向：定位放射線治療と寡分割照射について. ESI-NEWS. 2010；28（4）：151-55.

2）熊谷孝三. 臨床での線量測定誤差. 熊谷孝三. 医療安全のための放射線治療手順マニュアル. 東京. 日本放射線技師会出版会. 2005. p.37-39.

3）Brahme A. Dosimetric precision requirements in radiation therapy. Acta Radiol Oncol. 1984; 23: 379-391.

4）河内　徹. 強度変調放射線治療の線量検証法. 強度変調放射線治療における吸収線量測定法の標準化に関する研究. 研究報告書. 2013.

5）池田　恢. 3臨床的 QA, 3. 1 放射線治療の流れ. 大山智彦. 外部放射線治療における Quality Assurance（QA）システムガイドライン. 日本放射線腫瘍学会. 2000. p36.

6）稲田哲雄. 1総論, 1. 2QA とは. 大山智彦. 外部放射線治療における Quality Assurance（QA）システムガイドライン. 日本放射線腫瘍学会. 2000. p10-11.

7）外部放射線治療における QA システムガイドライン 2016 年版（補遺）. 日本放射線腫瘍学. 2016.

8）QA システムガイドライン改訂ワーキンググループ. 治療計装置の受け入れ試験・コミッショニング. 外部放射線治療における QA システムガイドライン 2016 年版. 日本放射線腫瘍学会. 2016. p65.

9）放射線治療装置導入に関するコミッショニング必要期間について. 放射線治療品質管理機構. 2020.

10）都丸禎三. 外部放射線治療装置の QA. 放射線医学物理. 1996；16(1)：29-35.

11）平林久枝. 2物理・技術的 QA, 2. 5. 1照射パラメータの設定と人的エラー. 大山智彦. 外部放射線治療における Quality Assurance（QA）システムガイドライン. 日本放射線腫瘍学会. 2000. p10-11.

12）渡辺良晴. 2物理・技術的 QA, 2. 7 患者の固定法・補助具. 大山智彦. 外部放射線治療における Quality Assurance（QA）システムガイドライン. 日本放射線腫瘍学会. 2000. p31-32.

13）British Institute of Radiology, Institute of Physics and Engineering in Medicine. National Patient Safety Agency, et al. Towards Safer Radiotherapy. 2008.

14）World Health Organization（WHO）. Technical Manual, RADIOTHERAPY RISK PROFILE, 2008.

15）公益財団法人　日本医療機能評価機構　「医療事故情報収集等事業」http://www.med-safe.jp/

5　密封小線源治療

　密封小線源治療は侵襲的な照射法であるが，線源を腫瘍の近傍に配置できるため病巣に大線量を集中させることができ局所制御も良好である。放射線治療分野においては色々な放射性同位元素が線源として用いられているが，現在は外部放射線照射装置において ^{60}Co 線源が，密封小線源治療においては ^{192}Ir，^{137}Cs，^{60}Co，^{198}Au，^{125}I などの γ 線源が主に使用されている。その半減期，平均エネルギー，形状などを表 1 に示す。この章では，診療用放射線照射装置に分類される遠隔操作式後充填照射装置（remote after-loading system：RALS）および，術者が線源を体内に刺入する診療用放射線照射器具について考える。密封小線源は医療法および放射性同位元素等の規制に関する法律の規制を受けるが，通常の使用においては密封が担保されていることを確認し，被ばく管理としては外部被ばくの管理を行うことを考えればよい。

　また，臨床的にはこの治療法の適応基準，禁忌，患者選択基準，線源の選択，治療計画，線源挿入手技，線量評価，有害事象等の考慮が必要であるが，照射部位や手技別にまとめられた「密封小線源治療－診療・物理 QA ガイドライン－」等[1~4]を確認して施設にあった小線源治療プロセスを選択し品質管理方法を構築する必要がある。

5-1　遠隔操作式後充填照射装置 (remote after-loading system：RALS)

　RALS は線源を挿入するためのアプリケータを体内（腔内，組織内，体表面）に設置し，密封線源を挿入して治療する方法で，患者に照射を行う治療室と遠隔操作を行う操作室は防護壁で隔離されている。これまでに多くの施設において高線量率イリジウム線源が用いられてきたが，近年イリ

表 1 放射線治療分野で用いられる密封小線源治療用線源

線源	半減期	γ 線平均エネルギー [MeV]	形状	空気衝突カーマ率定数：Γ $[\mu\mathrm{Gy}\cdot\mathrm{m}^2\cdot\mathrm{MBq}^{-1}\cdot\mathrm{h}^{-1}]$
^{192}Ir	73.83 日	0.361	ワイヤ・ビン・シード・ペレット・シード（RALS）	0.109
^{137}Cs	30.08 年	0.662	針・管	0.0771
^{60}Co	5.271 年	1.25	針・管・シード（RALS）	0.306
^{198}Au	2.694 日	0.406	グレイン・シード	0.0545
^{125}I	59.40 日	0.028	シード	0.0344 （10keV 以上の光子）

ジウム線源と概ね同じ大きさの新型コバルト線源も用いられている。RALS による治療ではアプリケータの挿入，位置確認画像（X 線写真，CT，MRI 等）の撮影，治療計画装置におけるシミュレーション，治療の実施等が短時間に行われ，手技も複雑になっているため治療中にエラーが起こる可能性がある。スタッフ間での知識の共有と事前の訓練を行う。

1）安全管理（日常点検，エリアモニタの確認）

RALS では，^{192}Ir または ^{60}Co 治療用線源が治療ユニットのタングステン製線源貯蔵容器に格納されており，漏洩線量（1 m の距離における空気カーマ率）は 70 μGy/h 以下に抑えられているため，正常な状態では術者の被ばく線量は非常に低い。しかし，線源はワイヤで送り出される機構となっており，機械的にワイヤが巻き取られなくなる等の故障の可能性がある。装置の機械的な動作の定期的な安全点検は重要である。また，関連スタッフに対する訓練を定期的に行い，線源が遠隔操作で収納できなくなった場合の線源回収方法，保管方法，術者の被ばく管理方法をあらかじめ理解しておく必要がある。これにより，アクシデント発生時における術者の被ばくや患者の過剰被ばく等の被害を小さくすることができる。

また，線源が収納されない等の故障を発見するためにはエリアモニタが有用である。空中放射線量率はエリアモニタにより監視され，線源が治療のために貯蔵容器から送り出されている状態を空中線量率の上昇によって確認できる。エリアモニタの動作が担保されていることは重要であり，定期的な点検と動作確認が必要である。

2）品質管理（定期点検）

治療装置および治療計画装置は，品質管理項目とその点検頻度がガイドライン等 [1-4] に示されている。治療装置を導入したときのコミッショニングや，その後の品質管理項目が点検頻度別に示されており，数値評価を行う項目に関しては許容レベルと介入レベルが示されている。このデータを基礎として施設の装置に適応した品質管理プロトコルを作成する。

3）人員確保と連携

密封小線源治療に従事するスタッフ（医師，看護師，診療放射線技師，医学物理士等）の数は多くはないが，治療プロセスを熟知したスタッフ数を確保する必要がある。これまでに，スタッフの交代時の情報伝達の不足による事故等が発生しており，スタッフへの充分な教育訓練により知識と技術レベルを確保・維持し，相互の連携が確実に行えるようにする。

4）入退室管理

照射室への出入り口は 1 カ所とし，出入り口には線源が送り出され線量レベルが高くなっていることを自動的に示すための表示装置を設ける。治療時には患者以外のスタッフが治療室内に残っていないかの確認は必須である。また，2019 年の放射性同位元素等による放射線障害の防止に関する法律の改正により，盗取の防止を主たる目的とした防護措置として，一時立入者と同様に防護区域常時立入者にも本人確認を含めた入退出管理が導入されている。

5）個人被ばく線量

基本的に RALS を用いていれば術者の被ばく線量はアプリケータ等の位置確認に用いる X 線透視によるものが主であり低いが，個人被ばく線量計は常時装着する必要がある。これにより線源等に異常があったときの被ばく線量を評価することができるが，緊急時の入室時にはポケット線量計

等の被ばく線量を即時的に評価できる線量計を合わせて装着する。

6) 線源の交換

^{192}Ir 線源は半減期が比較的短いため，およそ3ヵ月毎に線源交換を行う。線源交換は使用装置メーカの技術者が立会い，施設の線源管理責任者は作業の確実な実施を確認し，安全の確保に留意する。線源交換のスケジュールを立案し，余裕をもって運用すると良い。また，線源交換後に治療計画装置に線源強度や校正日時などの線源情報を登録する。データ入力後には計算値が正しいかを確認し，誤入力がないかの確認する。

7) 画像を用いた密封小線源治療

これまで密封小線源治療では事前に2方向から撮影されたX線画像を用いて治療計画が行われることが多かった。近年，治療用のアプリケータを挿入した状態で撮影されたCTやMRIの画像を用いて治療計画を行う画像誘導密封小線源治療（image guided brachytherapy：IGBT）[5] が広く実施されるようになった。この治療では画像を取得する装置の管理が重要となり，治療計画において撮影条件が線源の幾何学的位置や線量分布の計算に影響するためガイドライン等に沿った適切な品質管理が求められる。治療プロセスが複雑となるため，医師，看護師，診療放射線技師，医学物理士等のスタッフ間の情報共有と相互理解がさらに重要となる。

8) リスク評価

故障モード影響解析（failure mode and effects analysis：FMEA）を用いたIGBTにおけるリスク評価の例を示す。FMEAは米国医学物理学会の報告（AAPM TG-100）[6,7] において推奨されているリスク分析の方法であり，想定される間違いに関する3つの因子，発生頻度（occurrence），影響度（severity），検出難易度（detectability）を評価することにより算出されるリスク優先度（risk priority number：RPN）から客観的なリスクを評価し，プロセスマップから小線源治療工程毎にリスクの大きな作業や工程を認識することができる。図1に小線源治療プロセス内のFMEA解析におけるプロセスマップの例を示す。図1（a）の2次元治療計画，および（b）の3次元治療計画のいずれにおいても治療計画および確認・承認のプロセスにおけるRPNが高いことがわかる。3次元治療計画ではより広範なプロセスでのRPN値が高くなり注意が必要な構成要素が増加している。このようにリスク評価によってリスクの高いプロセスの見える化を行う意義は大きい。

5-2　診療用放射線照射器具

針，管，ワイヤ，シード等の形状容器に封入された ^{192}Ir，^{137}Cs，^{198}Au，^{125}I，^{106}Ru，^{90}Sr（β線源）等の密封小線源を組織内（腫瘍内）に一時的刺入，または，永久挿入することによって治療が行われる。医師または歯科医師が鉗子やピンセット等を使用して用手的に線源を挿入するため，術者および介助者の被ばく管理が必要である。通常の個人被ばく線量計の他に手指等の被ばくをモニタするためにリング形の線量計等を手指に装着する必要がある。線源刺入時の遮蔽体の適切な利用と作業時間の最小化のための作業工程の最適化を行う。

これまでに，治療過程における線源の抜去時や治療病室内において線源紛失が発生しており，サーベイメータによる空間線量の計測や使用室入り口におけるエリアモニタ・ゲートモニタによる管理

（a）2次元治療計画

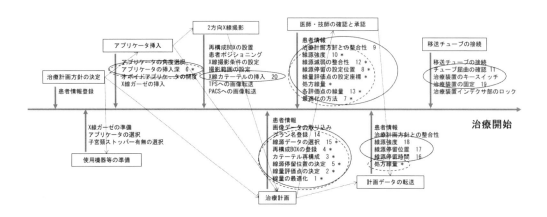

（b）3次元治療計画

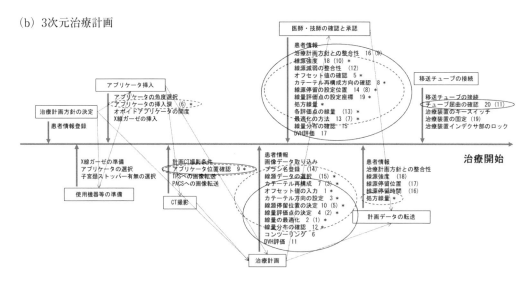

○ ：総合的なリスクが高いプロセスの集団

◌ ：影響度が高いプロセスの集団

数値：RPN（上位20位）の高いプロセス

＊ ：影響度が高いプロセス

→ ：各過程における影響の伝搬先

図1　小線源治療プロセス内の FMEA 解析におけるプロセスマップの比較

浜松医科大学附属病院での解析例（坂本昌隆氏のご厚意による）

が必要である。

1）線源の保管と管理

　線源は充分な遮蔽能力のある耐火性の貯蔵箱に保管し，線源の盗難防止のために必ず施錠する。また，貯蔵箱は床等に固定し，放射性同位元素等に係わる標識を表面に掲示しなければならない。保管の記録として，線源受入時に放射性核種，線源強度（放射能），個数を確認し，使用時には使用の目的，日時，場所，核種，数量，使用者名，および保管庫への返却日時を記録する。

2）汚染の管理

　密封小線源は，封入が破壊されなければ汚染の危険性は極めて低い。しかし，汚染の有無は治療終了時に必ず調べる。通常はサーベイメータ等による空間線量率の確認で十分であるが，汚染の可能性が高いと判断される場合にはスミヤ法等により汚染場所を同定する。

3）^{125}I 前立腺がん密封小線源永久挿入療法での管理

　前立腺がん密封小線源永久挿入療法は日本国内では 70 以上の施設で行われており，放射線治療専用の病室を持たない医療機関においても一般病室を一時的に管理区域に指定して実施される。挿入した線源は脱落して尿中等に排泄されることがあるため，指定された病室から検査室に向かう際や退出の際には，線源の脱落がないかをサーベイメータ等により確認する。また，密封小線源を永久挿入された患者に対しては，定められた退出基準を遵守する[8-10]。

　なお，患者に挿入される前の線源の紛失は放射性同位元素等の規制に関する法律（RI 規制法），医療法，電離放射線障害防止規則における事故となるため直ちに関係機関に通報しなければならない。挿入後は RI 規制法による規制対象ではなくなるが，永久挿入であるため線源の脱落時の対応，患者および家族への周囲の人の被ばく防止に関する説明，および死亡時の対応等を説明する[9]。

5-3　これまでの事故事例から

　密封小線源治療において，これまでに多くの事故が報告されている。ここでは，患者に影響のあった事例を中心に見てみよう。

1）^{60}Co 線源交換後のコンピュータファイルのアップデートミス[11, 12]

　^{60}Co 線源を用いた治療に使用される治療計画装置の線源強度ファイルを更新せずに治療が行われた。処方線量の最大 75％の過大な線量が投与され，患者 20 名が死亡した。

2）高線量率小線源治療装置の誤作動[11, 12]

　^{192}Ir 線源による高線量率小線源治療時に，線源がカテーテル内にうまく入らず線源を引き抜いたが，線源が患者体内に残ってしまった。この際，エリアモニタが異常値を表示していたが，職員は表示を無視し誰もサーベイメータによる測定を行わなかった。線源が患者体内に 4 日間残されていたことから患者は死亡した。また，残留した線源を含んだカテーテルは通常の廃棄物として処理されたため，関係者 94 名が被ばくした。他の施設でも同様の事例があったが，こちらでは異常を検出した時点で医学物理士が適切な対処をしたため事故とはならなかった。

3）高線量率小線源治療計画装置へのカテーテル長の誤入力[13]

　治療計画装置にカテーテルの長さを登録するための計測を行う際に計測方法を誤り，実際より小

さな値が入力された。この結果，線源が約 3 cm ずれた位置で治療が行われた。病巣線量の不足および正常組織への過線量が生じたことにより 100 名の患者に影響を与え，その 7% 程度に重篤な有害事象が見られた。

　ここに挙げた例は多くのアクシデント事例の一部であるが，装置の不具合を予見するための品質管理，スタッフの教育および訓練による知識の共有が重要であることがわかる。また，線源の管理として，線源核種の確認，線源強度の検証，管理記録の整備等を確実に行う必要があり，プロトコルの設定と品質保証プログラムの整備により系統的な誤りが防止でき，アクシデントの発生頻度を低下させることが可能となる。

5-4　管理体制，従事者研修

　密封小線源治療においては，RALS 等の治療装置，治療計画装置，X 線透視装置や CT などの画像取得装置，エリアモニタ・監視システム・表示灯・ドアインターロック等の治療室設備，治療に必要なアプリケータ他の器具，線源の保管等多くの保守管理が必要な項目があるので，定期的な品質管理と人員配置を含めた保守管理プログラムを作成して管理体制を整備する。そして，治療に従事する多くの職種が治療部位毎の治療手技を理解し，知識と技術レベルを維持向上できるように定期的な従事者研修を行う必要がある。

文献

1 ）日本放射線腫瘍学会小線源治療部会ワーキンググループ．密封小線源治療 − 診療・物理 QA ガイドライン − ．2013
2 ）日本放射線腫瘍学会小線源治療部会．密封小線源治療 − 診療・物理 QA マニュアル．金原出版．2020
3 ）Nath R, Anderson GP, Meli JA, et al. Code of practice for brachytherapy physics: Report of the AAPM Radiation Therapy Committee Task Group No. 56. Med Phys. 1997; 24: 1557-1598.
4 ）Kubo HD, Glasgow GP, Petheln TD, et al. High dose-rate brachytherapy treatment delivery: Report of the AAPM Radiation Therapy Committee Task Group No. 59. Med Phys. 1998; 25: 375-403.
5 ）日本放射線腫瘍学会小線源治療部会．画像誘導密封小線源治療導入のためのガイドライン．2017
6 ）Hug MS, Fraass BA, Dunscombe PB, et al. The report of Task Group 100 of the AAPM: Application of risk analysis methods to radiation therapy quality management. Med Phys. 2016; 43: 4209-4262.
7 ）中山優子，岡本裕之．米国医学物理学会タスクグループ100 レポート「放射線治療の品質マネジメントへのリスク解析法の適用」日本語訳．2020
8 ）日本放射線腫瘍学会 QA 委員会．[125]I 永久挿入治療の物理的品質保証に関するガイドライン．2010
9 ）日本放射線腫瘍学会，日本泌尿器科学，日本医学放射線学会．シード線源による前立腺永久挿入密封小線源治療の安全管理に関するガイドライン（第六版）．2018
10）Yu Y, Anderson LL, Li Z, et al. Permanent prostate seed implant brachytherapy: Report of the American Association of Physicists in Medicine Task Group No. 64. Med Phys. 1999; 26: 2054-2076.
11）日本アイソトープ協会．放射線治療患者に対する事故被ばくの予防：ICRP Publication 86．2000
12）Prevention of Accidental Exposures to Patients Undergoing Radiation Therapy. Annals of the ICRP; 30（3）．2000
13）JCNet 報道資料．http://n-seikei.jp/2014/07/post-23261.html

6　粒子線治療

　粒子線はその特性としてブラッグピークを有する。この特性を利用することによって深部にあるがん病巣に線量を集中させ，かつ周囲の正常組織の線量を低く抑えることができる粒子線治療には大きな期待が集まっている。日本国内では20施設以上，世界では100施設以上の粒子線治療施設が稼働している。ほとんどの粒子線治療施設では，サイクロトロンまたはシンクロトロンにより加速された陽子，またはシンクロトロンにより加速された炭素イオンが使用されており，現在ではヘリウムや酸素などの炭素以外のイオンの使用も検討されている。イオンは発生から治療室までの輸送において充分な遮蔽がなされているが，ビーム形成過程における中性子の発生と遮蔽に注意する必要がある。医療における粒子線治療の重要性は大きくなっており，有効な効果を得るための正確で安全な治療を提供できる環境を構築することが重要である。

6-1　粒子線治療システム

　粒子線治療システムの照射方法には，ブロードビーム照射法およびスキャニング照射法の2つがある。開発初期から用いられているブロードビーム照射法では図1aに示すように，粒子線の広がりを水平方向に拡大するワブラー電磁石や散乱体，深さ方向に拡大するリッジフィルタ，到達する深さを変化させるレンジシフタなどのエネルギー吸収体，最終的な粒子線の広がりを照射体積の形状に一致させるためのMLC（multi-leaf collimator）または患者コリメータおよびボーラス，線量を確認するための線量モニタ等が患者にビームが到達するまでのビームライン内に存在する。しかしスキャニング照射法では，基本的にはスキャニング電磁石，線量モニタ，およびスポット位置モニタ等のみとなるため，散乱線による患者被ばく線量が低減でき，放射化物も少なくなる（図1b）。また，スノート（照射筒）を患者に近づける必要がないことが多いため患者との接触などの危険性も低くできる。

　粒子線治療システムの基本的な構成は上記の2種類であるが，ビーム形成法，製造メーカ，システム構成，製造された時期等の違いにより様々な構造や大きさの装置が存在する。内部構造や部品構成も異なっているため，インターフェースを含めたそれぞれの装置に依存した治療プロセスが存在しており，内在するリスクも異なっている。安全な治療のためには，粒子線治療装置の基本的な構造を理解すると共に，個々のシステムに特有の構造や制御方法等を充分に理解して使用する。

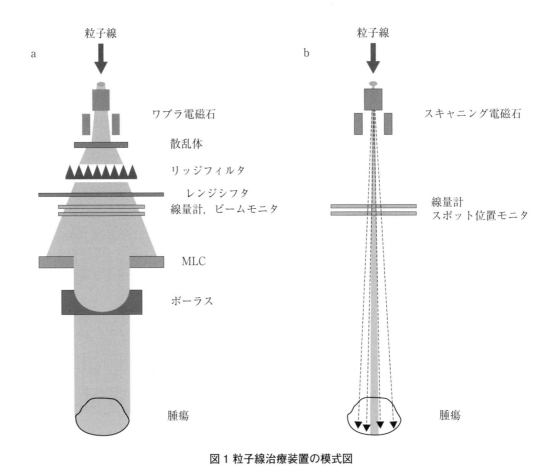

図1 粒子線治療装置の模式図

a：ブロードビーム照射法（ワブラー法の例），b：スキャニング照射法

6-2　治療のプロセスと品質保証

　粒子線治療における治療の流れは，基本的には従来の光子線による治療と共通したプロセスが多いが，粒子線治療に特有のプロセスもある。次項に治療の流れを示す。項目④から⑦までのプロセスにおいて発生する不確かさを検証して適切なマージンを設定し，これらを継続的に確認することが物理・技術的なQA（品質保証）となる。粒子線治療の各QA項目は「粒子線治療装置の物理・技術的QAシステムガイドライン」[1] に詳細な解説があり，スキャニング治療に関しては2020年にQA項目に関する追補版[2] が発表されている。このガイドラインに沿ったQAを確実に行うことにより安全な治療が担保される。

6-3　粒子線治療の流れ

①各診療科における診断（病理，病期）
②粒子線治療の適応判断
③インフォームドコンセント，治療方針の決定
④照射体位の決定，固定具作成（ビーム供給が一定角度の装置では患者体位の設定が重要）
⑤治療計画 CT 画像等の撮影，MRI や PET 画像とのレジストレーション
⑥治療計画
　1）標的・リスク臓器等の入力
　2）線量分布等の計算
　3）粒子線治療装置パラメータの出力
　4）患者 QA
　　　線量モニタ・カウント値の決定（スキャニング照射法では不要）
　　　新患者測定（患者毎の線量検証）
⑦リハーサル
⑧装置の設定・照射
⑨照射録の保存
⑩治療後の効果判定
⑪患者の経過観察

6-4　ヒヤリハット・インシデント等の事例

　医療事故等のデータベースには粒子線治療に特異的な事例が少ないため，個別の案件の例を以下に提示する。

・2 門照射のときに，1 門のみで照射を終了してしまったが，後で気付き残りの門を照射した
・治療前に行う実際の装置によるリハーサルで，ビームを照射しそうになった
・呼吸同期照射において同期がされていないまま照射しそうになった
・患者コリメータ・ボーラスを用いた治療において，患者固有の ID シールを間違えて貼り付けた
・CT 撮影時に停電があり，基準の座標を誤認識して治療した
・放射線治療装置のプログラムのバグにより，CT 値 - 水等価厚の変換エラーがあり，線量分布にずれが生じた
・適切なサイズのリッジフィルタが装着されておらず，治療を中断しなければならなくなった
・治療計画においてシミュレーション上の仮想寝台を設定するのを忘れた（ビームのレンジが変化してしまうため計画をやり直した）

・治療計画におけるスノート位置の設定が不適切で，患者もしくは治療寝台と干渉した

　ここに挙げたのは一部の事例であるが，種々のインシデントやアクシデントが起きる可能性がある。これを防ぐためには，上記の物理的な品質管理を実施する。

　また，患者への治療内容と照射方法の説明は安全に治療を行うために重要であり，治療体位と固定方法，呼吸性移動対策の方法，ペースメーカ（ICD/CRTD）装着の確認[3]，照射予定方向に金属等の高密度物質がないかの確認，ガントリーと患者や治療寝台との干渉がないかの確認等を行う。

6-5　リスク評価

　粒子線治療のプロセスが安全であるかどうかを判断し，安全な治療を実現するために何をすべきかを考えるためにはリスク評価が必要である。

　リスクを回避するためには，予防，検出，対策という過程が用いられるが，粒子線治療のような複雑なシステムとワークフローに対しては，より詳細で細かなリスク評価と分析になる。リスクを軽減するための方法として，①機器の設計によるリスク回避（フェイルセーフ設計），②日々の点検やダブルチェック等のQAによるリスクの低減，③特定のリスクに対する対策をすべてのスタッフに通知し，事前にそれらを訓練することによりリスクを低減する，などが考えられる。

　ここでは，「5密封小線源治療　5-1遠隔操作式後充填照射装置　8）リスク評価（199ページ）」において示したリスク優先度（risk priority number：RPN）から解析される故障モード影響解析（failure mode and effects analysis：FMEA）[4, 5] について考える。FMEAの目標は，危険な事象を引き起こす可能性のある因子（治療プロセス，コンポーネント〈構成要素〉）を特定し，安全性を向上させるために優先順位を付けることであり，リスクが高いシナリオを特定するのに効果的である。これにより潜在的なリスクを低減することができる。治療システムや治療ワークフローは多くの小さなコンポーネントまたはステップに分割され，各コンポーネントは個別に分析される。粒子線治療におけるこれらのコンポーネントには，治療計画システム，治療情報システム，および施設の設計等も含まれる。さらに，イオン源，主加速器，ビーム形成システム，ビーム供給，監視システム，制御システム，電源，患者ポジショニングデバイス，イメージングデバイスなどの技術的要因も考慮される。

　Zhengら[6] はスキャニングビームによる陽子線治療計画プロセスのFMEA分析を行い，画像の重ね合わせ，輪郭形成，ビーム配置，線量計算，計画のエクスポート，文書作成，会計請求などのさまざまな計画プロセスにおいて発生する可能性がある故障モードを特定してRPNを計算し，FMEA解析が陽子線治療の有効性および安全性の向上に役立つことを示した（**図2**）。FMEAはICRP publication 112でも利用が提唱されている[7]。また，Fordら[8] は最もリスクの高いプロセスの一つとして治療計画を挙げている。治療計画の誤りは，患者治療の全過程を通じて伝播する可能性がある。粒子線治療には光子線治療と同じようなエラーを起こす可能性のあるプロセスが多数存在するが，CT撮影プロトコル，線量処方，病巣およびリスク臓器設定の不確かさ，スキャンビームの揺らぎや重粒子の核破砕反応など，粒子線治療に固有の因子があることに注意する。治療計画

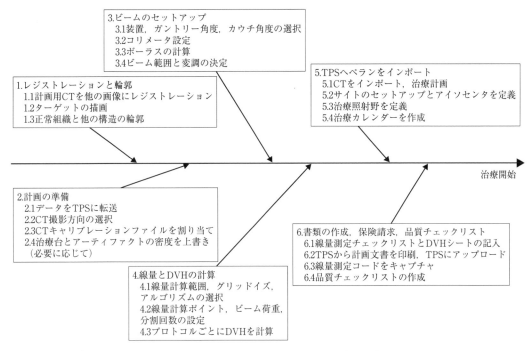

図 2　陽子線治療計画のプロセスマップの例 [6)]

の基本的な確認は IAEA のガイドラインに沿って行うと良い [9)]。解析に用いられるデータベース構造については Ford [10)] らの放射線腫瘍学におけるインシデント学習データベースが参考になる。

6-6　スタッフ教育

　放射線治療に関する事故の原因として最も多いもののひとつは，施設のスタッフへの教育の欠如およびコミュニケーションの欠如であることが示されている [11)]。スタッフへの教育と訓練は，主に粒子線治療特有のシステムに関するトレーニングであり，先進的な施設やベンダーによる適切な事前トレーニングを受ける。また，治療開始後には継続的なトレーニングを行う。このトレーニングには施設内の安全基準，放射線防護基準，データ保護やプライバシーなどに関する基準等も含まれる。新しいシステム導入時だけでなく，システムの変更や更新時にはシステムの変更点や使用目的・方法についてのトレーニングを含む。このトレーニングでは，理論的な内容だけでなく実践的なトレーニングであり，適切な文書資料（説明書，標準的な手順書）を準備する。

6-7　安全管理に係わる文書

　粒子線治療施設では，加速器の安定した運転維持のための運転員，物理的な QA と治療計画を担う医学物理士，実際に患者への治療（照射）を行う診療放射線技師，医学的な管理を行う放射線腫瘍医，患者のケアを行う看護師等多くの職種が協同してがん治療に携わっており，それぞれの役割を明らかにして文書化しておく。特に，放射線管理に関する内容は予防規程に記載しておくと良い。保守点検マニュアル，加速器運転マニュアル，安全管理マニュアル等を整備し，定期的な周知および見直しを行う。また，放射性同位元素等の規制に関する法律に定められた粒子線加速器の使用記録は確実に記録し保管する。

参考文献

1 ）日本放射線腫瘍学会，日本医学物理学会，日本放射線技術学会．粒子線治療装置の物理・技術的 QA システムガイドライン．2016.

2 ）日本放射線腫瘍学会スキャニングガイドライン作成ワーキンググループ．粒子線治療装置の物理・技術的 QA システムガイドライン「第 8 章：装置 QA 項目と許容値」（追補版）．2020.

3 ）日本放射線腫瘍学会・日本循環器学会．植込み型心臓電気デバイス（CIEDs）装着患者に対する放射線治療ガイドライン．2019.

4 ）Hug MS, Fraass BA, Dunscombe PB, et al. The report of Task Group 100 of the AAPM: Application of risk analysis methods to radiation therapy quality management. Med Phys. 2016; 43: 4209-4262.

5 ）中山優子，岡本裕之．米国医学物理学会タスクグループ 100 レポート「放射線治療の品質マネジメントへのリスク解析法の適用」日本語訳．2020.

6 ）Zheng Y, Johnson R, Larson G, Minimizing treatment planning errors in proton therapy using failure mode and effects analysis. Med Phys. 2016; 43: 2904-2910.

7 ）Ortiz LP, Cosset JM, Dunscombe P, et. al. Preventing Accidental Exposures from New External Beam Radiation Therapy Technologies. ICRP Publication 112, Ann. ICRP 39, 2009.

8 ）Ford EC, Gaudette R, Myers L, et. al. Evaluation of safety in a radiation oncology setting using failure mode and effects analysis. Int J Radiat Oncol Biol Phys. 2009; 74: 852-858.

9 ）IAEA Technical reports series 430. Commissioning and Quality Assurance of Computerized Planning Systems for Radiation Treatment of Cancer. Vienna. 2004.

10）Ford EC, Fong LSL, Pawlicki T, et. al. Consensus recommendations for incident learning database structures in radiation oncology. Med Phys. 2012; 39: 7272-90.

11）IAEA Safety Reports Series 17. Lessons learned from Accidental Exposures in Radiotherapy. 2000.

7　ガンマカメラ

　核医学検査は，検査目的に応じた診療用放射性同位元素または陽電子断層撮影診療用放射性同位元素を被検者へ投与し，そこから放出・発生する放射線を核医学撮像装置または陽電子放射断層撮影装置の核医学診療機器により検出する。このため，核医学検査担当技師は，放射性医薬品の安全管理と核医学診療機器の安全使用に努め，被検者の安全に留意しなければならない。特に，核医学診療機器の整備や画像の撮像・処理を規定通り正確に遂行する責任がある（核医学診療事故防止指針：日本核医学会）[1]。

　医療事故等が発生した時は，まず直ちに機器を緊急停止し状況を確認のうえ，必要に応じ救命措置や応急措置などのため関係者や責任者へ連絡する。また，事実確認や原因の特定につとめ，結果は直ちに情報共有し事故の再発防止と教訓化を行う。なお，被害者等には医療施設のしかるべき責任者から事故等であることを正確に伝える。

　本項では，実際に起こった事故・被害をもとに事例を紹介し，核医学検査の安全対策を考える。

7-1　ガンマカメラによる事故・被害

事例 1　検出器が落下し下敷きになり死亡

　2013 年 6 月，米国の病院において核医学検査中に核医学撮像装置（ガンマカメラ）の検出器が患者に落下し患者が死亡するという事故が発生した。

原因

　この病院ではガンマカメラの保守点検はメーカーと契約外であり，適切な保守点検（定期点検および日常点検）が行われていなかった可能性が指摘されている。原因の 1 つとして考えられているのは，ガンマカメラは鉛ボルトでガントリに固定されているが経年変化によりそのボルトが緩んだと判断されている。このため機器の動作に負荷がかかり 60 kg のガンマカメラが落下した。

改善策など

　このような事故を発生させないために，保守点検を実施し，また関係者を安全と危険に対する感受性を高める研修等に参加させるなどの取り組みが必要である。なお，保守点検の在り方については，日本核医学会より下記が示されている。

①核医学撮像装置をはじめとする医療機器の定期点検を実施し，出来る限り保守契約を結ぶ

　　医療法施行規則等により，核医学撮像装置は医療機器としての保守点検を適正に実施することが義務付けられている。

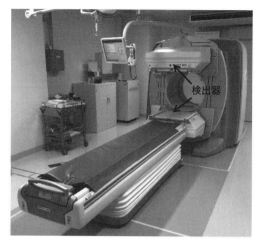

図1　ガンマカメラの外観

②核医学検査・治療を担当している核医学技術者は適切に日常点検※を実施する

　　医療現場で行うべき保守点検の一環として日常の始業・終業点検を実施して状況を記録・保存することが求められる

③危険予知を念頭に核医学診療業務ならびに日常点検に従事する

　　装置の故障等の兆候は動作時に異音等で確認できることがある。また，定期点検および日常点検の結果から確認することも可能である。さらに，得られた画像に内在するアーチファクトから推定することが可能な場合がある。

④関連学会等の開催する学術大会・講習会あるいは地域の研究会等に積極的に参加する

　　質の高い核医学診療を安全に実施するためには日々進歩する医療技術に合わせて知識・技術の習得が必要である。そのため，核医学診療業務に従事する者は定期的に学会等に参加し知識・技術・安全行動の意識の習得に努める。

日常点検

　検査前には，ガントリ，ベッドの可動状況と安全機構の確認や検出器，処理装置の動作確認などを実施する。また，処理装置とガンマカメラ間のネットワーク状況も確認する。なお，定期点検ではリモートメンテナンスの利用も実施されている。核医学診療事故防止指針では以下が示されている。

a．毎日の検査前は必ず以下の点検を実施する。

　・ガントリ，ベッドの可動状況と安全機構を確認する。

　・検出器（**図1**），処理装置の動作確認ガントリのスイッチ関連を可動させながら，ひび，錆，油漏れ，軋み等のチェックと安全機構を確認する。ベッドは，上下動，前後動あるいは左右動のスムーズな可動を確認する。検出器はモニタ上から，使用核種によるエネルギーピークと異常集積・欠損の有無，均一性について目視で確認する。最後に，処理装置とガンマカメラ間のネットワーク状況を確認する。

ｂ．（毎週）・毎月の点検は以下が推奨されている。

・ガントリ，処理装置等の性能を確認する。

・検出器の性能確認近年の処理装置は，システム全体の中からトラブルを容易に確認できることから，（週）・月単位によるリモートメンテナンスの点検が望まれる。同時に機器のファンとフィルタ等の点検も行う。検出器の均一性は基本的必須事項であり，毎日の目視データの上に（週）・月単位の数値データから変動の傾向を把握することも必要である。

なお，日本画像医療システム工業規格 JESRA X-71 ＊ C^{-2017} の「ガンマカメラの安全性の保守点検基準」も参照されたい。

事例２　検査台から転落し検出器に挟まれ死亡

肺血流 SPECT 検査において，検査寝台にマジックバンドで胸，腹，脚を固定していたが，開始直後に患者が動き出し検査台から落ちた。担当技師はすぐに機器を止めたが動いていたガンマカメラに上半身が挟まれ胸や腹を圧迫され死亡した。

改善策など

① SPECT 像や全身像を得るためにガンマカメラが移動しながら撮像する場合は，患者へ機器が動くことを検査前に入念に説明する。

②検査前には検出器，処理装置の動作確認，ベッドの可動状況をはじめ自動停止装置や安全機構の確認など必ず日常点検を実施する。

③撮像中のガンマカメラが移動する際の，身体や着衣の一部が挟まれる，機器が当たる，被検者が転落する等は数多く報告されている。よって，検査室内に被検者がいる間は怠りなく看視する。なお，これらの情報は共有する。

事例３　作業手順書による業務の統一化

脳血流負荷 SPECT では，医師が^{123} I-IMP の静注 10 分前に前処置として蒸留水でアセタゾラミドを溶解して投与する。担当者はアセタゾラミドを投与直前に溶解しようと思い外箱から取り出し蒸留水のみを吸った注射器の側に置いていたが，検査が順々に進み溶解するのを忘れ蒸留水のみの注射器を医師に渡した。

原因

通常検査の作業手順が決められていない。また，医師と関係者の連携不足と考えられる。

改善策など

①通常検査の作業手順書について，検査に関係するスタッフ全員で確認する。具体的には通常検査ごとの①予約やキャンセル（理由を含む）の手順，②検査当日の作業手順，で構成する。

②放射性医薬品や注射に用いる器具などを入れたトレイには 1 名分のみ置く。また，作業の中断（事前に溶解液を準備し，使用直前に溶解する）はエラー発生の要因と言われているため，中断をしなくて良い手順を作る。

③事例が発生してしまった場合は，通常と違ったのはどこか，エラーに気づいたきっかけは何か，を記録し情報を共有し要因を分析する。

事例4　管理区域境界におけるスリッパの履き替えによる転倒

　放射能汚染の拡大防止を想定して，核医学施設の診療用放射性同位元素（以下，RI）使用室等へ入退出する者は，RI専用スリッパへの履き替えが行われている。本事例は，骨シンチグラフィ予定の高齢の患者が管理区域用（RI専用）のスリッパ等に履き替える際に慣れないスリッパであり，かつ出入口に粘着マットを設置していたため粘着で足を取られ転倒した。

原因

　RI使用室入室に際し患者への配慮が欠けている。

改善策など

　日常の核医学診療において，施設内の一部の場所（RI管理区域内のトイレ）を除いてRI汚染及び汚染の拡大は殆ど認められないこと，また，RI汚染による他の患者の推定被ばく線量も極めて少ないことから，RI汚染防止を意図したRI専用スリッパ等の履き替えの必要性は殆ど認められないことが明らかにされている。しかし，放射線安全管理を徹底することは求められている。核医学診療施設の入退出に際し，患者の安全等を確保しつつRI汚染拡大防止措置を講じるため「患者の核医学診療施設の入退出に係る安全確保に関するガイドライン」を基に当該施設に見合った患者入退出ガイドラインを作成する。

7-2　核医学診療事故防止指針の一般的安全手順

　以上の事例から，日常業務における安全確保には，①事前確認（日常点検や検査説明など），②検査中の確認（看視）や③事後確認（室内の整理整頓など）の一連の流れが大切である。以下に核医学診療事故防止指針の一般的安全手順を抜粋する。

7-2-1　事前確認

1）始業点検

　1日の始業時に，①目視によるエネルギーピークの確認，②目視による均一性の確認，③目視によるSPECT回転における異常の確認，他（日常点検の項を確認のこと）を実施する。これらは，装置の仕様が満たされるかどうかまでを確認できるものではないが，正常な画像が得られないなどの大きなトラブルを事前に察知することができる。

2）受付時の検査書類と被検者の照合と確認

ａ．あらかじめ検査を担当する核医学検査担当技師は検査依頼書，検査指示書および検査説明書を検査当日の検査予定表と照合する。

ｂ．受付担当者は被検者の氏名（フルネーム）および患者（ID）番号を確認する。

ｃ．検査に関する説明書を手渡し，所定の場所で待機させる。

7-2-2　検査中の確認（看視）

1）測定室（ガンマカメラ室等）で放射性薬剤を投与する場合

ａ．受付で照合済みの検査依頼書と検査指示書をもとに氏名呼称して被検者を測定室に呼び入れ，再確認のために検査指示書と持参したID カード等の個人識別情報源と照合する。

ｂ．検査準備を行い，核医学検査担当医師に放射性医薬品の投与を依頼する。この際，ベッド脇に放射性医薬品や注射に用いる器具などを入れたトレイには，1 名分の放射性医薬品しかおかないこととする。

2）撮像時の注意

　施行前に方法，検査スケジュール，時間等について必要な説明をして不安を取り除くよう講ずる。

ａ．核医学検査担当技師は，被検者の体調や心理状態を十分に把握する。万一意識障害や突発的な変化が想定される場合は，医師と連絡をして急変時の対応策をとっておく。

ｂ．被検者の歩行，検査ベッドへの移動，仰臥および起き上がり時など測定室に入室から退室まで十分な注意を払う。

ｃ．被検者を検査・治療の昇降台へ移動する場合，あるいは体位変換などの場合は，安全を確保しながら行い，被検者の状況に応じて手を添えたり，転落防止の補助具を使用し，転倒対策を講ずる。

ｄ．ストレッチャーでの搬送被検者の場合，ストレッチャーとベッドは平行に置き，ストレッチャーのストッパーを使用し不意に動かぬよう固定する。

ｅ．ガンマカメラの撮像中などの移動を念頭に置き，カメラと接触しないよう，被検者の手足の位置，衣類の状態ならびに点滴などのチューブ類の取り扱いに注意する。

ｆ．被検者のポジショニング等で機器を近づける場合は，横から可動状況を確認しながら細心の注意で行う。

ｇ．検査中は，被検者の体動や状態を常に観察し，機器と接触して事故を起こさないように常時看視する。必要ならば時々声をかける。

ｈ．急変に備え緊急事態に即応できるように対処する。

ｉ．聞き分けの無い小児等は，被検者家族に励まし等による協力を求める。

ｊ．検査が長引く場合は，声掛けや残り時間を告げるなどして協力を求める。

ｋ．機器の異常時には，被検者の安全を優先して適切な処置と対策を講ずる。

3）脳神経核医学検査や心臓核医学検査等におけるSPECT にて

ａ．SPECT 撮像時は，検出器の接触による事故を防ぐため，必ず看視して緊急事態に即応できるようにする。

ｂ．意識状態の悪い被検者の検査では，転落防止にマジックバンド等で被検者を固定するなどの処置をとるとともに，撮像前に必要に応じて鎮静剤の投与などを行う。

ｃ．血管拡張剤等の負荷検査では，撮像中における副作用の出現に注意する。

7-2-3　事後確認（室内の整理整頓など）

1）検査終了後

ａ．検査終了後は，被検者の状態や行動を確認しながら労い等の話し掛けや必要な注意事項の説明を行う。

ｂ．異常が認められた場合は，核医学検査担当医に連絡をとり適切に対処する。状況によっては緊急体制を発動する。

ｃ．点滴および酸素ガス類の残量，および点滴，酸素マスク等のチューブの安全確認など適宜対処する。

ｄ．フィルムレス運用施設では画像に表示される被検者情報を確認し，ひと違いでないことを確認する。なお，読影用観察装置上では被検者情報を無効化しない。検査データの転送・保存の確認およびデータ記録領域の整理なども必要である。

2）終業点検

ａ．終業点検として，装置周囲の整理・整頓，装置初期位置（ホームポジション）動作，検査台等の汚染の有無の確認（汚染があれば除染），正常な装置シャットダウンなど翌検査日の準備を行う。

ｂ．周辺機器としての放射線測定器（ドーズキャリブレータまたはウェルカウンタ），自動投与装置，トレッドミル，生体監視モニタ，安全キャビネット（ドラフトチャンバー）なども動作を確認する。

ｃ．緊急時（地震，火災など）に際しては，対応マニュアルに基づき確認する。

参考文献

1）日本核医学会．核医学診療事故防止指針．核医学．2004; 41: 1-24

8　PET

　Positron emission tomography（PET）検査部門においては，
・手技ミス，装置および患者側の要因による検査の中止や再検査の防止
・事故の防止および患者の容態変化への対応
・被ばくの最適化
・放射性物質の管理（帳簿の記帳，紛失・盗難）
といった点に気を付けなければならない。これらに関するマニュアルは文書化し，組織および責任
体制を明確にする。入職やジョブローテーションに対しても定期的な教育訓練によって周知徹底を
図る必要がある。上記の項目に関連して，以下に掻い摘んで述べる。

8-1　検査の中止や再検査の防止

1）PET 検査の概要

　PET 検査は陽電子に由来する 2 本の消滅放射線を検出する。使用される陽電子放出核種の半減期
はシンチグラフィ用製剤と比較して短半減期（比較的半減期の長い ^{18}F で 109.8 分）であるため，
院内製造もしくは投与直前のデリバリーが必要という点がシンチグラフィと異なる。現在，全国で
実施されている PET 検査の 85% は ^{18}F-fluorodeoxyglucose（FDG）を用いたものであるため[1]，
ここでは FDG-PET に限定して述べる。

　FDG はグルコースの水酸基を ^{18}F で置換したもので，グルコースと同様の振る舞いを示すが，取
り込んだ細胞内で糖代謝されずに蓄積する（メタボリックトラッピング）という特徴がある。そこで，
グルコースを消費するがん細胞に疑似餌として与えることで，そこから放出される放射線により画
像化が可能となる。PET 検査は定量性が高いという特徴があり，診断や治療効果判定は
standardized uptake value（SUV）を基本とした定量値に基づいている。そのため，定量値の算出
精度の低下はそのまま患者の不利益につながる。また，FDG-PET 検査は被ばくに加え，拘束時間
が長く，かつ絶食を必要とすることから，再検査となった場合には精神的・身体的負担が大きい。
患者の負担を最小限となるよう検査を滞りなく行い，正確な結果および画像を得るためには PET
検査に関する深い理解，他部門との連携そして患者の協力が不可欠である。

2）FDG 合成から投与までのスケジュール

　現在，PET 検査を実施する医療施設の半数以上は FDG をデリバリーで購入しており，院内製造
する設備を有する施設は 40% 弱に留まる[1]。両者にはそれぞれ，検査の実施における利点・欠点が
存在する。

　院内製造の場合には装置の故障によって，1 年に〜数回の頻度で FDG が提供不可となり得る。

^{18}F の生成，FDG の合成および品質検定，投与までの工程において様々な試薬や装置を使用するが，その内の１つでも不備，故障があった場合には FDG は合成，投与することができない。また，院内製造された製剤はコンタミネーションなど，作業者の手技的ミスが原因で基準値の許容範囲から外れる場合もあり得る。製剤は合成毎に品質検定に合格しなければ患者に投与することはできない。

　異常の発見や予測には日々の記録が重要である。作業前の日常点検，合成途中の放射能量，合成収率などの記録が突発的な異常(若しくは経時的な変化)の検知に役立つ。異常を検知した場合には，機器メーカーへ連絡・点検をすることによって事故の被害を最小限に抑え，または未然に防ぐことができる。仮に，当日 FDG が提供不可となった場合にはすぐに製薬メーカーに緊急の発注が可能であるかを確認する。購入可能な個数および配達可能な時刻から，検査可能な人数を考え検査スケジュールの調整に移らなければならない。患者の容態，診察日時や他検査との兼ね合いから優先順位を考える必要があり，他部門との連携も重要である。また，患者は絶食の状態で来院するため，検査不可能となった場合には早急にそのことを伝える必要がある。一方，FDG を供給する製薬メーカーは合成装置の故障に備えてバックアップ体制が整えられており，院内製造に比べて供給の安定性が高い。

3) 薬剤の院内製造と GMP

　前述の通り，PET 製剤は院内製造または購入（デリバリー）によって用意する。市販の製剤は十分な体制のもと，品質が保証された環境で製造され，供給される。しかしながら，院内製造では医療機関の設備は各施設で異なるため，合成された製剤の品質を保証する仕組みが必要となる。

　Good Manufacturing Practice（GMP）とは，医薬品や医薬部外品の製造管理と品質管理を目的とした省令として厚生労働省が施行したもので，製品を安全かつ一定の品質を保つための要件をまとめた規範である。GMP では①人為的な誤りを最小限にする，②製品の汚染および品質低下を防止する，③高い品質を保証するシステムを設計するという３要件を柱としている。院内で製造される PET 製剤も GMP 環境の下，製造するのが妥当と考えられているが，環境の整備には大掛かりな管理体制・施設設備を要するため多くの医療機関にとって現実的でない。そこで，必要最小限の項目に限定することで一般的な医療機関においても実現可能となる製造基準（いわゆる学会 GMP）が日本核医学会によって定められている。

　米国では 2012 年に New England Compounding Center（NECC）のずさんな衛生管理のもとに製剤されたステロイド剤を注射した患者が真菌性髄膜炎に罹患する事件が発生している。多くの感染者，死亡者を出し，この事件を受けて，薬剤製造の品質保証は今後より厳しい基準の遵守が求められると予想される。

4) PET 検査の質の担保

　PET 検査は治療効果判定にも使用されており，不適切な条件で検査が行われた場合には病変の見逃しや前回画像との大きな差異（定量値の変動を含む）が起こり得る。PET 検査は装置側の技術的な要因だけでなく患者側の生理学的な要因によって影響を受けるため，画質のバラつきが起こりやすい検査である。そのため，技術的な要因はあらかじめファントム実験等で最適化しておき，生理学的要因に影響する前処置や検査スケジュールの調整等は標準的なプロトコールに則って行うべきである。2018 年に第 3 版が公開された「^{18}F-FDG を用いた全身 PET 撮像のための標準的プロトコー

ル」[2] は技術的な要因に加え，患者側の生理学的な要因による影響を最小限にする手順をまとめている。

　検査の質を客観的に評価する「PET 撮像施設認証」も始まっている。認証は診療を念頭に置いた「認証（Ⅰ）」と，多施設臨床研究や臨床試験を念頭に置いた「認証（Ⅱ）」がある。これらの認証は PET 検査種目と使用する PET 装置毎に行う必要があり，大きなバージョンアップの際には書類の作成または再評価が必要となる場合もある。また，体重計やドーズキャリブレーター，自動投与器などの周辺機器等の校正も必要である。施設認証による認証状には有効期間が存在するため，継続した取り込みが必要である。

　学会による認証では臨床データを確認しないため，各責任者が自ら画質を確認する必要がある。臨床データの評価には「がん FDG-PET/CT 撮像法ガイドライン」[3] などが有用である。最低限満たすべきボトムラインが示されており，画質評価指標が一定となるように撮像時間を調節することで，体格に依存しない画質が得られるとの報告もある。

5）食事

　FDG-PET 検査では前処置として絶食が必要である。がん細胞は細胞膜に大量のグルコーストランスポーター（GLUT）を発現させており，その中にはグルコースレベルに影響されない GLUT1 を含んでいる。よって，絶食状態のような他の細胞がエネルギー源をグルコースから他の分子へ切り替えている状態においてもグルコースを取り込む性質がある。このことから絶食状態において FDG を投与することで正常細胞とのコントラストのついた画像が得られる。絶食が守られていない場合，血中に存在するインスリンの刺激によって正常細胞が細胞外の FDG を取り込み，がん細胞が取り込む FDG とグルコースが競合する。結果としてコントラストの低下および病変の検出が困難となる[4]。

　糖尿病を持つ患者の場合，血糖値が短時間で大きく変動するため，通常よりも注意を払う必要がある。血糖値が高いほど FDG の集積が低下するが，インスリン注射による血糖コントロールは骨格筋や心筋の FDG 取り込みを促すため行うべきでない。糖尿病を持ち高血糖な患者であっても絶食が十分に行われている場合は，診断に耐えうる画像が得られるとの報告が多い。施設の取り決めによるが，糖尿病患者はおおむね食事およびインスリンを前日の夜もしくは当日の朝から止めておく必要があるため午前の早い時間帯で検査することで負担を小さくできる。

　入院患者では，検査情報が十分に伝達されていない場合に糖分を含んだ輸液をされてしまう危険性がある。病棟に配布する説明文書の改善や定期的に勉強会を開催することで医師や看護師に周知することが重要であるが，職員の入れ替わり時期には人為的ミスが増加する傾向にある。事故を減らすためには核医学部門のスタッフが検査前日および当日に患者のカルテを確認し，気になる処置がある場合には確認しておくべきである。ダブルチェックの取り組みがインシデント・アクシデントの防止に有効である。

6）運動

　食事に続いて，患者の協力が必要なものとして行動の制限がある。FDG は糖代謝を反映したものであり，がん細胞に特異的に集積するわけではない。運動にはエネルギーを要するためグルコースが消費される。そのため，待機中の安静が保たれなかった場合には画像に病変と思われる（偽陽性）

集積を生じさせることがある。読書やテレビ鑑賞などは外眼筋，スマートフォンの操作は指への FDG 集積の原因となる。また，会話によって喉頭部の集積をきたす。問題があると思われる行動をとっている患者には控えるよう伝えるが，発見が遅れた場合には画像から偽陽性と思われる部位とその原因だと考えられる待機室での行動をカルテに記載しておくことで，誤診や追加検査を防ぐことができる。FDG は白血球やマクロファージといった炎症細胞にも取り込まれるため，外科的手術や放射線治療後の炎症巣も同様に集積する。また，内視鏡検査も同様である。PET 検査のオーダーが入る際，または検査前までに患者の治療経過を確認し，依頼医が PET 検査に不慣れな場合は報告・確認するなどの対応が望ましい。筋肉への集積は FDG 投与前後だけでなく，前日までの行動にも影響される。検査 5 日前にスキーをした患者の筋肉に FDG が異常集積したという報告もある [5]。

7）投与ミス・入力ミス

少量の場合を含めると血管外漏出は比較的頻繁に起こる（> 10%）。そのような場合，全身にまわる FDG と投与量の関係が成り立たないため定量評価が困難となる。また，まれに動脈内に投与されたと思われる例が見られ [6]，同様に全身に分布する FDG 量が不確かとなる。FDG-PET 検査では体格に依存せず一定の画質が得られるように，患者によって投与量や撮像時間を調節する施設が多い。その場合，投与量の間違いや PET 検査時の入力間違いを起こす確率が高まるため注意が必要である。近年では薬剤容器に記載されている QR コードで薬剤名や放射能量を読み取ることや，自動投与機からの実績線量を Radiopharmaceutical Radiation Dose Structured Report（RRDSR）の形式で取得・管理することが可能なソフトウェアが販売されている。今後は患者毎に実投与量だけでなく実効線量なども含めて管理されていくと予想される。

8-2　事故の防止および患者の容態変化への対応

1）スリッパの履き替え

本邦では，放射性同位元素の汚染拡大防止を理由に核医学部門に入室する際には，専用のスリッパに履き替えることが慣例となっていた。しかし，スリッパに履き替えることで一部の施設では患者の転倒事故が発生し縫合処置を要する事例 [7] も報告されており，リスクが高まることが問題視されるようになった。平成 26 年に「患者の核医学診療施設の入退出に係る安全確保に関するガイドライン」が作成され，現在では汚染拡大防止の対策を講じるなどいくつかの条件のもと履き替えを行わない施設も多い。

2）血管性迷走神経反射

PET 検査で投与する FDG の物理量は ng 程度の極微量であり，副作用が報告されることは非常にまれである [8]。しかし，PET 検査に限ったことではないがルート確保の穿刺痛や投薬の精神的ストレスによる血管性迷走神経反射に注意する必要がある。血管性迷走神経反射とは注射，採血時に血管拡張による血圧低下と迷走神経の興奮による徐脈を起こす反応をいい，転倒による頭部打撲や FDG の投与漏れ・汚染に注意が必要である。職業被ばくの低減の観点から投与中の患者とは遮蔽体を挟んで一定の距離から観察していることが多く，対応が遅れる可能性がある。

3) 低血糖

　現在 FDG-PET 検査のための絶食は 4 時間（心サルコイドーシスの場合は 12 〜 18 時間）以上とされているが，午前検査の場合には前日の夜から絶食することとなる。患者によっては低血糖状態となっていることもあり，それによる体調の悪化に注意が必要である。厳密な定義はないが一般的に，血糖値が 70mg/dL 以下になると低血糖状態とされる。低血糖性昏睡とは，低血糖の状態がさらに悪化することによって起きる症状であり意識障害や痙攣，昏睡状態へ陥り，場合によっては深刻な後遺症を残すこともある。血糖値が 70mg/dL より高くとも低血糖症状を示すこともあるため，検査を待つ患者の様態に注意し，異変を感じた場合には医師や看護師によるバイタルチェックが必要である。低血糖時にはブドウ糖 10 〜 20g を摂取させることで回復する場合が多く，備蓄しておくことが望ましい。ブドウ糖の使用期限にも注意が必要であり，定期的に確認する必要がある。FDG は投与後速やかに各組織に分布し，その後に摂取したブドウ糖による FDG の体内分布への影響は比較的小さい。そのため，患者の様態によっては FDG 投与後（45 分後など）にブドウ糖を与えることを検討する価値がある。ただし，悪性腫瘍の種類によっては SUV がピークに達するまでに最大で 5 〜 6 時間要するとの報告もあるため，コントラストや定量評価には影響すると考えられる。

8-3　被ばくの最適化と最小化

1) 患者の被ばく

　一般的な核医学検査と同様，FDG-PET 検査で投与される FDG の量は被ばくと検査時間の兼ね合いから決定される。施設・装置によって異なるが，一般的に 3D 収集では 2 〜 5MBq/kg 程度が投与されている。「8-1　検査の中止や再検査の防止　4) PET 検査の質の担保」で示したように事前の検討によって施設毎に投与量も最適化しておくべきである。FDG は尿路系から排泄されるため，FDG 投与前後の飲水による利尿効果によって被ばくが低減される。また，PET 画像自体もバックグランドの集積が低下し，診断能が向上する。ただし，検査直前の飲水は効果がないうえに，尿意によって検査が中断されることも起こり得るため，飲水の意味とタイミングを患者に説明しておく必要がある。腎機能が低下している患者には無理な水負荷は与えるべきでない。飛散による汚染を防止するため，排尿の際には男性でも便座に座って排尿をしてもらうべきである。

2) 医療者の被ばく

　PET 検査室・管理区域で受ける被ばくは比較的高エネルギーな消滅放射線によるものであり，遮蔽は容易ではない。^{99m}Tc からのガンマ線（141keV）の鉛半価層が 0.26mm であるのに対し，^{18}F からの消滅放射線（511keV）の鉛半価層は 4.1mm である。そのため，被ばくの低減は原則として時間を短く，距離を取ることとなる。投与前に十分な検査説明をすることで，投与後の患者と接する時間は短くなる。また，安定した歩行が可能な患者であれば，1，2 歩離れて対応することも検討する。装置によっては操作室から寝台を動かすことも可能であるため，検査室の中に滞在する時間を短くすることができる。ただし，転倒や思わぬ事故（装置との接触，寝台が検査着を挟むなど）には細心の注意を払う必要がある。

3）付き添い（家族等）の被ばく

　FDG を投与された患者の実効半減期は 100 分程度であり，投与後 24 時間で 1000 分の 1 以下に減衰する。乳幼児をもつ方の場合は不要な被ばくを避けるため特に検査当日は乳幼児を抱っこしないなど説明をしておく必要がある。理解力に乏しい患者の場合には付き添いに対しても十分に説明するべきである。

参考文献
1）日本アイソトープ協会医学・薬学部会／全国核医学診療実態調査専門委員会．第 8 回全国核医学診療実態調査報告書．Radioisotopes. 2018; 67: 339 ～ 387.
2）日本核医学会・PET 核医学委員会．^{18}F–FDG を用いた全身 PET 撮像のための標準的プロトコール公開版．第 3 版（配布版）．2018; 1 ～ 6.
3）日本核医学技術学会学術委員会，日本核医学会 PET 核医学分科会．がん FDG － PET ／ CT 撮像法ガイドライン．第 2 版．核医学技術：33; 377 ～ 420.
4）渡邉直行．2．^{18}F-FDG によるがんの画像化．PET 基礎読本．医療科学社；2017．p132 ～ 158.
5）Joshi P, Lele V. Sports activity done five days before PET/CT results in augmented FDG uptake in skeletal muscles. Iran J Nucl Med. 2012; 20（2）: 30 ～ 33.
6）Kumar K. Abnormallyincreaseduptakeof ^{18}F-FDG intheforearmand handfollowingintra-arterialinjection—Hot forearmandhothandsigns. Br J Radiol. 2009; 82（984）: 995-999.
7）宮下 信，高橋 良昌，秋山 真之，他．核医学管理区域内における汚染状況の調査とスリッパ履き替えに関する検討—スリッパによる転倒事故を経験して—．日放技．2012; 68（1）: 103 ～ 110.
8）日本アイソトープ協会．放射性医薬品副作用事例調査報告　第 34 報．核医学．2013; 50（1）: 13 ～ 25.

9　MRI

MRI 検査は電離放射線を使用せず被曝は無い反面，静磁場，変動磁場，高周波電磁場（ラジオ波：RF）による物理作用と傾斜磁場パルス発生時の騒音に対する適切な安全管理が必要となる。さらに，2020 年 4 月 1 日現在，本邦では 7701 台の臨床 MR 装置が設置されているが，その約 75％は超伝導磁石が利用されており，導入施設は，クエンチへの安全対策も講じなければならない[1]。近年，MR 装置は高磁場化する傾向が顕著になっており，超伝導型 MR 装置における 3TMRI システムの導入率は 22％以上に達している。2017 年，ヒトを対象にした 7TMR 装置が，米国の食品医薬品局（Food and Drug Administration：FDA）と欧州の基準適合である CE マークの認証を取得し，臨床適用が承認された。世界で 80 台以上，本邦では，薬機法未承認品であるものの 5 台が運用開始されており，臨床 MRI はさらに高磁場に移行する可能性が高く，今後 MRI 検査における安全管理の重要性はより一層高まることが予想される。

9-1　MR 装置における安全管理

MR 装置の安全性に関する国際標準規格は，国際電気標準会議（International Electrotechnical Commission：IEC）により作成され，1995 年，IEC60601-2-33 として策定された。国内では 1999 年に日本工業規格（JIS：法改正に伴い 2019 年 7 月 1 日より日本産業規格に改称）が，IEC60601-2-33 の完全翻訳版を JIS Z 4951（磁気共鳴画像診断装置 – 安全）として制定した。2002 年に IEC60601-2-33 の第 2 版が発行された後，2 度の修正事項（アメンドメント）の追加および 3T 装置の操作モード見直しなど，世界の動向や技術的進歩に対応するため，2010 年に第 3 版が発行されたのを機に，2012 年，JIS は JIS Z 4951（磁気共鳴画像診断装置 – 基礎安全及び基本性能）に改訂された。IEC/JIS 規格では，MRI における静磁場，変動磁場，RF は患者に与える可能性があるストレスの基準に応じて通常操作モード，第一次水準管理操作モード，第二次水準管理操作モードの 3 種類に分類されている（表 1）。

2015 年に発行された IEC60601-2-33 第 3 版 2 アメンドメント（IEC60601-2-33 Ed3.2）[2] が現在における最新版であり，対応する国内版は JIS Z 4951 の改訂版として 2017 年に制定されている。最新規格では，8T までの MRI がヒトへの適応を認められている。

9-1-1　静磁場の生体への影響と安全基準

静磁場の生体に対する作用機構としては，動く導体による起電力の発生，動く荷電体に対して働く力，永久磁気双極子や非球形の常磁性あるいは反磁性体に働くトルク，磁性体に働く力に分類される。この中で最も影響が大きいと考えられる動く導体による起電力の発生では，血流による流動

表1　操作モード

操作モード	意味	要求事項
通常操作モード	患者に生理学的ストレスを引き起こす可能性のある値を一切出力しない	dB/dt, SAR 等の予測値をコンソールに表記する必要はない
第一次水準管理操作モード	一つまたは複数の出力が患者に医療管理を必要とする生理学的ストレスを引き起こす可能性のある値に達する MR 操作モード	このモードに入る前に表示する事項およびこのモードに入ろうとするときの慎重な操作方法について MR 装置の特性を説明しなければならない。さらに，患者の医療管理についての勧告を示さなければならない
第二次水準管理操作モード	一つ以上の出力が患者に重大なリスクを与える可能性のある値に達し，明確な倫理的承認を必要とする MR 装置の操作モード	例えば，各国の規制に従って承認されたヒトについての調査研究プロトコルに用いる

表2　静磁場の操作モード

操作モード	JIS Z4951：2012	JIS Z4951：2017（現行 JIS）
通常操作モード	$B_0 \leqq 3T$	$B_0 \leqq 3T$
第一次水準管理操作モード	$3T < B_0 \leqq 4T$	$3T < B_0 \leqq 8T$
第二次水準管理操作モード	$4T < B_0$	$8T < B_0$

起電力や静磁場中の心電図の T 波の増大などが報告されているが，磁場の暴露が中止されると変化は直ちに消失し，数 T 程度の静磁場強度では心筋の脱分極が生じる可能性は低いと考えられている[3]。さらに，人を対象に 9.4T 装置で MRI を実施した結果，バイタルサインや認知機能に影響は認められなかったことが報告されている[4]。近年の多岐にわたる学術研究や文献において，少なくとも 8 テスラ以下の静磁場においては，軽微な生理学的ストレスが確認されているだけで，患者や MR 従事者にとって重大なリスクは報じられていないことを安全性の根拠として，IEC60601-2-33 Ed3.2 では，第一次水準管理操作モードの範囲を，3T を超えて 8T 以下，第二次水準管理操作モードの範囲を，8T を超えるに一気に引き上げた（**表2**）。

　ただし，静磁場中の体動は，生体が変動磁場にばく露される場合と同様の生体に誘導電流を発生させ，患者，MR 作業従事者が MR 装置に近づいた際に「磁場酔い」と呼ばれるめまいやふらつきの知覚や吐き気，口内の金属味などの生理学的影響を引き起こす可能性があり，これらのストレスを最小にすべきであることが明記されている。

1）変動磁場の生体への影響と安全基準

　MRI 装置では画像データの取得にあたり，傾斜磁場を非常に短時間で急速に変動させている。磁

表3　傾斜磁場出力の制限値

操作モード	制限
全操作モード	心臓刺激を防がなければならない 耐えられない PNS の発生を最小にしなければならない
通常操作モード	不快な PNS の発生を最小にしなければならない ・直接決定による方法 　　平均 PNS 閾値の 80% 以下のレベル ・デフォルト値による方法 　　$\sqrt{(\Sigma Ei)^2} < 0.8\ rb\ (1 + 0.36/\ ts,eff)$
第一次水準管理 操作モード	・直接決定による方法 　　平均 PNS 閾値の 100% 以下のレベル ・デフォルト値による方法 　　$\sqrt{(\Sigma Ei)^2} < 1.0\ rb\ (1 + 0.36/\ ts,eff)$

ts, eff：実効刺激持続時間（ms），rb: 傾斜磁場システムの基電流値（V/m または T/s）

場の時間変化率（dB/dt）は，T/s の単位で表した磁束密度の変化率と定義され，ファラデーの法則により，導電体である生体に dB/dt に比例した誘導電位と渦電流を誘導する。この誘導電流が刺激を受けやすい神経組織や心臓に影響を与える場合がある。dB/dt は，傾斜磁場コイルの性能を示す指標でもあり，最近の高性能 MR 装置では，高速撮像を実現するために非常に高い dB/dt を利用することが可能になっている。IEC/JIS 規格では，操作モードに応じて dB/dt のデフォルト値と心臓への刺激防止の上限値および末梢神経刺激（PNS）が生じるレベルを利用して，規制値を設定している（**表3**）。

　心臓への刺激とは，期外収縮またはその他の心臓不整脈を誘発することであり，以下の式を満たすよう定められている。

$$dB/dt < \frac{20}{\left[1 - \exp\left(-\dfrac{t_{s,eff}}{3}\right)\right]}$$

dB/dt：傾斜磁場を切り換える間の磁場の時間変化率（T/s），ts, eff：実効刺激持続時間（ms）

　PNS とは，傾斜磁場の切換えによって神経系が活性化する感覚で，PNS しきい（閾）値レベルとは，感覚が生じ始めるレベルを意味している。不快な PNS とは，患者および MR 作業従事者に正しく説明して耐えようという気を起こさせれば，耐えられるレベル，耐えられない PNS とは，痛みなどのために患者が撮像を速やかに終了するよう求めるレベルである。MRI 検査時の傾斜磁場強度は，撮影領域の中心よりも両端付近の方が強くなるため，dB/dt による神経への影響は，末梢神経でより強い。末梢神経が刺激を受ける傾斜磁場の出力は，通常操作モードでは，平均 PNS 閾値の 80% 以下，第一次水準管理操作モードでは，100% 以下で動作させることが規定されており，

第二次水準管理操作モードを含むいずれの操作モードにおいても心臓への刺激防止および耐えられないPNSの発生を最小にするため，傾斜磁場波形を自動的に制御するように設計しなければならないと規定されている。

　耐えられないPNS変動磁場が直接的に健康への有害な影響を及ぼしている現象は現在まで報告されていないが，誘導電流による神経刺激として現れる知覚異常の中で広く知られているのが磁気閃光である。変動磁場に頭部がばく露されたとき電磁誘導により頭の中に渦電流が流れ，これが網膜を刺激して閃光が知覚されると考えられる現象で，1896年にd'Arsonvalによって報告された[5]。中枢神経系の刺激閾値に関係しており，20 Hz近傍の交流磁界に視神経を曝した場合に最もよく光が見えること，そのときの最小の磁界強度は目のあたりで10mTであったことが報告されている。磁気閃光が発生する閾値は低く，MRI検査中の体動でも起こり得る。非電離放射線の暴露限度に関する患者とMR業務従事者の安全基準を定める国際非電離放射線防護委員会（ICNIRP）ガイドラインでは，脳と網膜に50 mVm⁻¹以下の電界強度を誘導する磁界であれば閃光現象の誘発を回避できるとされている[6]。

2）RFの生体への影響と安全基準

　RFの生体に与える影響は，①熱作用，②神経・筋などへの刺激作用，③分子・細胞レベルでの非熱作用の3種に大別されるが，MRIで用いられる1〜数100 MHzの周波数領域では熱作用が支配的となる。熱作用では，RFの交番磁束による渦電流がジュール熱を発生させており，人体に吸収される単位質量当たりのRFの電力量は，比吸収率（Specific Absorption Rate：SAR），単位はW/kgで表される。

　MRI検査におけるSARは，磁束密度，フリップアングル，被検体の半径の2乗に比例し，電気伝導率とRFのDuty Cycleに比例し，以下の式に示される。

$$SAR \propto \sigma \cdot r^2 \cdot B_0 \cdot a^2 \cdot D$$

　　σ：電気伝導率，　r：被検体の半径，　B_0：磁束密度，　a：フリップアングル，
　　D：Duty Cycle（単位時間当たりのRF照射時間）

　式中のr（被検体の半径）は，人体の中心から半径方向の距離のことであり，2乗に比例してSARは増加する。つまり，MRIでは体の深部よりも体表面の方がSARは高くなり，発熱しやすい。

　また，電気伝導度が不均一な部位（皮下脂肪組織など）にはHot Spot（局所加熱）を生じる危険性がある。さらに，血流が少なく放熱性が悪い睾丸や水晶体への過度な加温は，機能損傷を起こす可能性がある[7]。RFに関連したIEC/JISの安全規格は，IEC60601-2-33の初版はSARの規制値のみであったが，第2版以降は体内深部温度上昇の上限値および局所組織温度の限界値が加えられ，第3版では，一部の局所組織（頭部，胴体）温度の限界値が緩和された（表4）。

　体温上昇は，ラジオ波が照射される部位によっても異なるため，SARの上限値はボリューム送信コイルと局所送信コイルに分類され，ボリューム送信コイルは全身SAR，身体部分SAR，頭部SAR，局所送信コイルは局所SARについて規定されている（表5, 6）。

　いずれのSARにおいても，第二次水準管理操作モードに関わる上限値は設定されておらず，上

表4 操作モードと体温上昇の限界値

操作モード	体内深部温度上昇(℃)	局所組織温度上限(℃)	体内深部温度上昇の上限(℃)
通常操作モード	39	39	0.5
第一次水準 管理操作モード	40	40	1
第二次水準 管理操作モード	> 40	> 40	> 1

表5　SAR 上限値（ボリューム送信コイルの場合）

単位 W/kg

平均時間		6 min		
		全身 SAR	身体部分 SAR	頭部 SAR
身体領域		全身	照射を受ける身体部分	頭部
操作モード	通常操作	2	2~10 [a]	3.2
	第一次水準管理	4	4~10 [a]	3.2
	第二次水準管理	> 4	> （4~10）[a]	> 3.2
MR 検査の比吸収エネルギー		最大エネルギー量（SAR ×検査時間）は，リスクマネジメントにより制限しなければならない。		
短期 SAR		任意の 10 秒間にわたる SAR 上限値が，既定値の 2 倍を超えてはならない。		

注 [a] 上限値は "照射を受ける患者部分体重 / 患者の体重" に比例して動的に変動する。
　　－通常操作モード
　　　身体部分 SAR = 10 W/kg－（8 W/kg ×照射を受ける患者部分体重 / 患者の体重）
　　－第一次水準管理操作モード
　　　身体部分 SAR = 10 W/kg－（6 W/kg ×照射を受ける患者部分体重 / 患者の体重）

限値の責務は，その使用を認可した施設の倫理委員会に課される。さらに，最新版の IEC60601-2-33 Ed3.2/ JIS Z 4951：2017 では，患者の検査が非常に長いことが一般的であるため，MR 検査の比吸収エネルギーの上限値が導入された。これは，MR 検査時間または MR 検査における個々の撮像における SAR 値を制限し，全ての SAR 上限値および全ての操作モードに適用できる。患者に適切な休息を与え複数の独立した検査を行う場合は，各々の検査は，MR 検査の比吸収エネルギーの観点からは独立したものとみなされる。なお，全身 SAR については，表5 の値は周囲温度が 25℃以下の場合に有効であり，それを超える場合，第一次水準管理操作モードについては SAR が 2 W/kg になるまで，周囲温度（ t ）が 1℃上がるごとに，全身 SAR 上限値を 0.25 W/kg ずつ低減させなければならない（図1）。

表 6　SAR 上限値（局所送信コイルの場合）

単位 W/kg

平均化時間	6 min		
	局所 SAR		
身体領域	頭部	体幹部	四肢
操作モード　通常	10 [a]	10	20
第一次水準管理	20 [a]	20	40
第二次水準管理	>20 [a]	>20	>40
短期 SAR	任意の 10 秒間にわたる SAR 上限値が既定値の 2 倍を超えてはならない。		

注 [a] 小さな局所 RF 送信コイルの領域内に眼か（窩）を配置する場合は，温度上昇が常に 1℃ に制限されるように注意しなければ
　　ならない。

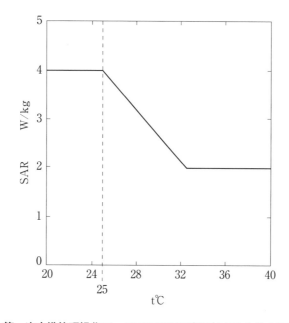

図 1　第一次水準管理操作モードでの周囲温度に対する全身 SAR 上限値

　MR 装置に表示される全身平均 SAR 値は，吸収される RF の電力の測定と操作者が入力した被験者の体重により，以下の式で求められている。

　全身平均 SAR ＝（照射電力 − 反射電力）/ 被験者の体重

　当式では，コイルでの電力損失などの物理的なロスは考慮されないため，実際に組織に吸収される電力よりも高い SAR を示す傾向がある。その結果，体内埋め込み型デバイス装着患者の MRI 検査では表示 SAR で撮像を管理すると過度に RF 出力を抑えなければならないことが予想され，指

定条件での検査を実行することできない，あるいは実行できても画質が劣化してしまうなどの問題が生じる。これを解決するため，IEC60601-2-33 Ed3.2/ JIS Z 4951：2017 では，ボリューム RF 送信コイルが使われるときに限り，SAR 値を補足する量として直接的に RF 磁界を評価できる B_{1+RMS} 値を制御盤上に表示することが規定され，体内埋め込み型デバイスを装着している患者に許容される RF 出力の管理に使用されることになった。B_{1+} は縦磁化を傾斜させるために有効な回転系の RF 磁場の構成成分で，静磁場 B_0 に垂直な平面において直線的な変化（直線偏波）または回転（円偏波）するよう印加される。多くの体内埋め込み型デバイスに対する MRI 検査の使用条件とされている全身または頭部用のボリュームコイルは，B_1 が円偏波である。回転磁界において励起に寄与する時計回りの成分が B_{1+} であるのに対し，励起に寄与しない反時計回りの成分は B_{1-} で表される。B_1 の二乗平均平方根を意味する B_{1+RMS} は，パルスシーケンスにおける任意の 10 秒間平均の最大値であり，RF 送信コイルの中央での予測として制御盤上に表示される。B_1 の計算値は，回転座標系での 2 成分をもとに以下の式より求める。

$$B_1(t) = \sqrt{|B_{1+}(t)|^2 + |B_{1-}(t)|^2}$$

B_{1+}：回転座標系で磁化を傾けるのに有効な RF 磁場の成分
B_{1-}：磁化の回転と反対方向の成分

　また，円偏波（直角位相）コイルは直線偏波型に比べて，より低い SAR で効率よく RF を送信することが出来るため，MR 装置は，撮像に円偏波 RF を使用する場合，要求があった場合に制御盤上に CP（circularly polarized：円偏波）と表示しなければならないこと，ボリューム RF 送信コイルで他のタイプの送信が行えるシステムでは，円偏波 RF が選択できることを MR 操作者に情報提供し，もし円偏波 RF を選択した場合は，すべての撮像で円偏波 RF を使用しなければならないことが付記された。

　さらに，最新規格では，MR 条件付適合デバイスを有する患者の撮像に対し，操作者の負担軽減を図る目的で固定パラメータオプション（Fixed Parameter Option：FPO）が導入された。FPO とは，MR 装置の出力を装置の能力以下に制御するパラメータセットであり，1.5T に特化した FPO：B（ベーシック）が，円筒型（楕円形）MR 装置に適用可能な FPO 上限値として示されている（表7）。

9-1-2　騒音の生体への影響と安全基準

　傾斜磁場コイルの電流オン・オフで生じる騒音は，物理的に測定した騒音の音圧レベル（デシベル：dB）に，人間の聴覚を考慮した周波数重み付け特性（A 特性）による補正を施した dB（A）で表す。聴力低下を保護する規格は，職業的に長期にわたって騒音にさらされることにより引き起こされる永久的な騒音性難聴のリスクに基づいている。IEC/JIS 規格では，米国労働安全衛生管理局（Occupation Safety and Health Administration：OSHA）が設定している勧告値を基準として，接近可能なあらゆる領域において，MR 装置は 140 dB（A）よりも高いピーク音圧レベルの騒音を生

表7　円筒型 MR システムに適用可能な FPO 上限値

物理パラメータ	fpo：b
公称の静磁場強度	1.5T
適用可能なコイル	バードケージ型全身 RF 送信コイル バードケージ型頭部 RF 送信コイル 円偏波 RF が適用される
B_{1+} peak	$<= 30\ \mu T$
B_{1+} rms	$<= 3.2\ \mu T$
$(|dB/dt|\ peak)_{FPO}$	$<= 100\ T/s$
$(|dB/dt|\ rms)_{FPO}$	$<= 56\ T/s$

B_{1+PEAK}：B_1 の最大振幅値，$(|dB/dt|\ PEAK)FPO$：患者接触可能容積表面から 5cm 離れた表面での磁場強度の最大時間変化率，$(|dB/dt|\ RMS)FPO$：FPO のための磁場の時間変化率の大きさの二乗平均平方根

じてはならないことが規定されており，等価騒音レベルが 99 dB（A）を超える可能性がある場合は，患者に聴力保護具（耳カフまたは耳栓）を正しく装着することを義務付けている。超伝導型 MR 装置は，EPI 法が使用される際，最高 115 dB（A）の騒音を患者に与え得ることが報告されており [8]，この要求事項は重要である。他に，標準の耳あてを使うことができない場合，または新生児若しくは未熟児の場合には適切な処置を行うことの記載，妊婦・胎児，新生児，乳児，幼児および高齢者の場合は，不安の増加によって，許容される音圧レベルでも問題になる可能性があること，高い音圧に対する許容度が通常よりも低い可能性がある麻酔下の患者や MR 作業従事者に対する十分な聴力保護などについて規定されている。

9-1-3　クエンチへの対策と安全基準

　クエンチは，液体ヘリウムに浸した磁石の線材が超伝導状態から常伝導状態への電気伝導度の遷移により過度に熱せられることによって発生する現象で，真空の損失，機械的な動揺，または過度の外力によって引き起こされるが，通常，液体ヘリウムの量が超伝導コイルの冷却に不十分となった場合に発生する。コイルの温度上昇によって，過度の蒸発（ボイルオフ）が起こると大気圧下で約 104 ～ 106 L の気体が数分間の間で排出される場合がある。図2は MR 装置の更新時に強制的にクエンチを実行した際，屋外排気口を撮影した写真である。排出されたヘリウムガスは 20 m 以上の高さまで達しており，事前に消防署などの管轄公的機関に通達していなければ火事や爆発事故と誤認される可能性もある。クエンチ時には強制排気装置により大量の低温ヘリウムガスが屋外排出されるため，屋外排気口付近に人が近づかないような設計と管理が求められる。

　適切な換気手段を講じないと，クエンチ時の急激なボイルオフによって以下の3つの影響が出る。
①過度に冷却されたガスが磁石近くの水分子を凍結させ，白い濃霧を発生する。
②室内の酸素がヘリウムによって置換され，呼吸不能とはならなくとも呼吸困難になる。

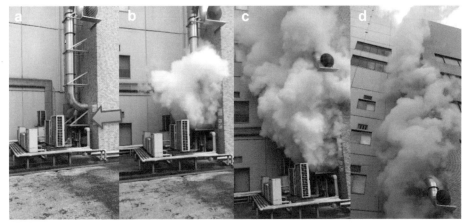

図2　強制クエンチによるヘリウムガスの屋外排出

屋外排気口（矢印），a〜dの順に時系列で撮影。

③クエンチ時に漏れた超低温のヘリウムガスが，接触したあらゆる物体を凍結させる。

　IEC/JIS 規格では，クエンチ時の安全確保として，クエンチに耐え，近くにいる人を守る排気システムについての要求事項，排気システム故障時の検査室内外の患者等の安全性を高めるための検査室の設計，排気装置が十分に機能しない状況も含めたクエンチ発生時の緊急安全対策を定める必要性，RF ドアの構造などが示されている。緊急安全対策は，排気システムが正常な場合やヘリウムガスの検査室内への少ない漏えいが酸素濃度計により確認された場合は，患者を速やかに検査室より退出させる。排気システムの部分的な故障および完全な故障により，検査室の天井に眼に見える大きな雲がヘリウムガスによって形成されている場合は，検査室のドアを開ける前に操作室のすべてのドアと窓を開放し十分な換気を行う。検査室のドア加圧により勢いよく開く可能性があるため，留意する。患者を退室させた後は，クエンチの停止と排気が確認できるまで誰も入室させないようにする。

9-2　MR 装置におけるリスクマネジメント

　MRI 検査において，最も厳格な安全管理を求められるのが，静磁場の強磁性体に対する吸引作用である。吸引力は，強磁性体の質量と漏洩磁場強度および漏洩磁場の勾配（dB/dl）の積に比例し，強磁性体を磁石中心に向かって吸引する。超伝導 MR 装置で一般的に使用されているアクティブシールド型マグネットは，外部に漏れる磁場を逆極性の2次コイルによって相殺しているため，シート状金属片を用いるパッシブシールド型と比較して，磁石の近傍（ガントリーの近く）で突然強い吸引力が働くことになる。漏洩磁場は，吸引のみならず周辺機器や各種デバイスの誤動作を引き起こす可能性がある。心臓ペースメーカは，0.5mT 未満の磁場強度では機能障害を起こさないことが報告されており，IEC/JIS 規格では，磁場強度が 0.5mT 以上の区域を立ち入り制限区域として規定

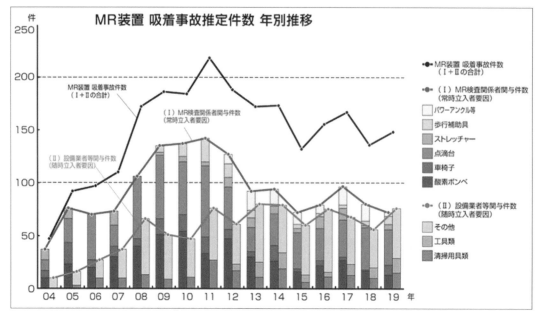

図3　JIRA 製造販売後安全情報 MR 装置吸着事故推定件数年別推移

（出典：http://www.jira-net.or.jp/anzenkanri/02_seizouhanbaigo/02-03.html#02-03_2018_0416.）

している。MRI 検査における強磁性体の吸引では，2001 年に米国で鉄製酸素ボンベの持ち込みによる小児の死亡事故が報告されていたが[9]，2017 年，再び酸素ボンベの吸着による死亡事故が報道された。強磁性体医療器具の吸着事故例は，わが国でも数多く報告されている。**図3**は，日本画像医療システム工業会（JIRA）によって報告された2004 ～ 2019 年までの国内における吸着事故の推定件数の年別推移のグラフである。

　酸素ボンベ，車椅子，点滴台，ストレッチャーをはじめ，多種多様の強磁性体が持ち込まれているが，特に点滴台の事故件数が毎年多発している。全体件数は2018 年に一度減少傾向に向かった後，2019 年には再び増加しており，設備業者などの随時立入者要因が増回傾向を示している。

事例 1　吸着事故

　当直の診療放射線技師1 名と新人医師1 名により，意識のない患者の緊急頭部 MRI 検査を実施した。検査終了後，技師が MR 装置のベッド操作を行っていたところ，MRI 非対応ストレッチャーが医師によって持ち込まれ，マグネットに吸着した。患者，医師，技師ともに怪我はなかった。

原因

　MRI 検査室の前室には，救急外来から患者を運んできた MRI 非対応ストレッチャーと MRI 対応ストレッチャーが並列に置かれており，MRI 検査に対する経験が乏しかった医師は，MRI 非対応のストレッチャーを無意識に検査室へ持ち込んでしまった。

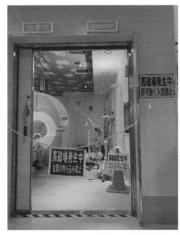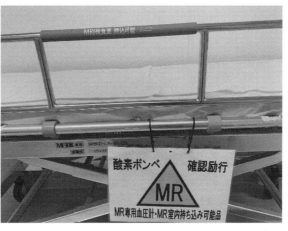

図 4　吸着事故防止対策（川崎医科大学附属病院提供）

改善策など

　MRI 検査室に立ち入る可能性がある経験の浅いスタッフ全員を対象に MRI 安全教育訓練を実施した。当直時間帯などで，通常は MRI 検査に携わらないスタッフが MRI 検査室に来室した場合に，取り違えが生じないよう MRI 非対応ストレッチャーは，指定の置き場所を前室内から室外に変更した。

　MR 検査関係者が関与する事故の一因として，MR 操作者以外の医療従事者が MR 装置は検査時だけでなく，24 時間磁場を発生させていることが認識できなかったことも考えられる。磁場発生中の 24 時間表示に加え，休日，夜間も磁場発生中であることを常に全職員に警告することが重要である。さらに，強磁性体の長軸と磁場の方向が平行でない場合は，回転力も作用する。回転力は，磁石中心で強くなり磁場強度の 2 乗に比例して力が働くため，強磁性体の脳動脈瘤クリップなどが体内で動き組織を損傷する危険性がある。MR 前室に入る際は，正確な患者情報の事前収集と問診，患者や介助者に金属探知機を用いて金属持込みチェックを厳重に行う。また，点滴台や車椅子，ストレッチャーなどは前室で MRI 対応品に交換し，検査室内に強磁性体を持ち込まないシステムを構築することが重要である（**図 4**）。

9-2-1　RF ばく露に対するリスクマネジメント

　RF による最大のリスクは，発熱による熱傷である。MRI 検査における熱傷の原因は，電磁誘導，共振回路，アンテナ効果の 3 つに分類されると報告されている[10]。これらの条件により，心電図モニターなどの導電性ケーブルや体内の金属製インプラントにこれらの条件が該当すると RF による誘導電流が流れ，接触部に熱傷を生じる恐れがある。ケーブルが人体とループを形成した場合，または人体だけでループを形成した場合でも誘導電流により，皮膚の接触面で熱傷が生じることがあり，医薬品医療機器総合機構（PMDA；Pharmaceuticals and Medical Devices Agency）より事例

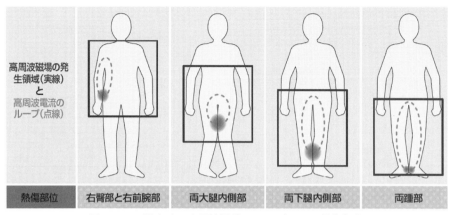

図5　MRI 検査時の高周波電流のループによる熱傷部位

（出典 :http://www.med-safe.jp/pdf/med-safe_56.pdf. 一部改編）

報告されている（http://www.med-safe.jp/pdf/med-safe_56.pdf.）。

事例2　高周波電流ループによる熱傷

　骨盤部の MRI 造影検査中，両下腿が熱いと訴えあり，MRI による加熱を疑い，インプラントや皮膚面の異物，刺青などを探したが何もなく，皮膚反応も見られなかった。患者には，また何かあればブザーを押してもらうこととし，検査を続行した。検査終了後，患者から検査中にまた下肢が熱かったと訴えがあった。検査中，下肢の厚さはあったが，我慢できる程度であったため，患者はブザーを押さなかった。視診にて両側下腿内側に 1 × 2 cm ほどの紅斑を認め，経過観察をしていたが，その後 CT 検査に立ち会った看護師が水泡の出現に気付き，医師に報告した。

原因

　腓腹筋の発達した患者であったため，検査台に臥床した際，両側のふくらはぎが僅かに接触し，両下肢にループ状の電流回路が形成されて熱傷が生じたと考えられた。MRI 検査時のインプラントや刺青，汗などの加熱による熱傷には注意をしていたが，皮膚の接触による熱傷を予見できなかった。

改善策など

　両手，両足の位置，接触状態などに注意して，皮膚が接する部分には，必要に応じてタオルなどの緩衝物を使用し，直接皮膚が触れないようにする。また，人体が高周波電流ループを作るような体位では検査を実施しない，ズボン式の検査着を用意する。患者には，検査中に異常を感じたら緊急ボタンを押してもらうことを十分に伝える。患者が「熱さ」を訴えた際，皮膚面と皮膚面，RF コイルと皮膚面の接触がないか注意し，観察する。

　上記事例を含め，過去に高周波電流のループによる熱傷が報告された部位を図5に示す。ポジショニング時には，ループが作られないようパッドやタオルなどのスペーサーを積極的に使用する。

日・当直MRI検査
指差し呼称チェックリスト

□MRI非対応のストレッチャーやベッド，車いすはエレベータホールの置き場へ置いている（前室には置いていない）

□MR検査には診療放射線技師と付き添いｽﾀｯﾌ(医師または看護師)が同伴している

□自身の金属確認と患者さんの金属確認，付き添いｽﾀｯﾌの金属確認も行っている

□MR検査室へ入った後とMR検査室から出た後は入口の鎖をかけている

□MR検査終了後は，付き添いｽﾀｯﾌと協同しストレッチャーや車いす，持ち回り品を十分確認の上で一緒に入室する

日・当直MRI検査
指差し呼称チェックリスト

□MRI非対応のストレッチャー，ベッド，車いす　　ヨシ！

□自分，患者さん，付き添いｽﾀｯﾌの金属確認　　ヨシ！

□MR検査室に入った後，出た後の鎖の使用　　ヨシ！

□状態の悪い患者さんには医師の付き添い，パルスオキシメータの使用　　ヨシ！

□MR検査終了後の入室前に，自分と付き添いｽﾀｯﾌの金属確認　　ヨシ！

図6　事故防止チェックリスト表（川崎医科大学附属病院提供）

入れ墨（タトゥー）も使用する顔料の成分に酸化鉄やカーボンが含まれているものがあり，火傷の報告もある[11]。化粧，カラーコンタクトレンズ，ニトロダーム®TTS®，ニコチネル®TTS®などの経皮吸収貼布剤の中にも金属を含むものがあり，熱傷の原因になり得るため，検査前に取り除いておく必要がある。被検者への十分な説明後，検査中は患者の状態を監視し，必要に応じて心拍数，血液酸素飽和度などの観察を行い，患者からの中止要請（患者緊急コール）を伝えるシステムを利用した運用体制を構築しておく。また，緊急時のバックアップ体制と運用マニュアルの整備もしておくべきである。体内植込み型医療機器，体内外金属，入れ墨等を問診票のほか患者の医療機器情報カードなどを用いて検査前に把握し，身体への悪影響（臓器損傷や熱傷など）を与える恐れがあるものを適切に管理しなければならない（**図6**）。

9-2-2　植込み型医療デバイスへのリスクマネジメント

植込み型医療デバイスは，止血用クリップ，人工関節，ステントなどに代表される電子回路を含まない受動型と心臓ペースメーカ，除細動器，神経人工内耳などの電子回路を含む能動型の2種類に大別される。これらのデバイスのほとんどに，金属が使用されており，MRIを実施する際には，静磁場による強磁性体の吸引，勾配磁場，RFによる誤動作，RF誘導発熱など，多様のリスクが想定される。受動型の植込み型医療デバイスに非磁性材料が使用されている場合は，検査を実施することが多いと思われるが，RFによる加温はデバイスの形状や体内での位置，RFばく露条件で大きく異なるため，熱傷リスクの可能性が残ることがある。筆者らが，整形外科手術で利用される2 mm径のチタン合金製とステンレスキルシュナー鋼線を対象に1.5TMR装置による米国材料試験協会（ASTM）準拠の発熱試験を実施したところ，15分間のRF照射で，それぞれ17.5℃と17.1℃

の温度上昇が確認された。チタンのような非磁性金属製であっても，特にデバイスの径が細く，発熱する条件が揃うと過剰な発熱が生じる場合があり，注意が必要である [12]。

　能動型の植込み型医療デバイスは，従来 MR 検査禁忌であったが，近年は，条件付き MRI 対応製品が広く普及してきている。その中でもペースメーカの種類は多く，機能性の向上と小型化も進んでおり，リード線が存在しないリードレス型も登場している。したがって，植込み型医療デバイスがある患者の MRI 検査では，製品名や材質を確認し，MRI への適合性を検討する初期対応がますます重要になる。植込み型医療デバイスの MRI 検査への適合性は，ASTM と ISO（国際標準化機構）の標準規格として，いかなる MRI 検査環境においても既知の危険性をもたない MR safe，指定された MR 環境下で既知の危険性がない MR conditional，あらゆる MRI 検査環境において既知の危険性が発生する MR unsafe に分類されている。デバイスの製品名がわかる場合，インターネットを利用して PMDA や「医療機器の MR 適合性検索システム」（https://www.medie.jp/solutions/mri）などで検索を行い，添付文書と MR 適合性を確認することができる [13]。条件付き MRI 対応デバイスは，MR conditional であり，添付文書に記載されている条件内で検査可能であるが，ペースメーカや除細動器などの心臓植込み型電気的デバイスは，必要条件として，施設基準と実施条件があり，登録された認定施設でのみ検査が施行可能である。対象デバイスの検査施行に施設基準，施設認定が必要であるか否か，事前に確認しなければならない。添付文書に MR 適合性に関する情報を記載している植込み型医療デバイスは，まだ限定的であるが，2019 年 8 月 1 日に厚生労働省通知「植込み型医療機器等の MR 安全性にかかる対応について」（https://www.pmda.go.jp/files/000230872.pdf）が発出され，新規申請品と既存製品を対象に MR 検査に関する安全性評価の結果を添付することが義務付けられた（3 年または 5 年以内の経過措置期間）。今後，添付文書への MRI 適合性評価の記載は，確実に広がることが期待できる。

事例 3　条件付き MRI 対応ペースメーカのインシデント 1

　夜間時間帯に受診した患者に一過性脳虚血発作の疑いがあり，頭部 MRI 検査が依頼された。検査前に胸部 X 線検査を実施し，MRI 検査の準備をしていたが，胸部 X 線画像を確認すると心臓部分にカプセル状の金属部品と思われる陰影が写っていた。患者の上半身周囲にペースメーカやリードなどの医療デバイスが存在していないか，隅々まで探したが，特に何も見つからなかった。担当医師と診療放射線技師による検討の結果，リードレスペースメーカの植込みを疑い，本人に確認するとペースメーカ手帳を持参されていた。臨床工学技士に連絡し，ペースメーカを MRI モード。に変更後，MRI 検査を行った。

原因
　患者は，カプセル型のリードレスペースメーカの植込み手術を受けており，MRI 検査が可能と聞いていたため，検査前の問診と事前チェックでは，ペースメーカの存在を確認することができなかった。

改善策など
　リードレスペースメーカは，その存在を患者の外観から知ることはできない。MRI 検査前に胸部 X 線検査を実施し，リードレスペースメーカが胸部 X 線写真でどのように描出されるかを事前に知っておくことで，持込み事故を回避することができる（図 7）。

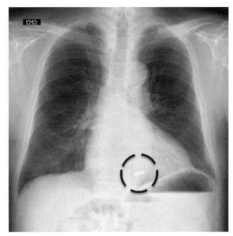

図 7　リードレスペースメーカの胸部 X 線画像

事例 4　条件付き MRI 対応ペースメーカのインシデント 2

　条件付き MRI 対応ペースメーカ植込み患者の頭部 MRI 検査の依頼があり，MRI 対応の設定に変更するため，臨床工学技士に連絡した。MRI モードに変更を試みようとしたが，当該患者用に設定されていたペーシング閾値が高い状態であったため，閾値よりも低く出力を設定するとペーシング機能への悪影響が懸念され，最終的に MRI 検査は中止となった。

原因・改善策など

　条件付き MRI 対応ペースメーカであっても，患者のペーシング閾値によっては MRI 検査が実施できない場合があることをスタッフ全員に伝達し，撮影可能となる設定の再確認を実施した。

　植込み型医療デバイスへのリスクマネジメントにおける最大の課題は，デバイスの製品名が不明，MR 適合性に関する記載がない，安全性を評価していない場合である。最近，市販された MRI 用電磁波抑制シートは，受動型の植込み型医療デバイスのある患者を RF 発熱のリスクから守る手段として期待されている（図 8）。

　筆者が実施した発熱試験の結果，植込み型医療デバイスに対するシートの覆い方や位置関係が不適切な場合は，RF の過照射による過度の温度上昇が確認されており，安全性と適切な使用方法について今後検討する必要がある [14]。

　現実的な対策として，MRI 検査の既往歴，デバイスの使用開始時期などの安全性情報を可能な限り収集し，主治医，放射線科医，担当技師・看護師を含めて有効性・安全性のリスクとベネフィットのバランスを総合的に評価する。その結果，MRI を実施する際は，安全性を担保するため，可能な限りＳＡＲを下げ，長時間の照射を避ける条件設定と被検者へ十分な説明を行い，異常があれば直ちに中止する対応が求められる。MR safe，MR conditional の植込み型医療デバイスであっても，不測の事態はいつ起こるかわからないため，リスクは常に存在すると考え，患者の状態を注意深く確認しながら安全に検査を進めていかなければならない。

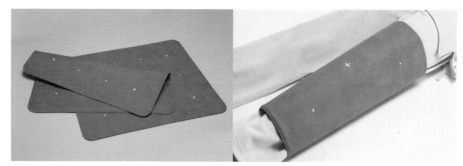

図8　MRI用電磁波抑制シート

9-2-3　妊娠している患者へのリスクマネジメント

　胎児に対するMRI検査の安全性は確立されておらず，IEC/JIS規格では，全身用RFコイルによる妊娠撮像は，通常操作モードに限ることが規定されている。特に妊娠第一三半期の間では特に潜在的に熱に影響されやすいため，その時期もしくは未知の妊娠の状態で患者を検査することを回避するように助言しなければならない。

文献
1 ）月刊新医療.「MRI機種別台数表」. 2020; 8: 106-7.
2 ）International Electrotechnical Commission: Medical electrical equipment - Part 2-33: Particular requirements for the basic safety and essential performance of magnetic resonance equipment for medical diagnosis. IEC 60601-2-33, Ed3.2, IEC, 2015.
3 ）Mansfield P, Morris PG. NMR Imaging in Biomedicine. Academic Press; 1982. p.247.
4 ）Atkinson IC, Renteria L, Burd H, et al. Safety of human MRI at static fields above the FDA 8T guideline: Sodium imaging at 9.4T does not affect vital signs or cognitive ability. J Magn Reson Imaging. 2007; 26:1222-7.
5 ）上野照剛. 生体に及ぼす磁界の影響. RADIOISOTOPES. 1998; 47: 697-706.
6 ）International Commission on Non-Ionizing Radiation Protection. Guidelines for limiting exposure to time-varying electric, magnetic, and electromagnetic fields（up to 300 GHz）. Health Physics. 1998; 74: 494-522.
7 ）Shellock FG, Rothman B, Sarti D. Heating of the scrotum by high-field-strength MR imaging. AJR Am J Roentgenol. 1990; 154: 1229-32.
8 ）McJury M, Shellock FG. Auditory noise associated with MR procedures: a review. J Magn Reson Imaging. 2000; 12: 37-45.
9 ）高原太郎. 米国MR室で起こった酸素ボンベ吸着事故について. インナービジョン. 2001;16: 76-9.
10）Dempsey MF, Condon B. Thermal injuries associated with MRI. Clin Radiol. 2001; 56: 457-65.
11）Wagle WA, Smith M. Tattoo-Induced Skin Burn During MR Imaging. AJR Am J Roentgenol. 2000 ;174: 1795.
12）Ono A, Arao S, Takata S, et al. Effect of weight input in magnetic resonance imaging system on radio-frequency-induced heating of metallic implants. International Federation for Medical and Biological Engineering Proceedings. 2018; 68:11-4.
13）藤原康博，賀田智美，藤本真一，他. MRI検査において体内に留置された金属の適合性に関するデータベース作成と問診の履歴管理システムの開発. 日放技学誌 2014; 70: 1413-9.
14）小野敦，荒尾信一，高田悟，他. MRI用電磁波抑制シートを用いた導電性インプラントのRF発熱抑制効果 [大会長賞記録]. 日磁医誌. 2019; 39: 55-9.

10　超音波画像診断装置

　超音波画像診断装置（ultrasonic diagnostic imaging equipment；US）の安全性は，一般的な電気や機械の要因のみならず音響出力（音響安全）も留意しなければならない。

　超音波の強さの測定は，全体の出力を測定する天秤法とハイドロホンによる空間的，時間的分布による方法があり，後者は①空間ピーク・時間平均値（Ispta），②空間ピーク・パルス平均値（Isppa），③最大強度（Im）などが用いられる。

　まず，音響出力に対する安全性については，現在，米国 FDA（TRAC3）の基準であり，超音波装置の出力は用途によらず一定のレベルまで上げることができ，ほとんどの臓器全てが 720mW/cm^2（Ispta）または 1.9（Im），眼は 50mW/cm^2（Ispta）または 0.23（Im）である。

　なお，近年では，生体への④熱的指標（TI：超音波照射により吸収されるエネルギーで生体へ及ぼす熱的影響（温度上昇）に関する指標）と⑤機械的指標（MI：生体内で伸長された気泡が圧縮・破裂する際のエネルギーによる機械的影響の指標）を TV モニタ上にて音響パワーレベルを表示するのが一般的になっている。TI は TI $= W_0 ／ W_{deg}$（W_0：任意の超音波の強さ，W_{deg}：超音波により生体が 1℃上昇する超音波の強さ），MI は MI $= P\text{-} ／\sqrt{f}$（P-：MI の負の音圧，f：周波数〔MHz〕）で求められる。検査では，ALARA（As Low As Reasonably Achievable）の原則に従い，超音波の生体への影響を考慮しながら検査を行うため，「検査が十分に行える範囲の最小の超音波出力で装置を使用し，検査はできるだけ短時間で行う」ことが求められる。MI，TI がそれぞれ 1.0 以下が安全使用範囲とされている。

FDA（米国食品医薬品局）の基準（TRAC3）

使用目的	Ispta（mW／cm^2）	MI
全て	720	1.9
眼	50	0.23

空間的・時間的規定

①空間ピーク・時間平均値（Ispta）：（Ispta：spatial peak-temporal average）
　音場中で最大，あるいは指定領域中で最大となる音の強さの時間平均値

②空間ピーク・パルス平均値（Isppa）：（Isppa：spatial peak-pulse average）
　音場中で最大となる音の強さの 1 つのパルスのパワーをパルス幅で平均した値

③最大強度（Im）：（Im：maximun intensity）
　音場中で最大の音の強さのパルスのうち，最大パワーを含む半波長の平均値

TI 値と MI 値

④ TI（Thermal Index）
・TI（Thermal Index）は，超音波が生体に及ぼす発熱作用に対する指標。
・超音波の吸収減衰による組織の温度上昇によって，生体組織の温度を 1℃ 上昇させる超音波の出力を 1 として，超音波出力の強さをその比率で表したもの。

⑤ MI（Mechanical Index）
・MI（Mechanical Index）は，超音波が生体に及ぼす機械的衝撃に対する指標。
・体液内に溶け込んでいる気体が超音波の圧力変化で気泡となるなど，生体組織に悪影響を及ぼすキャビテーションの発生程度を表す。
・負のピーク音圧を中心周波数の平方根で割った値。

$$\text{MI は MI} = P_- / \sqrt{f} \ (P_- : \text{MI の負の音圧, f : 周波数〔MHz〕})$$

○ ALARA（As Low As Reasonably Achievable）の原則
・超音波の生体への影響を考慮しながら検査を行うため，「検査が十分に行える範囲の最小の超音波出力で装置を使用し，検査はできるだけ短時間で行う」ことが求められる。
・MI，TI がそれぞれ 1.0 以下が安全使用範囲とされている。

　次に，一般的な電気安全について，医用電気機器に関しては JIS T 0601-1（医用電気機器の基礎安全および基本性能に関する一般要求事項）に規定されており以下に示す。

1）接地設備

　設備の接地端子は，一般に電気設備に関する技術基準省令に定める D 種接地工事（接地抵抗 100 Ω 以下），400 V 系では C 種接地工事（接地抵抗 10 Ω 以下）が施される。この接地端子は設備の保護接地端子とする。

2）電撃に対する保護

　保護の形式（クラス別と保護手段），保護の程度（患者漏れ電流の程度）による分類を**表1**に示す。B 形装着部および BF 形装着部の患者漏れ電流は人体がビリビリ感じる 1 mA の 1/10（100 μA），CF 形は心室細動発生の閾値 0.1 mA の 1/10（10 μA）以下とされている。フローティングは被検者側が商用交流から絶縁されている方式である。

　電撃に伴う人体反応について**表2**に示す。マクロショックは 1 kHz 以下の電流が皮膚から人体に流れて起こる反応，ミクロショックは心臓に直接電流が流れ込むことによる電流である。直流〜1 kHz（低周波）ではほぼ等しい人体反応を示すが，高周波になるほど電撃を感じにくくなる（10 kHz では 1 kHz の 10 倍感じにくい）。

3）接地漏れ電流および接触電流

　ME 機器から漏電してくる電流を漏れ電流といい，漏れ電流には①接地漏れ電流，②接触電流（従来の外装漏れ電流），③患者漏れ電流があり，それぞれ厳しい安全基準が定められている。接地漏れ電流および接触電流，患者漏れ電流の許容値を**表3**に示す。

表1 電撃に対する保護の程度による分類（患者漏れ電流）

装着部の分類	患者漏れ電流 （正常状態＊）	外部からの流入 （保護形式）	適用範囲
B 形	0.1mA，マクロショック	保護なし	体表のみに適用可
BF 形	0.1mA，マクロショック	フローティング	体表のみに適用可
CF 形	0.01mA，ミクロショック	フローティング	直接心臓に適用可

※ B：body C：cardial F：floating ＊故障時にはこの5倍量を許容

表2 電撃に伴う人体反応

電撃の種類	電流値	人体反応
ミクロショック	0.1mA	身体の中に留置したカテーテルなどから，直接体内に電流が流れた場合に心室細動（心臓のけいれん）が起きる
マクロショック	1mA	電気を感じはじめる電流値（最小感知電流値）
	5mA	一般にヒトが我慢できる最大電流値
	10mA ～ 20mA	持続的に筋肉の収縮が起こり，自力で電流源から離れることができなくなる（離脱電流）
	50mA	痛みを感じる・気絶する。激しい疲労感が起きる
	100mA ～ 3A	心室細動（心臓のけいれん）が起きる
	6A 以上	心臓の筋肉が収縮したままになる（心筋の持続的収縮） 一時的呼吸麻痺・火傷を起こす

表3 漏れ電流の許容値（形別による漏れ電流の許容値（mA））

電流 単位［mA］	B・BF 形		CF 形	
	正常時	単一故障時	正常時	単一故障時
①接地漏れ電流	0.5	1	0.5	1
②接触電流（外装漏れ電流）	0.1	0.5	0.1	0.5
③患者漏れ電流	0.1	0.5	0.01	0.05

①接地漏れ電流（アース線を流れる電流）

②接触電流（外装漏れ電流）（装置筐体 → 接地に流れる電流）

③患者漏れ電流（患者装着部 → 接地に流れる電流）

4）安全管理・精度管理不足によるリスク

最後に，超音波画像診断装置において，今日まで重大な事故の報告は認められないが，安全管理・精度管理不足によって生じるリスクを以下に示す。

・ケーブルの絡み，折れ曲がりや絶縁破損（左）により患者さんや検査者が感電・火傷する危険性がある。

・音響レンズ*面（接触面）に傷やひびなどの異常（中央）により患者さんの皮膚を傷つける場合がある。また，異常加熱にも注意が必要である。

事例　コンセントの容量（定格電流）を超えた医療機器や電気機器等の接続による事例

患者は，循環管理のため大動脈バルーンパンピング法（IABP），経皮的心肺補助装置を使用していた。また，患者は輸液ポンプを複数台，持続緩徐式血液濾過透析（CHDF）ウォームタッチなどを使用していた。心エコーを行った際，ブレーカーが落ち経皮的心肺補助装置が作動しなくなり患者の心拍数及び血圧が低下した。

原因

医療従事者は，コンセントに容量があることを認識していなかった。

改善策など

電気を担当する部門と院内のコンセント容量を確認し，機器を適正に利用する。

・プローブの劣化による画像描出能の低下（画像の欠損や異常なノイズ（右））により診断に影響が出る可能性がある。

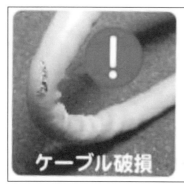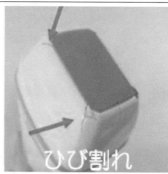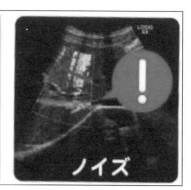

*音響レンズは，患者に直接接触する部分であり，一般にシリコンゴムで作製されている。

これらのリスクを回避するために日常の点検整備が必要になる。

5）設置上の注意

①超音波装置の電源コードをアース付3Pコンセントに接続すること。

②超音波装置設置場所の温度・湿度が使用条件に合っていること。

③プローブの表面，ケーブル，コネクタに突起やひび割れ，亀裂，剥離などの外観上の異常や汚れがないこと。

④ケーブルを清拭・消毒し，ケーブルは床につかないように装置のフック等にかけること。

6) 精度管理の実施方法

　超音波ファントムを使用し，各分解能（距離分解能・方位分解能など）の測定が必要である。

自習用参考文献

　放射線機器学（Ⅰ），医用超音波論　コロナ社

　診療画像機器学［第 2 版］　医歯薬出版株式会社

　絵でみる超音波　南江堂

　超音波の基礎と装置　ベクトルコア

自習用ホームページ等

　公益社団法人　日本超音波医学会

　一般社団法人　日本超音波検査学会 標準化委員会

　公益財団法人　日本医療機能評価機構

　http://www.med-safe.jp/contents/info/

　医療事故情報収集等事業

　医療安全情報集（No.1 〜 No.50）平成 18 年 12 月〜平成 23 年 1 月

　http://www.med-safe.jp/pdf/med-safe-collection_001-050.pdf

　No.44 コンセントの容量（定格電流）を超えた医療機器や電気機器等の接続

索　引

和　文

初版　あとがき

　「地域の自主性及び自立性を高めるための改革の推進を図るための関係法律の整備に関する法律」（平成 26 年法律第 51 号）等により、診療放射線技師法（昭和 26 年法律第 226 号）等の一部が改正され、平成 27 年 4 月 1 日から、診療放射線技師養成所の指定・監督権限が 厚生労働大臣から都道府県知事に移譲された。

　これに伴い令和 3 年 3 月 31 日付け医政発 0331 第 81 号厚生労働省医政局長通知「診療放射線技師養成所指導ガイドラインについて」が発出され、診療放射線技師学校養成所指定規則別表第 1 に定める各教育分野が大きく見直された。このガイドラインは、国民の医療へのニーズの増大と多様化、チーム医療の推進による業務の拡大等により、診療放射線技師に求められる役割や知識等の変化に対応したものであり、令和 4 年 4 月 1 日の入学者から適応された。

　医療安全管理学は、専門分野の 1 つに位置付けられており、その教育目標は「医療安全の基礎的知識を身につけるため、医療事故や院内感染の発生原因とその対応や放射線機器を含む医療機器及び造影剤を含む医薬品に関わる安全管理を理解する。また、救急救命対応の知識や技術を学習し、造影剤投与による副作用発生時等、診療放射線技師としての患者急変への対応について学習する」であり、単位数が 1 単位から 2 単位へ増加し、診療放射線技師国家試験では、放射線安全管理学や基礎医学大要の科目に含まれる。本書は、診療放射線技師の感染予防や検査に伴う副作用対応など他の医療従事者と共通した、医療安全に関する幅広い内容（放射線障害に関する事項を除く）を網羅しており、国家試験対策のみならず医療機関でも活用いただきたい。

高橋　康幸（弘前大学大学院　保健学研究科　放射線技術科学領域）

2022 年 8 月

改訂新版
診療放射線技師のための医療安全管理学

価格はカバーに
表示してあります

2024 年 2 月 25 日　第一版 第 1 刷 発行

監　修　　齋藤　陽子
　　　　　さいとう　ようこ

編　集　　高橋　康幸 ©
　　　　　たかはし　やすゆき

発行人　　古屋敷　桂子

発行所　　株式会社 医療科学社
　　　　　〒113-0033　東京都文京区本郷 3 - 11 - 9
　　　　　TEL 03（3818）9821　　FAX 03（3818）9371
　　　　　ホームページ　http://www.iryokagaku.co.jp
　　　　　郵便振替　00170-7-656570

ISBN978-4-86003-139-8　　　　　（乱丁・落丁はお取り替えいたします）